Dr. phil. Dipl.-Psych. Hans-Günter Weeß

Die schlaflose Gesellschaft

Wege zu erholsamem Schlaf und mehr Leistungsvermögen

Mit 26 Abbildungen

Schattauer

Dr. phil. Dipl.-Psych. Hans-Günter Weeß
Pfalzklinikum
Interdisziplinäres Schlafzentrum
Weinstraße 100
76889 Klingenmünster
www.drweess.de

 Ihre Meinung zu diesem Werk ist uns wichtig! Wir freuen uns auf Ihr Feedback unter www.schattauer.de/feedback oder direkt über QR-Code.

Bibliografische Information der Deutschen Nationalbibliothek
Die Deutsche Nationalbibliothek verzeichnet diese Publikation in der Deutschen Nationalbibliografie; detaillierte bibliografische Daten sind im Internet über http://dnb.d-nb.de abrufbar.

Besonderer Hinweis:
Die Medizin unterliegt einem fortwährenden Entwicklungsprozess, sodass alle Angaben, insbesondere zu diagnostischen und therapeutischen Verfahren, immer nur dem Wissensstand zum Zeitpunkt der Drucklegung des Buches entsprechen können. Hinsichtlich der angegebenen Empfehlungen zur Therapie und der Auswahl sowie Dosierung von Medikamenten wurde die größtmögliche Sorgfalt beachtet. Gleichwohl werden die Benutzer aufgefordert, die Beipackzettel und Fachinformationen der Hersteller zur Kontrolle heranzuziehen und im Zweifelsfall einen Spezialisten zu konsultieren. Fragliche Unstimmigkeiten sollten bitte im allgemeinen Interesse dem Verlag mitgeteilt werden. Der Benutzer selbst bleibt verantwortlich für jede diagnostische oder therapeutische Applikation, Medikation und Dosierung.
In diesem Buch sind eingetragene Warenzeichen (geschützte Warennamen) nicht besonders kenntlich gemacht. Es kann also aus dem Fehlen eines entsprechenden Hinweises nicht geschlossen werden, dass es sich um einen freien Warennamen handelt.
Das Werk mit allen seinen Teilen ist urheberrechtlich geschützt. Jede Verwertung außerhalb der Bestimmungen des Urheberrechtsgesetzes ist ohne schriftliche Zustimmung des Verlages unzulässig und strafbar. Kein Teil des Werkes darf in irgendeiner Form ohne schriftliche Genehmigung des Verlages reproduziert werden.

2. Nachdruck 2017 der 1. Auflage 2016

© 2016 by Schattauer GmbH, Hölderlinstraße 3, 70174 Stuttgart, Germany
E-Mail: info@schattauer.de
Internet: www.schattauer.de
Printed in Germany

Lektorat: Dipl.-Psych. Mihrican Özdem, Landau
Projektleitung: Dr. Sandra Schmidt
Umschlagabbildung: city lights - Europe © 1xpert, Fotolia.com; clock © Aaron Amat, Fotolia.com
Satz: am-productions GmbH, Wiesloch
Druck und Einband: AZ Druck und Datentechnik GmbH, Kempten/Allgäu

Auch als E-Book erhältlich:
ISBN 978-3-7945-6949-6

ISBN 978-3-7945-3126-4

Vorwort

Der Schlaf stellt ein elementares physiologisches Grundbedürfnis dar. Er ist Voraussetzung für Gesundheit, Leistungsvermögen und ein langes Leben. Vor dem Hintergrund meiner langjährigen klinischen und wissenschaftlichen Tätigkeit in der Schlafmedizin möchte ich Ihnen in diesem Buch auf leichtverständliche Art und Weise die Funktion und Bedeutung des Schlafs für den Menschen und dessen Wechselwirkungen mit der modernen Industriegesellschaft beschreiben. Ich möchte Ihnen erläutern, wie durch die 24-Stunden-Nonstop-Gesellschaft der Schlaf gestört wird und dieser unsere Gesundheit und die Leistungsfähigkeit von Wirtschaft und Gesellschaft beeinflusst.

Es werden von mir die Errungenschaften der modernen industrialisierten Welt, wie elektrisches Licht, Schichtarbeit, Fernsehen, Internet, Smartphone und ständige Erreichbarkeit in ihren Auswirkungen auf das Schlafvermögen des Einzelnen kritisch beleuchtet. Ich möchte Ihnen aber auch erzählen, welche und wie viele Schlafstörungen es gibt, warum diese in der modernen Welt zunehmen und wie sie Krankheiten und psychische Störungen begünstigen können. Dabei ist es mir auch wichtig, einige Schlafmythen zu entlarven, um schlafstörungsverstärkende Fehlerwartungen an Ihren Schlaf zu vermeiden. Wichtig sind mir Änderungsvorschläge für unser Gesundheitssystem, die geeignet sind, eine bessere Behandlung von Schlafstörungen zu ermöglichen. Ich werde Ihnen, nicht immer offensichtliche, Zusammenhänge zwischen einer infolge chronischen Schlafmangels unausgeschlafenen Gesellschaft und Umweltkatastrophen, Unfällen im Flug- und Straßenverkehr, Schul- und Lernschwierigkeiten bei Schülern sowie politischen Entscheidungen anhand wissenschaftlicher Daten aufzeigen. Auch hier sind mir Vorschläge wichtig, wie gesellschaftliche Veränderungen jedem Einzelnen von uns zu einem gesünderen und erholsamen Schlaf, mehr Gesundheit und Leistungsvermögen verhelfen können.

Anhand meiner langjährigen Tätigkeit in der Schlafmedizin gebe ich Ihnen einen Einblick in die aktuellen Behandlungsmethoden der häufigsten Schlafstörungen. Ich zeige Ihnen Behandlungsmöglichkeiten und selbstwirksame Techniken auf, die es jedem Einzelnen ermöglichen, seinen Schlafstörungen erfolgreich zu begegnen und wieder zu erholsamem Schlaf und Leistungsvermögen in Beruf und Alltag zu gelangen. Dabei zeige ich auch die Zusammenhänge auf, wie die hohe Anzahl an Schlafstörungen und Schlafmittelabhängigkeiten in unserer Gesellschaft durch das Gesundheitssystem befördert werden.

Danksagung

Ein Buch entsteht selten in Einzelarbeit. Viele wirken direkt oder indirekt an der Entstehung mit. So auch in diesem Fall.
Ich möchte zuerst meinen Kollegen und Mitarbeitern für die Entlastung in der Klinik danken. Ohne sie wäre das Buch nie in dieser Zeit fertig geworden. Frau Dr. Stalter danke ich für die kritische Durchsicht des Manuskripts. Meinem Freund Uli Decker danke ich für die Übernahme der Gesamtverantwortung in Sachen Interpunktion. Meiner Sandkastenfreundin Carmen Strölin aus Stuttgart danke ich für ihre kritischen und kreativen Ratschläge. Meinem Sohn Daniel bin ich sehr dankbar für seine mühevolle und akribische Feinkorrektur des Manuskripts. Nicht zuletzt danke ich meiner Lebensgefährtin Beate, die mir den Rücken freigehalten, mich stets motiviert und auf manche gemeinsame Stunde verzichtet hat.

Landau, im Dezember 2015　　　　　　　　　　　　　　　　**Hans-Günter Weeß**

Inhalt

Teil I

Schlaf und Gesellschaft

1	**Geschichte des Schlafs**.................................	3
2	**Der Schlaf des Menschen**...............................	12
2.1	Wie viel Schlaf braucht der Mensch?.........................	13
2.2	Architektur des Schlafs: Schlafstadienrally durch die Nacht.........	19
	Schlafstadien und Lebensalter.................................	26
	Schlafen und Wachen über die Lebensspanne.......................	27
2.3	Schlaf und Sinnessysteme	28
	Hören: Umweltlärm ist ein Schlafräuber........................	29
	Sehen..	31
	Riechen	31
2.4	Schlaf macht wach!...	32
2.5	Der Mensch lernt im Schlaf: Macht Schlafmangel dumm?	36
2.6	Schlaf und Gesundheit	37
	Schlafmangel kann krank machen	37
	Einfluss des Schlafs auf Stimmung und psychische Störungen........	40
	Mittagsschlaf ist gesund und leistungssteigernd.................	42
2.7	Träume: nächtliches Kopfkino	44
2.8	Bedeutung der Träume	44
	Wie träumen wir?...	45
	Träumen Männer und Frauen unterschiedlich?.....................	46
	Wer erinnert sich gut an Träume?...............................	47
2.9	Schlaf und Partnerschaft	49
	Mann und Frau: Wer schläft besser allein?.......................	49
	Schlafen Frauen anders?.......................................	51

3 Schlaf und Gesellschaft: Deutschland steht zu früh auf! .. 54

- 3.1 **Der Takt der inneren Uhr** 54
  - Nur der frühe Vogel fängt den Wurm? Von Lerchen und Eulen 56
- 3.2 **Unsere Gesellschaft tickt nicht richtig** 57
  - Eulen und Lerchen: Schule, Arbeitswelt und Beziehungen 58
  - Zeitumstellung: ungesunde Sommerzeit 61
  - Zeitzonenwechsel und Jetlag 62

4 Wir leben in einer unausgeschlafenen Gesellschaft 64

- 4.1 **Schlaf und Arbeitswelt** 64
  - Die 24-Stunden-Nonstop-Gesellschaft: Schichtarbeit 66
- 4.2 **Vernetzte Gesellschaft: Raubt uns das Internet den Schlaf?** 79
  - Medienkonsum, Schlaf und Schulleistung bei Kindern und Jugendlichen .. 79
  - Hoher Blaulichtanteil von Bildschirmen: ein Schlafräuber? 81
- 4.3 **Auf der Straße und doch neben der Spur** 82
  - Die Deutschen fahren im Schlaf 82
  - Schläfrigkeitsbedingte Unfälle sind häufiger als alkoholbedingte Unfälle 83
  - Ursachen fürs schläfrige Autofahren 84
  - Schläfrig am Steuer ist wie alkoholisiert am Steuer 88
- 4.4 **Schläfrig über den Wolken** 90
  - Schlaf im Cockpit 90
  - Flugzeugunfälle durch Übermüdung 91
  - Europäische Flugzeitenregelung fördert Übermüdung im Cockpit 93
- 4.5 **Kosten der schlaflosen Gesellschaft** 94
- 4.6 **Allseits wach und fit:**
  Wachmacher in der 24-Stunden-Gesellschaft 97

5 Plädoyer für eine ausgeschlafene Gesellschaft 101

Teil II

Schlafstörungen – Wie helfe ich mir selbst?

6	**Ein- und Durchschlafstörungen**	109
6.1	Volkskrankheit Ein- und Durchschlafstörung	111
	Risikogruppen	112
	Menschen mit einer Schlafstörung schlafen mehr als sie denken	114
6.2	**Ursachen**	116
	13 Regeln für einen erholsamen Schlaf	117
	Psychische Störungen als Ursache von Schlafstörungen	126
	Körperliche Erkrankungen und Medikamente als Ursache von Schlafstörungen	129
	Wie entsteht eine chronische Schlafstörung?	130
	Leiden Sie an einer Ein- und Durchschlafstörung?	138
6.3	**Behandlung**	141
	Schlafmythen korrigieren	142
	Gesunden Schlaf kann man wieder lernen	147
	Nutzen und Risiken von Schlafmitteln	158
	Lichttherapie	168
	Welche Hausmittel wirklich helfen	170
	Käufliche Schlafhilfen: alles nur Kommerz?	172
7	**Nächtliches Sägewerk: vom gutartigen und krankhaften Schnarchen**	175
7.1	Gutartiges Schnarchen	175
7.2	Tipps bei gutartigem Schnarchen!	177
7.3	**Krankhaftes Schnarchen: Volkskrankheit obstruktive Schlafapnoe**	179
	Was tun bei Verdacht auf Schlafapnoe?	183
	Der Pilot in meinem Bett: Behandlung der schlafbezogenen Atmungsstörung	183
7.4	Zentrale Schlafapnoe	189

8 Das Syndrom der unruhigen Beine ... 190

8.1 Was macht das Restless-Legs-Syndrom zur Tortur? ... 190
Leiden Sie an einem Restless-Legs-Syndrom? ... 193

8.2 Ursache der Zappelbeine ... 195

8.3 Wie die Zappelbeine wieder loswerden? ... 195

9 Schlafwandeln, Gewaltschläfer, Albträume und andere nächtliche Laster ... 197

9.1 Schlafwandeln ... 197

9.2 Die REM-Schlaf-Verhaltensstörung:
Bote für Alzheimer und Demenz ... 202
Nächtliche Gewaltschläfer ... 203
Was treibt die Schläfer zur Gewalt? ... 205
Wie die nächtlichen Gewaltschläfer wieder zur Ruhe bringen? ... 205

9.3 Albträume ... 205
Was sind Albträume? ... 206
Was begünstigt Albträume? ... 207
Konsequenzen bei Albträumen ... 209

9.4 Pavor nocturnus ... 210
Was ist ein Pavor nocturnus? ... 210
Wer neigt zum Pavor nocturnus und wie häufig ist er? ... 211
Was tun bei Pavor nocturnus? ... 212

10 Narkolepsie: Lachen verboten! ... 214

10.1 Symptome der Narkolepsie: zwischen Wachen und Schlafen ... 214
Permanent schläfrig: Schlaf in allen Lebenssituationen ... 214
Kataplexie – Lachen ist bei Narkolepsie nicht gesund! ... 217
Horrorfilme in der Nacht ... 219
Regungslos im Bett ... 219
Schlaflos in der Nacht ... 220

10.2 Wie viele Menschen leiden an Narkolepsie? ... 220

10.3 Ursachen von Narkolepsie ... 221

10.4 Zurück ins Leben: Behandlung der Narkolepsie ... 222

10.5 Leben mit dem fließenden Übergang
zwischen Schlafen und Wachen ... 223

11	Dornröschenschlaf: das Kleine-Levin-Syndrom	224
11.1	Ursache	225
11.2	Behandlung	226
12	Wie unser Gesundheitssystem die Chronifizierung von Schlafstörungen fördert	227
13	Wenn nichts mehr hilft, wer hilft?	230

Anhang

Literatur 235
Wichtige Anschriften bei Schlafstörungen 242
Wichtige Anschriften für Fortbildungen in Schlafmedizin .. 243
Wichtige Internetadressen 244
Sachverzeichnis 245

Teil I

Schlaf und Gesellschaft

Im ersten Teil des Buches möchte ich Ihnen etwas von der Faszination des Mythos Schlaf erzählen. Warum schläft der Mensch, wann und wie sollten wir schlafen und wie viel von dem köstlichen Gut benötigten wir wirklich? Kann der Mensch zu viel oder zu wenig schlafen?

Lange Zeit hat die Medizin den Schlaf verschlafen. Aber die Erkenntnisse zum Schlaf haben infolge zunehmender Forschungstätigkeiten in den letzten Jahrzehnten deutlich zugenommen. Heute wissen wir, dass fehlender Schlaf körperlich und psychisch krank machen kann. Mit jeder schlaflosen Nacht steigt das Risiko für Herzinfarkt, Schlaganfälle und ein verkürztes Leben. Schlafstörungen können depressiv machen und Angststörungen hervorrufen. Psychische Störungen sind für viele Frühberentungen verantwortlich. Frauen schlafen anders als Männer. Aber schlafen Frauen in Partnerschaften besser allein oder zu zweit? Träumen die Geschlechter unterschiedlich? Die Funktion und Bedeutung des Schlafs ist noch immer nicht vollständig geklärt. Doch die Forschungen der letzten Jahrzehnte bringen langsam Licht in das Dunkel der Nacht. Davon möchte ich Ihnen erzählen.

Es soll aber auch darum gehen, wie der Schlaf des Einzelnen auf unsere Gesellschaft wirkt und diese prägt. Wie steht es mit der Verkehrssicherheit im Straßen-, Bahn- und Luftverkehr, wenn LKW-Fahrer und Piloten mit Schlafmangel und Schlafstörungen sich wie Geisterfahrer verhalten? Wie viele tödliche Unfälle auf Autobahnen, Flugzeug- und Umweltkatastrophen könnten durch ausreichenden und gesunden Schlaf vermieden werden?

Noch immer wird Schlaf mit Faulheit und fehlender Dynamik assoziiert. Wenig zu schlafen ist hipp. Wer erfolgreich sein will, darf nicht schlafen! Aber wie vernünftig und rational sind die Entscheidungen der vielen durch Schlaflosigkeit übermüdeten Spitzenpolitker und Führungskräfte in unserer Wirtschaft? Sind lange Nachtsitzungen für wichtige Entscheidungsfindungen aus schlafmedizinischer Sicht empfehlenswert?

Andererseits sind einige gesellschaftliche Rahmenbedingungen Schlafräuber. Deutschland steht zu früh auf. Das Sprichwort sagt, der frühe Vogel fängt den Wurm. Aber Schule und Arbeit beginnen so früh, dass für viele eher der Wurm drin ist. Die Schichtarbeit, die hohe Arbeitsverdichtung und zunehmender Stress machen uns schlaflos. Sie fördern eine unausgeschlafene Gesellschaft. Macht uns Schichtarbeit krank und dumm? Sind Schichtsysteme, wie bei der Polizei oder im Gesundheitssystem in Deutschland üblich, im Sinne der Schlafforschung überhaupt noch zeitgemäß?

Der Mensch schläft weniger als vor 100 oder 1.000 Jahren. Welche Auswirkungen hat die moderne Gesellschaft mit neuen Medien wie Smartphones, Tablet PCs und Internet auf den Schlaf? Die ständige Erreichbarkeit powert uns aus, macht schlaflos und ist ungesund. Der Schlaf hat keinen hohen Stellenwert in unserer Gesellschaft. Brauchen wir eine neue Schlafkultur?

Anhand der neuesten schlafmedizinischen Erkenntnisse möchte ich am Ende des ersten Teils des Buches, in Form von Thesen, Lösungswege in eine ausgeschlafene, leistungsfähige und gesunde Gesellschaft aufzeigen.

1   Geschichte des Schlafs

Seit es den Menschen gibt, schläft dieser nachts. Seine im Vergleich zu manchen nachtaktiven Tieren eingeschränkten Sinnessysteme, vor allem das bei Dunkelheit eingeschränkte Sehen, prädestinieren ihn zum tagaktiven Lebewesen. So liegt es auf der Hand, dass die Natur dem Menschen die Zeit nach Einbruch der Dunkelheit für Erholung und Regeneration und für das Schlafen verordnet hat.

Für den Menschen der Neuzeit gibt es keinen schöneren Ort auf der Welt als das Bett. Dort verbringt er ungefähr ein Drittel seines Lebens. Wir kuscheln uns in bequemer Lage in unser Kissen und mummeln uns in unsere Decke ein. Ins Bett gehen bedeutet Einkehr zu sich selbst. Wir wandern ins Reich unserer Träume und schirmen uns von der Umwelt, unseren täglichen Aufgaben und Anforderungen ab. Das war aber nicht immer so. Das Schlafverhalten des Menschen hat sich über seine kulturelle Entwicklung verändert und ist vor allem auch immer als das Produkt der jeweiligen Zeit und Gesellschaft zu sehen. Sag mir, wie und wo du schläfst, und ich sage dir, welcher Zeitepoche und Kultur du angehörst.

Schlaf war für die Menschen schon immer von zentraler Wichtigkeit. In der Antike tauchte er in Göttergestalt auf. Die Griechen nannten ihn Hypnos, und er war der Sohn der Nacht (Nyx), der mit seinem Bruder Thanatos, dem Tod, in der Unterwelt lebte. Zu dieser Zeit betrachtete man den Schlaf und den Tod als ähnliche Zustände. Der Tod war „des Schlafes Bruder". Aus dieser Zeit dürfte sich der auch noch heute für das Sterben synonym verwendete Begriff „entschlafen sein" ableiten lassen. Heute weiß man, dass Schlaf und Tod keine Verwandten sind. Während des Schlafs stellen weder Körper noch Geist ihre Tätigkeit ein – ganz im Gegenteil: Das Gehirn ist während des Schlafs hoch aktiv.

In der Antike lagen die meisten Menschen auf dem Boden, allenfalls durch Stroh oder eine Matte getrennt. Auch im alten Ägypten lag das Volk auf Erde oder Sand, während die herrschende Klasse auf Hochbetten, meist prunkvoll ausgestaltet, unter Moskitonetzen nächtigte. Der römische Gott des Schlafs hieß Somnus, er war im alten Rom hoch angesehen. Bei den Römern hatte für die vornehme Gesellschaft Liegen und Schlafen eine ausgesprochen wichtige Bedeutung. Man ruhte und schlief zu jener Zeit, wann und wo immer sich die Möglichkeit bot – ob nachts im Schlafzimmer oder tagsüber auf einer kleinen Liege, auf der man ebenso das Leben genoss. Lesen, Essen und Gäste empfangen konnte man alles von der Liege aus erledigen. Und natürlich war die gehobene Gesellschaft auch auf Reisen sanft gebettet. Sie bewegte sich mit Vorliebe in einer edlen Sänfte fort. Mit dem Cubiculum gab es in den Patrizierhäusern bereits Räume, die wir heute als Schlafzimmer bezeichnen würden, da sie in der Hauptsache dem Schlafen dienten. Aber es sollte noch viele Generationen dauern, bis in der westlichen Welt jeder ein eigenes Schlafzimmer und Bett sein eigen nennen konnte.

Im Mittelalter, nach dem 8. Jahrhundert, stand in Europa nur den Vornehmsten ein Bett zu. Ritter, Bauern und deren Gesinde teilten sich zu mehreren ein Lager, Gäste nächtigten im Stall bei den Tieren. Geschlafen wurde in Gruppen auf einem Lager aus Stroh oder Fell. Mensch und Tier schliefen in aller Regel zusammen, sich wechselseitig schützend und wärmend. Intimität und Scham waren nicht vorhanden: Geschlafen wurde meist nackt. So lagen auch unverheiratete Männer und Frauen nackt auf einem Lager unbekümmert, freizügig und ohne Scham beieinander. Die Schlafräume waren meist öffentlich zugänglich und nicht in das eigentliche Haus integriert. So konnte auch ein vorbeiziehender Wandersmann sich zu den Schlafenden gesellen und sich ausruhen. Häufig war die Zeit der nächtlichen Dunkelphase aber länger, als dies dem menschlichen Schlafbedürfnis entsprach. Einzelne Theorien, wie die des US-Historikers Roger Ekirch, legen nahe, dass meist nach Mitternacht der Schlaf für mindestens eine oder gar zwei Stunden unterbrochen wurde. Man sah nach dem Feuer und den Tieren, hat geraucht, sich mit Nachbarn getroffen oder die Zeit für Sexualität genutzt, um sich dann irgendwann wieder schlafen zu legen. Diese aus heutiger Sicht als Durchschlafstörung zu bezeichnende Wachphase könnte also bis in die frühe Neuzeit normal gewesen sein. Noch heute zeigen Indianerstämme ohne elektrisches Licht dieses Schlafverhalten. Geschlafen wurde auch viel am Tag, in der Öffentlichkeit, auf dem Feld, neben den Häusern oder am Wegesrand. Die Grenzen zwischen Schlafen und Wachen waren fließend.

Die vornehme Gesellschaft entwickelte eine Schlafzimmerkultur. Es galt als schick, eigene Räume zum Schlafen vorzuhalten. Es war nicht ungewöhnlich, dass adlige Ehegatten getrennte Schlafräume, sogar in unterschiedlichen Gebäudetrakten hatten. Ihre Bediensteten hatten aber immer nahe bei ihnen, meist im selben Raum zu schlafen. So ist z. B. von Ludwig dem XIV. überliefert, dass er täglich gegen 8 Uhr morgens nacheinander seine Familie, diverse Adlige, seine Leibärzte sowie Minister und Staatssekretäre empfing, während er selbst noch im Bett lag, sich ankleidete und frühstückte. Ihm wird nachgesagt, dass er insgesamt mehrere Hundert Schlafzimmer und Betten besessen habe. Seine Majestät war also auch im Schlafgemach immer im Dienst, was vermutlich zu seinen ausgeprägten Schlafstörungen erheblich mit beigetragen hatte. Heute predigt die Schlafmedizin, dass jegliche Alltagsbeschäftigungen im Schlafzimmer, mit Ausnahme von sexuellen Aktivitäten, die als eher schlaffördernd gelten, für einen gesunden und erholsamen Schlaf vermieden werden sollten.

So war der Schlaf über viele Jahrhunderte eine überwiegend öffentliche Angelegenheit. Im Volk hatten die wenigsten ein eigenes Bett. In armen Bevölkerungsschichten teilten sich lange alle Familienmitglieder ein Bett. Je mehr Einfluss die Kirche auf Staat und Gesellschaft nahm, desto weniger freizügig ging es aber zu, so auch im Schlafzimmer. Zunächst wurde die Nacktheit aus den Schlafzimmern verbannt und das den ganzen Körper verhüllende Nachthemd samt Schlafmütze kam in Mode. Zudem sollten die Gläubigen im Bett gefälligst nichts anderes tun, außer zu schlafen, aber selbst das bitte nur in Maßen. Schließlich war der Mensch ja aus dem Paradies verbannt worden, um auf Erden durch Arbeit seine große Schuld zu begleichen. Erst mit der Romantik und zunehmender Säkularisierung wurde dann das Schlafen zu zweit, als Paar, verbreiteter. Kinder behielten aber ihr eigenes Schlafgemach. Es dauerte bis zum Ende des Zweiten Weltkrieges, bis in Deutschland nahezu jeder sein eigenes Bett hatte.

Schlafen auf Reisen war problematisch. Hotels, wie wir sie heute kennen, gab es nicht. Im 18. Jahrhundert übernachteten Reisende in der Schweiz beim nächsten Pfarrer. Goethe musste auf seiner Reise nach Italien ein Klappbett mitnehmen. In der industrialisierten Gesellschaft entwickelten sich öffentliche Massenlager. Diese waren vor allem für Menschen ohne Wohnung gedacht. Aber auch Reisenden standen diese Massenlager offen. Der Betrieb in diesen öffentlichen Massenlagern lässt sich an einer Hausordnung aus dem Jahr 1892 am besten beschreiben:

„Das Bergmannsheim stellt jedem in der ihm vom Hausmeister angewiesenen Schlafstube zur Benutzung ein Bett mit vollständigem Bettzeug, ein Handtuch und Bettwäsche in reinem guten Zustand geliefert und werden nach Bedürfnis ersetzt. Vor dem Gebrauch des Bettes sind die Kleider abzulegen. Nach dem Aufstehen hat jeder sein Bett wieder sofort in Ordnung zu bringen."

Mitte des 20. Jahrhunderts ging die Tradition öffentlicher Massenlager zurück. Schlaflager für Arbeiter wurden abgeschafft. Zum Schlafen entfernte sich der Mensch immer mehr aus der sozialen Gemeinschaft und zog sich in sein eigenes Schlafzimmer oder auf Reisen in sein eigenes Hotelzimmer zurück. Mitte des 19. Jahrhunderts wurden erste Hotels gebaut, in den USA gleich mehrstöckig und mit bis zu 1.000 Betten. Das noch heute bestehende Hotelunternehmen Waldorf Astoria baute um 1890 in New York Hotels mit tausend Schlafräumen. Es wurde notwendig, von Betten- und Hotelkapazitäten zu sprechen, um auch der Reisetätigkeit des modernen Menschen gerecht zu werden. Aus dem Zählen von Betten entwickelte sich eine Industrie, die Kapazitäten zu ermitteln und anzupassen hatte. „In Erwartung des Jumbo-Jets", heißt es dann 1967, „dürften in den meisten europäischen Städten mit Interkontinentalflughäfen die Hotelbetten in den kommenden Jahren nicht mehr ausreichen". Auf Reisen wurden ein eigenes Bett und Schlafzimmer Standard.

Mit dem Ende der Agrargesellschaft und dem Beginn der Industrialisierung wurde der Schlaf für die Industrie zum nutzlosen Störfaktor. So galten der ausgeweitete Schlaf in der Nacht und auch der Schlaf am Tag als Produktionshemmnis und wurden mit Ineffektivität, Müßiggang und Faulheit gleichgesetzt. Wer lange schlief, galt als Faulpelz, und die Kirche betrachtete ihn als Sünder. Schließlich hatte Gott den Menschen aus dem Paradies vertrieben, dass er Buße tue. Nachdem der Strom, die Glühbirne und Maschinen erfunden worden waren, die weder Pausen noch Schlaf brauchten und rund um die Uhr arbeiten konnten, erkannte man die menschliche Schwäche, die den Produktionsprozess unnötig hemmte: Er wurde müde. Zur effektiven Auslastung der Produktions- und Industrieanlagen wurde die Schichtarbeit eingeführt: Wenn es schon nicht möglich war, dass der Mensch durchgehend arbeitet, sollte er zumindest so lange wie möglich arbeiten. Pausen sollten nach Möglichkeit vermieden oder kurz gehalten werden, um im Arbeitsprozess keine unproduktiven Zeiten aufkommen zu lassen. Um 1840 hat die Arbeitswoche in England etwa 69 Stunden, in Frankreich und den USA rund 78 Stunden und in Deutschland 83 Stunden betragen. Die Zeiten für den Schlaf wurden also drastisch eingeengt. Der Arbeiter wurde durch den Druck der Industrie gezwungen, zusammenhängend am Stück ohne Unterbrechung zu schlafen. Geschlafen und gearbeitet wurde meist in Schichten. Ein Bett für jeden einzelnen war so überflüssig. Es war möglich, dass sich mehrere Personen dasselbe Bett teilten.

Bis heute hat das Ansehen des Schlafs vor allem in den westlichen Industrienationen sehr gelitten. Der wissenschaftlich dokumentierte, sowohl leistungs- und gesundheitsfördernde als auch lebensverlängernde Effekt eines regelhaften kurzen Mittagsschlafs, auch „Suppenkoma" genannt, wird von der westlichen Gesellschaft und vor allem der Industrie hartnäckig ignoriert. Wer mittags schläft, gilt als „Schlaffi" und wird als wenig dynamisch von seinen Kollegen und Vorgesetzten wahrgenommen. Hingegen gibt es im strengen und disziplinierten China ein verbrieftes Recht auf einen Mittagsschlaf, wohl wissend, dass der gute Arbeiter am Arbeitsplatz schläft. Nicht wenige Leute sind nach wie vor davon überzeugt, dass der Schlaf ein notwendiges Übel ist, das man auf ein Minimum beschränken sollte. Führungskräfte, Politiker und Manager liefern sich einen Wettstreit, wer am wenigsten Schlaf benötige. Sabine Christiansen verkündete vor Jahren: „Die Deutschen schlafen zu viel." Sie selbst, behauptete die Moderatorin, komme, wie eine Kuh, mit 3 bis 4 Stunden aus. Der Wiederkäuer ist freilich kein Ideal hinsichtlich der Wachheit. Die Frage, wie viel Schlaf am gesündesten wäre, ist damit nicht beantwortet. Tatsache ist, dass die Deutschen Anfang des 20. Jahrhunderts im Durchschnitt noch 8 bis 9 Stunden schliefen und heute bei gut 7 angelangt sind. 75 % der Deutschen schlafen aktuell zwischen 6 und 8 Stunden pro Nacht (▶ Kap. 2.1). Hellwach gilt als vorbildhaft, müde als verdöst. Dabei sind Höchstleistungen und Ausdauer ohne genügend Schlaf nicht möglich. Epidemiologische Untersuchungen mit großen Fallzahlen und starker Aussagekraft zum Thema Gesundheit, Lebens-

1 Geschichte des Schlafs

erwartung und Schlafdauer haben z.B. der kalifornische Psychiater Daniel Kripke und seine Mitarbeiter durchgeführt. Er hat in einer seiner Forschungsarbeiten mehr als 1 Million Menschen unter anderem nach ihren Schlafgewohnheiten befragt. Nach 6 Jahren wurde ermittelt, wie viele von ihnen inzwischen noch lebten oder bereits verstorben waren. Bei denen, die 7 bis 8 Stunden schliefen, lag die Sterblichkeitsrate am niedrigsten (▶ Kap. 2.1, S. 13). Langschläfern mit mehr als 10 Stunden Schlaf hatten eine eineinhalb- bis zweifach, Kurzschläfer mit weniger als 4 Stunden Schlaf sogar eine um das zweieinhalbfach erhöhte Sterblichkeitsrate. Zu langer Schlaf scheint ebenso ungesund wie zu kurzer Schlaf zu sein (▶ Abb. 1-1).

Was den Menschen von heute allerdings beunruhigt, ist der Fakt, dass sich der Schlaf noch immer unserer Kontrolle entzieht. Wir können ihn nicht herbeiordern, sondern er muss über uns kommen, von selbst, freiwillig, ganz ohne Willenskraft und Anstrengung. Das fällt dem Menschen mit westlich geprägter Erziehungskultur schwer. Was man nicht kann, hat man gefälligst einzuüben. Mit aller gebotenen Anstrengung und Willenskraft. Aber nur über die Entspannung führt der Weg zum Schlaf! Loslassen und vertrauen ist für den westlich geprägten Menschen eine schwierige Aufgabe. Aber: Je mehr man sich anstrengt zu schlafen, umso angespannter ist der Mensch und umso weiter entfernt sich der Schlaf.

Anfang des 20. Jahrhunderts schien es fast so, als hätte der Mensch auch dieses Problem gelöst. 1902 wurde die Schlaftablette erfunden. Dank diesem

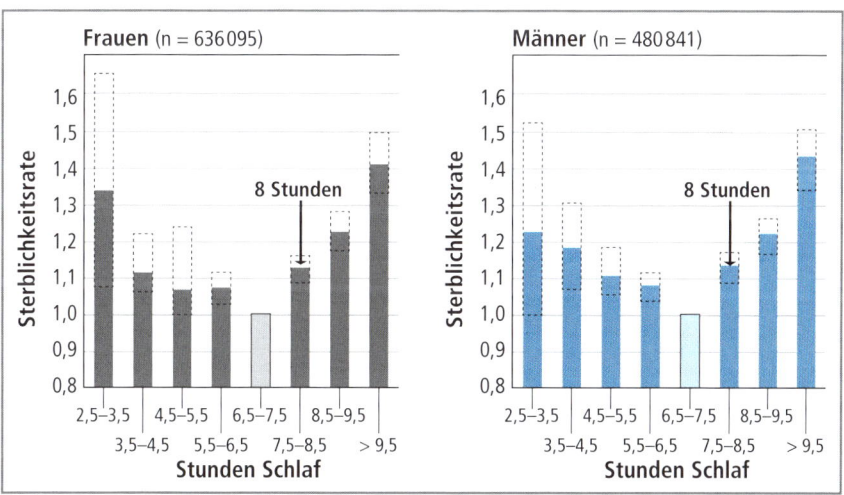

Abb. 1-1 Schlafdauer und Lebenserwartung. Dargestellt wird der Zusammenhang zwischen Sterblichkeitsrate und Schlafdauer für Männer und Frauen getrennt. Die Sterblichkeitsrate ist für beide Geschlechter bei einer Schlafdauer von 6,5 bis 7,5 Stunden bei einem Wert von 1,0 am niedrigsten (nach Youngstedt u. Kripke 2004).

Barbiturat mit dem Namen Veronal konnte man nun scheinbar endlich bestimmen, wann und wie lange man schlief. Ziemlich schnell war jedoch klar, dass der künstliche Schlaf keine wirkliche Erholung brachte. Das liegt daran, dass Barbiturate den lebenswichtigen Traumschlaf hemmen und ziemlich schnell das bewirken, was sie bekämpfen sollten: Müdigkeit und Erschöpfung. Ende der 50er-Jahre des vergangenen Jahrhunderts wurde von Sternbach, einem Chemiker bei Roche, per Zufall bei Katzenexperimenten die hypnotische Wirkung der Benzodiazepine entdeckt. Diese wurden 1960 in Form von Librium und 1963 als Valium (mother´s little helper) erstmals zur Behandlung von Schlaf- und Angststörungen auf dem Markt eingeführt und stehen in verschiedenen Formen noch heute zur Verfügung. Benzodiazepine kommen auch in der Natur, vor allem in Nachtschattengewächsen vor. Allerdings müsste man ca. 1 Zentner Kartoffeln zu sich nehmen, um die Wirkung einer Tablette Valium zu erzielen. Seit den 1970er-Jahren kennt man bei Benzodiazepinen die Gefahr von Gewöhnung und Abhängigkeit, sodass diese Schlafmittel nur noch selten über längere Zeiträume verordnet werden sollten. Trotzdem geschieht dies so häufig, dass wir in Deutschland schätzungsweise mindestens 1,1 Millionen Mitbürger haben, die an einer Schlafmittelabhängigkeit leiden (▶ Kap. 6.3, S. 158).

Die moderne Schlafforschung begann Ende der 20er-Jahre des vergangen Jahrhunderts mit der Entwicklung des EEGs (Elektroenzephalografie). Mit dieser Methode, die heute in der Schlafforschung, aber auch in der Neurologie und Psychiatrie nicht mehr wegzudenken ist, war es möglich, den Schlaf ungestört zu untersuchen (▶ Kap. 2.2). Zuvor, um 1890, als die „Leipziger Schule" um Wundt erste wissenschaftliche Methoden in die Humanforschung einführte, war die Wissenschaft bei der Erforschung des Schlafs noch weniger elegant. Kohlschütter erstellte 1863 die erste Schlaftiefenkurve in der Form, dass der Untersucher den Schläfer im Labor mit den klirrenden Geräuschen von fallenden Kochtöpfen auf Steinplatten aus unterschiedlicher Höhe malträtierte. Je höher der Fall, umso lauter die Geräusche. Die Fallhöhe des Kochtopfdeckels, gepaart mit dem Zeitpunkt nach dem Einschlafen und der Tatsache, ob der Proband durch das Geräusch geweckt wurde oder nicht, ergab die erste wissenschaftliche Schlafkurve. Erst mithilfe des EEGs, das den Schlaf selbst nicht störte, wurde deutlich, dass der Mensch in Zyklen schläft. Er erlebt in den ersten Stunden nach dem Einschlafen den für die körperliche Erholung wichtigen Tiefschlaf und träumt gegen Ende der Schlafphase heftig und intensiv, was sich förderlich auf die Stimmung und die Gedächtnisleistung am Tag auswirkt (▶ Kap. 2.5).

Die weitere Entwicklung wissenschaftlicher Methoden, vor allem aber auch die Computertechnisierung in Psychologie und Medizin, machten den Zugang zur Erforschung des Schlafs und seiner Störungen zunehmend leichter. In den 1960er-Jahren wurde der Schlafentzug als wissenschaftliche Methode zur Erforschung der Funktionen des Schlafs eingeführt. Der lange gültige Weltrekord im Nichtschlafen über 264 Stunden wurde 1964 von Randy Gardner, einem

US-Amerikaner, aufgestellt. Er konnte zeigen, dass der Mensch auch über lange Zeit ohne Schlaf auskommen kann, und brüstete sich, dass er seinen betreuenden Schlafforscher, C. Dement, noch am 10. Tage ohne Schlaf im Flippern schlagen konnte (▶ Kap. 2.1). Dieser Rekord war bis ins Jahr 2007 gültig, als er dann von dem Briten Tony Wright um nur 2 Stunden überboten wurde. Dieser wollte zeigen, dass bei entsprechender Ernährung Schlaf nur in begrenztem Umfange notwendig wäre.

Seit den Zeiten der Schlafentzugsforschung weiß man auch, dass sich Schlafmangel positiv auf unsere Stimmung auswirken kann (▶ Kap. 2.6, S. 40). Jeder kennt das Gefühl nach einer Nacht ohne Schlaf, dass er zwar einerseits müde, aber anderseits von der Stimmung her, trotz Schlafmangel, eher euphorisch und „aufgekratzt" ist. Ein Zuviel an Schlaf ist ebenfalls nicht förderlich. Viele kennen die Stimmung an einem trüben Sonntag mit Schlaf bis in die Mittagsstunden oder nach einem zu langen Nachmittagsschlaf: Paradoxerweise fühlt man sich trotz des vielen Schlafs nicht nur müde, sondern auch gereizt, lust- und antriebslos. Diese Erkenntnisse macht man sich in der Behandlung von depressiven Störungen zu nutze. Schlafentzug wirkt bei depressiven Menschen stimmungsaufhellend. Nach einer Nacht ohne Schlaf können sie für kurze Zeit ihre trübsinnigen und quälenden Gedanken und Grübeleien aufgeben und entwickeln wieder Lebensfreude. Leider ist dieser Therapieerfolg nur von beschränkter Dauer. Sobald die Patienten wieder einschlafen und in den Traumschlaf kommen, verfallen sie wieder in ihr altes Trübsal. Dafür reicht schon ein kurzes Verweilen im Traumschlaf aus. Der Mensch kann aber dauerhaft auf Schlaf nicht verzichten. In den 1960er-Jahren konnten Schlafforscher zeigen, dass man eine Nacht ohne Schlaf noch gut kompensieren kann. Bei zwei Nächten geht das Leistungsvermögen schon drastisch zurück, nach drei Nächten werden die Personen unwirsch und gereizt. Es treten Mikroschlafepisoden auch im Gehen und Stehen auf, die die Versuchspersonen bestreiten. Und nach vier Nächten ohne Schlaf können Wahnvorstellungen beobachtet werden. Die Versuchspersonen behaupten, dass hinter ihrem Rücken Dinge passieren, die man ihnen vorenthalten möchte. Lässt man Ratten in Schlafentzugsexperimenten dauerhaft nicht schlafen, verlieren sie trotz gesteigerter Nahrungsaufnahme an Gewicht, verlieren an Körpertemperatur und sterben schließlich an einem Zusammenbruch des Immunsystems (▶ Kap. 2.6, S. 37). Dies verdeutlicht, dass der Schlaf wohl etwas mit der Thermoregulation und der Immunabwehr zu tun hat. Jeder kennt das Bedürfnis des Frühaufstehers, nach einer kurzen Nacht zurück ins warme Bett flüchten zu wollen, und der Volksmund rät uns bei Krankheit schon seit Langem, uns erst einmal gesundzuschlafen.

Die Erkenntnisse der Schlafentzugsforschung der 1960er-Jahre werden auch missbräuchlich als Foltermethode eingesetzt, um den Willen und die Widerstandskraft von Gefangenen zu brechen und um Aussagen zu erpressen. Schlafentzug gilt als „weiße Foltermethode", da kein sichtbarer Nachweis für diese Art von Folter erbracht werden kann. In den 1970er-Jahren mussten die Mitglieder der Baader-Meinhof-Gruppe in Stuttgart-Stammheim Tag und Nacht ohne Dunkelheit bei grellem Licht verbringen (▶ Kap. 2.3, S. 31). Noch heute wird von Gefängnissen in der Sowjetunion und im Gefangenenlager von Guantánamo von Schlafentzug als Folter berichtet.

Gleichzeitig mit der Computertechnisierung und der Möglichkeit, große Datenmengen, wie sie bei der Untersuchung des Schlafs anfallen, zu verarbeiten, entwickelte sich die klinische Schlafmedizin, die sich vor allem mit den heute über 50 bekannten Formen und Ursachen von Schlafstörungen beschäftigt. Seit den 80er-Jahren des vergangenen Jahrhunderts nimmt die Anzahl der wissenschaftlichen Veröffentlichungen nahezu exponentiell zu. Einer Freiburger Arbeitsgruppe um die Mediziner Jung und Kuhlo und einer englischen Arbeitsgruppe wird der Verdienst zugeschrieben, das krankhafte Schnarchen einhergehend mit Atemstillständen, Bluthochdruck und Tagesschläfrigkeit bei übergewichtigen Patienten entdeckt zu haben (▶ Kap. 7). Sie hatten nahezu zeitgleich Publikationen in englischer Sprache dazu veröffentlicht. Wie wir heute wissen, ist das unbehandelte krankhafte Schnarchen für eine verkürzte Lebenserwartung verantwortlich. Manchem, der morgens tot im Bett angetroffen wird, ist nachts im übertragenen Sinne die Luft ausgegangen. Nicht dass der Schläfer an seinen Atemstillständen ersticken könnte, davor schützt ihn sein Körper wirksam und eventuell auch die Ehefrau mit einem „Ellbogen-Stumper". Aber „Schnarcher" haben ein erhöhtes Risiko, einen Herzinfarkt oder Schlaganfall zu erleiden (▶ Kap. 7.3). Die Schlafmedizin der 1970er-Jahre hat weiter aufgeklärt, dass beim Schlafwandler, der nachts den Kühlschrank leerräumt oder mit dem Auto über die Autobahn rast, ein Teil des Gehirns wach ist und der andere Teil weiterschläft. Je nachdem, wie viel Gehirn schläft oder wach ist, sind die schlafwandlerischen Handlungen sicherer und komplexer oder auch nicht (▶ Kap. 9.1). In jüngster Vergangenheit mehren sich die Erkenntnisse, dass die Schlafmedizin nicht unwesentlich zur Früherkennung von Parkinson und Demenzen beitragen könnte. Studien konnten zeigen, dass die natürliche Lähmung unserer Skelettmuskulatur während des Traumschlafs bei diesen Patienten bereits 10 Jahre vor Ausbruch der Erkrankung zumindest teilweise aufgehoben ist (▶ Kap. 9.2). Beim Gesunden führt diese Lähmung der Skelettmuskulatur dazu, dass z. B. der vom Fahrradfahren träumende Schläfer nicht im Bett liegt und die Pedale tritt oder Lenkbewegungen vollführt (▶ Kap. 9.2). Hingegen lassen sich bei Patienten, die später Parkinson oder Demenzen entwickeln, bereits erste Tret- und Lenkversuche bis zu 10 Jahre vor der Erkrankung im Schlaflabor feststellen.

In den 1980er-Jahren wurden viele neue medikamentöse und nichtmedikamentöse Therapieverfahren (▶ Kap. 6.3, S. 147) bei Schlafstörungen entwickelt. Dazu gehört die Entdeckung von Dopaminagonisten zur medikamentösen Behandlung des Syndroms der unruhigen Beine (▶ Kap. 8.3). Dabei handelt es sich um eine weitverbreitete Krankheit. Sie ist durch Kribbelgefühle und Missempfindungen, vor allem in den Beinen und Armen, gekennzeichnet, die den Patienten nachts den Schlaf rauben und zur „Bettflucht" treiben. Zur Behandlung des krankhaften Schnarchens wurden neue Therapieverfahren entwickelt, die den Luftröhrenschnitt, den man bei schweren Erkrankungen durchführte, nahezu überflüssig machten. Der Australier Collin Sullivan erfand eine Therapiemethode (nocturnal continuous positive airway pressure; nCPAP), die über einen Schlauch und eine Nasenmaske Luft in die oberen Atemwege pumpt, sodass Atemstillstände während des Schlafs infolge einer Verengung der oberen Atemwege durch die pneumatische Schienung nicht mehr auftreten können. Die ersten Geräte damals hatten die Größe eines Nachttisches und fast die Lautstärke eines Staubsaugers. Heute sind die Geräte so groß wie eine Damenhandtasche und ungefähr so laut wie ein Kühlschrank (▶ Kap. 7.3, S. 183). Da unter der Therapie auch das Schnarchen verschwindet, wird es im Schlafzimmer in aller Regel wieder deutlich leiser und bereits ausgezogene Ehefrauen kehren wieder ins gemeinsame Schlafzimmer zurück. Operative Verfahren und Schienen, die den Unterkiefer vorverlagern, wurden ebenfalls zur Behandlung des krankhaften Schnarchens entwickelt und ebenso wie die Atemgeräte bis heute weiterentwickelt und optimiert (▶ Kap. 7.3).

Mitte der 1990er-Jahre wurden zur Behandlung der Ein- und Durchschlafstörungen vor allem nichtmedikamentöse Therapiemethoden (▶ Kap. 6.3, S. 147) vor dem Hintergrund des Abhängigkeitspotenzials von Schlafmitteln entwickelt. Sie finden heute immer mehr Einzug in die Behandlung von akut und chronisch schlaflosen Patienten. Trotzdem dominiert in unserem Gesundheitssystem bei der Behandlung von Schlafstörungen weiterhin die medikamentöse Therapie. Dies liegt nicht zuletzt in der Tatsache begründet, dass der Arzt und Therapeut für die sogenannte „sprechende Medizin" ein immer noch zu geringes Honorar erhält. Vor diesem Hintergrund haben wir derzeit in Deutschland, die Studien sprechen hier keine eindeutigen Zahlen, zwischen 1,1 und 1,9 Millionen schlafmittelabhängige Menschen.

Heute gibt es in Deutschland ca. 600 Schlaflabore, mehr als 300 wurden von der deutschen Gesellschaft für Schlafforschung und Schlafmedizin nach Qualitätsgesichtspunkten akkreditiert und zertifiziert. Trotzdem ist eine ausreichende Versorgung der Bevölkerung noch immer nicht gewährleistet, was man an den Wartezeiten für eine Untersuchung im Schlaflabor erkennen kann. So liegen diese bei wenigen Wochen, zumeist aber im Bereich von Monaten bis hin zu 1 Jahr (▶ Kap. 12).

2 Der Schlaf des Menschen

Alle Tiere schlafen, nicht nur die Säugetiere, wie lange Zeit angenommen wurde. Wirbeltiere und wirbellose Tiere brauchen Schlaf: Vögel, Fische und Reptilien, Küchenschaben, Motten, sogar Fruchtfliegen und Fadenwürmer. Dabei verhält es sich wie beim Menschen: Wenn man ihnen den Schlaf entzieht, sie zu lange wachhält, dann holen sie den versäumten Schlaf nach. Werden sie daran gehindert, sterben sie.

Mensch und Tier schlafen unterschiedlich lange. Die Giraffe ist am bescheidensten. Ihr genügen 2 Stunden Schlaf. Kühe, Pferde und Elefanten schlafen 3 bis 6 Stunden. Die kleine Taschenmaus benötigt bis zu 20 Stunden Schlaf, der kleine Nachtaffe 17 Stunden und die Katze 13 Stunden. Der Mensch liegt mit seinem Schlafbedürfnis von 6 bis 8 Stunden (▶ Kap. 2.1) zwischen asiatischem Elefanten und (Haus-)Schwein (▶ Tab. 2-1). Es scheint so zu sein: Je kleiner das Tier und umso höher sein Energieumsatz, desto größer das Schlafbedürfnis. Eine andere Hypothese besagt, dass die pflanzenfressenden Tiere einen geringeren und die fleischfressenden Tiere einen höheren Schlafbedarf haben. Nun ja, die Fleischfresser sind in der Lage, Energie in kurzer Zeit zu sich zu nehmen, da bleibt mehr Zeit zum Schlafen. Hingegen mühen sich die Pflanzenfresser – denken Sie nur einmal an die Kuh – über den kompletten Tag hinweg, ihre notwendige Tagesration Gras und Kräuter zu sich zu nehmen. Da bleibt nicht mehr viel Zeit für Schlaf.

Auch die Schlafgewohnheiten scheinen sich zwischen Mensch und Tier nicht so sehr zu unterscheiden. Viele Tiere haben wie der Mensch ein festes Einschlafritual. Die Schimpansen richten sich ihr Bett, der Elefant sucht sich einen Kuschelpartner, Fuchs und Katze trampeln sich eine Kuhle, drehen sich ritualisiert und putzen sich teilweise, bevor sie sich niederlegen.

Was die Organisation und Architektur des menschlichen Schlafs angeht, gibt es zwischen den Wirbeltieren erstaunliche Parallelen. Egal ob Ratte, Taube, Elefant oder Mensch: Allen gemeinsam ist, dass sie ähnliche Schlafstadien und eine vergleichbare zyklische Organisation und Abfolge dieser Schlafstadien aufweisen, unabhängig davon, ob sie 2, 6 oder 18 Stunden schlafen. Doch wenden wir uns erst einmal der Frage nach dem Schlafbedarf des Menschen zu.

Tab. 2-1 Schlafdauer bei verschiedenen Tieren

Spezies	Schlaf in Stunden pro Tag*
Kleine Taschenmaus	20,1
Nachtaffe	17,0
Katze	13,2
Taube	11,9
Schimpanse	10,8
Hund	10,7
Fruchtfliegen	10,0
Ente	9,1
Kaninchen	8,7
Schwein	8,4
Asiatischer Elefant	5,3
Kuh	4,0
Pferd	2,9
Giraffe	1,9

*Durchschnittswerte

2.1 Wie viel Schlaf braucht der Mensch?

Der Wecker klingelt, Sie drücken ihn aus, 5 Minuten noch, drehen sich um, schlummern erneut ein, er klingelt wieder, nein, Sie wollen noch nicht aufstehen, sind noch müde, drücken ihn wieder aus, Sie wollen nur schlafen, nicht aufstehen, erneutes Klingeln, das geht so vier-, fünfmal, dann raffen Sie sich auf und verlassen schlaftrunken das Bett … Sie haben das Gefühl, die Nacht, Ihr Schlaf, war wieder viel zu kurz! Sie hätten gern länger geschlafen. War es zu wenig Schlaf? Wie viel Schlaf benötigt der Mensch?

75 % der deutschen Bevölkerung, so eine aktuelle Studie des Robert Koch-Instituts, schlafen zwischen 6 und 8 Stunden. Ziemlich genau die Hälfte der verbleibenden 25 % schläft mehr als 8 Stunden und die andere Hälfte weniger als 6 Stunden (▶ Abb. 2-1).

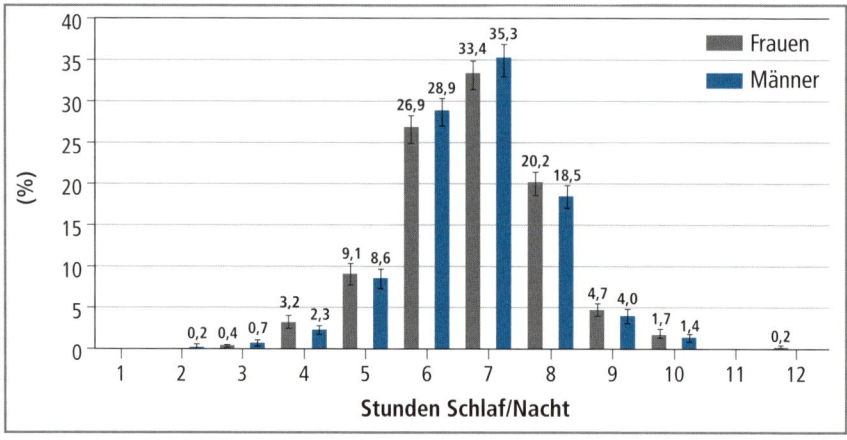

Abb. 2-1 Schlafmenge der Deutschen. Schlafmenge der Deutschen nach einer Studie des Robert Koch-Instituts aus dem Jahr 2013 (Schlack et al. 2013).

Die Auswertungen von Fitnessarmbändern eines Herstellers zeigen, dass die Berliner durchschnittlich 6 Stunden und 49 Minuten schlafen und damit 1 Minute länger als die Münchner. Demnach ist Tokio „die Stadt, die niemals schläft", denn mit 5 Stunden und 44 Minuten wird dort weltweit am wenigsten geschlafen, und Moskau scheint die Stadt zu sein, in der mit 8 Stunden und 8 Minuten am meisten geschlafen wird (▶ Tab. 2-2). Liegt es möglicherweise daran, dass die russische Wirtschaft am Boden ist und die Japaner wirtschaftlich so gut dastehen? Oder verhält es sich umgekehrt – weil viele ohne Arbeit sind, gerade die Jüngeren, haben Sie mehr Zeit zum Schlafen? Da Fitnessarmbänder eher von Jüngeren getragen werden, dürften diese Daten allerdings nicht für alle Altersgruppen und die Gesamtbevölkerung repräsentativ sein.

Im Durchschnitt verschläft der Mensch knapp ein Drittel seines Lebens. Wenn wir einmal versuchen, uns das in Zahlen zu vergegenwärtigen, bedeutet dies, dass wir uns 6 bis 8 Stunden pro 24-Stunden-Tag dem Wachbewusstsein

Tab. 2-2 Schlafmenge in internationalen Großstädten

Stadt	Durchschnittliche Schlafmenge
Moskau	8 Stunden 8 Minuten
Berlin	6 Stunden 49 Minuten
München	6 Stunden 48 Minuten
Tokio	5 Stunden 44 Minuten

entziehen. Umgerechnet auf ein Jahr ergibt dies grob eine Inaktivität im Umfang zwischen 2.200 und 3.000 Stunden (ca. 92–125 Tage) und hochgerechnet auf ein Leben mit 75 Lebensjahren 164.000 bis 225.000 Stunden Rückzug auf uns selbst, fehlendes Bewusstsein, kein Kontakt zu Mitmenschen und zum Leidwesen der Wirtschaft keine Produktivität. Der Mensch zeigt gegenüber den Maschinen und Anlagen in unseren Fabriken eine Schwäche. Er braucht Pausen und Schlaf zur Regeneration und Erholung. Arbeit ist schlafraubend. Workaholics schlafen weniger, wie eine amerikanische Studie von Michael Basner belegt. Berufstätige, die maximal 4,5 Stunden schlafen, arbeiten im Mittel an jedem Wochentag 93 Minuten und am Wochenende sogar 118 Minuten länger als der Durchschnitt. „Schlafen kann ich noch, wenn ich tot bin", prägten die Lebenseinstellung und Arbeitshaltung von Reiner Werner Fassbinder. Er fand das Leben viel zu interessant, um es mit Schlaf zu verbringen. Dementsprechend kurz war sein Leben. Und das Beispiel deutet es an, dass die nächtliche Schlafmenge etwas mit unserer Gesundheit und Lebenserwartung zu tun haben könnte.

Aber wie viel Schlaf benötigen wir genau? Wie viel ist sinnvoll für unsere Gesundheit? Wäre weniger mehr, oder sollen wir so viel schlafen, wie wir können, um ein Maximum an Leistungsvermögen und Gesundheit zu erlangen?

Es finden sich wissenschaftliche Hinweise, dass sich ein Zuviel an Schlaf ebenso wie ein Zuwenig ungünstig auf unsere Lebenserwartung auswirken können. Gerade in der jüngeren Vergangenheit mehrten sich einige Forschungsarbeiten, die überraschenderweise eine längere regelhafte Schlafdauer von 8 Stunden oder mehr pro Nacht als gesundheitlich kritisch vermuten lassen. Daniel Kripke, Professor Emeritus für Psychiatrie an der University of California in San Diego, beobachtete 6 Jahre lang die Daten von 1,1 Millionen Menschen, die an einer großangelegten Krebsstudie teilnahmen. Menschen, die im Durchschnitt 6,5 bis 7,4 Stunden lang schliefen, hatten eine niedrigere Sterberate als Menschen, die weniger oder mehr schliefen (▶ Abb. 1-1). Auch in einer weiteren Studie präsentiert er Belege dafür, dass die hinsichtlich der Lebenserwartung optimale Schlafdauer möglicherweise weniger als die typischerweise geforderten 8 Stunden betrage. Er beobachtete über eine Woche den Schlafrhythmus von 450 älteren Frauen. 10 Jahre später lag die Sterberate bei Frauen, die weniger als 5 oder mehr als 6,5 Stunden schliefen, deutlich höher.

Andere Experten warnen wiederum vor Studien, deren Ergebnisse eine geringere Schlafenszeit als 8 Stunden als gesundheitlich günstig nahelegen. Viele dieser wissenschaftlichen Untersuchungen würden auf individuellen Angaben zur Schlafdauer beruhen, die fehlerbehaftet seien. Obwohl in vielen Forschungsarbeiten begleitende Erkrankungen und Medikamenteneinnahmen, die sowohl die Schlafdauer als auch die Lebenserwartung beeinflussen, berücksichtigt werden, handelt es sich bei diesen Studien um statistische Untersuchungen an großen Gruppen, die keine Rückschlüsse auf die individuellen Bedingungen des Einzelnen zulassen.

> **Beachtenswert**
>
> So wird z. B. erzählt, dass Napoleon mit 3 Stunden, Edison mit 4 Stunden Schlaf auskam und Einstein 11 Stunden Schlaf benötigt habe. Alle haben – so dürften wir uns rasch einig werden – unabhängig von ihrem Schlafbedürfnis wichtige, wenngleich unterschiedliche Beiträge für die Menschheit geliefert.

Böse Zungen könnten jetzt behaupten, Napoleon hätte die Schlacht um Waterloo mit etwas mehr Schlaf nicht verloren. Aber das wollen wir jetzt einmal der Spekulation überlassen.

Tatsächlich kommt eine Expertengruppe der National Sleep Foundation, einer gemeinnützigen amerikanischen Forschungsorganisation, aktuell im Jahr 2015 zu dem Schluss, dass vielerlei Faktoren die Schlafdauer beeinflussen und generelle Aussagen zur optimalen Schlafmenge gegenwärtig nur schwer möglich erscheinen. Trotzdem macht die Forschergruppe Aussagen zur minimalen Schlafmenge: Demnach sollten Erwachsene mindestens 7 Stunden pro Nacht schlafen. Weniger als 7 Stunden Schlaf würden mit erhöhten Gesundheitsrisiken für Übergewicht, Diabetes, Bluthochdruck, Herzerkrankungen und Schlaganfall, Depressionen und erhöhter Sterblichkeit einhergehen. Darüber hinaus steigere sich das Risiko für eine geschwächte Immunabwehr und vermehrte Schmerzwahrnehmung (▶ Tab. 2-3). Das Leistungsvermögen am Tag und das Unfallrisiko seien ebenso heraufgesetzt. Allerdings sei es wissenschaftlich ungeklärt, ob ein Schlaf über 9 Stunden ebenfalls mit Gesundheitsrisiken einhergeht. Der Forschergruppe zufolge sollten mehr als 9 Stunden Schlaf nur Jugendliche und kranke Menschen aufweisen.

Zu kritisieren ist, dass derartige allgemeine Aussagen der Individualität des Menschen nicht ausreichend Rechnung tragen und vor allem Menschen mit einem geringeren genetisch bedingten Schlafbedürfnis verunsichern können.

Tab. 2-3 Gesundheitsrisiken bei weniger als 7 Stunden Schlaf nach der amerikanischen National Sleep Foundation

- Übergewicht
- Diabetes
- Bluthochdruck
- Herzerkrankungen
- Schlaganfall
- Depressionen
- Verkürzte Lebenserwartung
- Schwächung des Immunsystems
- Erhöhung der Schmerzwahrnehmung

So spielen vor allem genetische Aspekte, individuelle physiologische Bedingungen, umgebungsbedingte und situative Faktoren als auch kulturelle Aspekte eine wesentliche Rolle, die die optimale Schlafdauer des Einzelnen bedingen. In einer jüngeren Untersuchung von dem Forscherteam von Renata Pellegrino (2014) aus Philadelphia an 100 eineiigen Zwillingen konnten bestimmte Veränderungen auf dem Gen D2C2 identifiziert werden, die mit einer kürzeren Schlafdauer von 5 Stunden einhergehen – ohne dass die Betreffenden in ihren Schlafprofilen sich von denjenigen unterschieden, die mehr Schlaf benötigt hätten. Der Anteil des wichtigen Tiefschlafs, nächtliche Weckreaktionen und andere Maße für die Schlafqualität waren zwischen „Lang-" und „Kurzschläfern" ebenfalls gleich. Zu den individuellen physiologischen Bedingungen, die die Schlaflänge beeinflussen, gehören z. B. auch Krankheiten. Immer dann, wenn unser Immunsystem stark gefordert wird, nehmen unser Schlafbedarf und unsere Schlafmenge deutlich zu. „Schlaf dich erst einmal gesund", sagt der Volksmund zu Recht. Auch die Wundheilung ist bei ausreichendem und gesundem Schlaf deutlich besser. Wer am Tag für sich persönlich außergewöhnlich viel körperliche Aktivität erlebt hat, schläft initial ebenfalls mehr und hat dabei sogar etwas mehr Tiefschlaf. Nicht zuletzt spielen umgebungsbedingte Faktoren, wie gesellschaftliche Rahmenbedingungen, Arbeitszeiten und Schichtarbeit, die Nutzung der neuen Medien, um ein paar wenige Beispiele zu nennen, eine nicht unwesentliche Rolle bei der Bestimmung unserer täglichen Schlafmenge. Dieses Thema halte ich aber für so wichtig und bedeutsam, dass ich ihm ein eigenes Kapitel, „Schlaf und Gesellschaft: Deutschland steht zu früh auf" (▶ Kap. 3), widmen möchte. An dieser Stelle sei nur so viel verraten: Mit Beginn der Elektrifizierung, der Entwicklung der Glühbirne durch Edison dürfte unsere nächtliche Schlafmenge deutlich abgenommen haben.

Weitere Einflussgrößen auf das Schlafbedürfnis und die Schlafmenge stellen das Geschlecht und das Lebensalter dar. So schlafen Männer im Durchschnitt 30 Minuten weniger als Frauen. Interessanterweise scheinen Frauen aber mehr zu schlafen, wenn sie allein leben und keine familiären Verpflichtungen haben, hingegen schlafen alleinstehende Männer in dieser Lebenssituation eher weniger.

Über die Lebensspanne betrachtet (▶ Abb. 2-2), ist bei Neugeborenen eine Schlafdauer zwischen 14 und 18 Stunden am Tag – lediglich durch Hunger und Durstgefühle unterbrochen – normal. Säuglinge schlafen und wachen am Tag und in der Nacht gleichermaßen. Zum Leidwesen der jungen Eltern, denen in den ersten Lebensmonaten ihres Nachwuchses der Schlaf geraubt wird und diese bisweilen aufgrund von Schlafmangel wie „Zombies" durch den Alltag vegetieren. Erst mit zunehmender Reifung des menschlichen Gehirns, denn dort sitzt die Schaltzentrale unserer Schlaf-wach-Steuerung, adaptieren wir an den Hell-Dunkel-Rhythmus und verbringen die Nacht mit Schlaf und den Tag mit Wachsein und Aktivität.

Jugendliche benötigen noch immer 9 bis 11 Stunden Schlaf und der ältere Mensch benötigt entgegen landläufiger Meinungen nicht weniger Schlaf als der Erwachsene im mittleren Lebensalter (▶ Abb. 2-3).

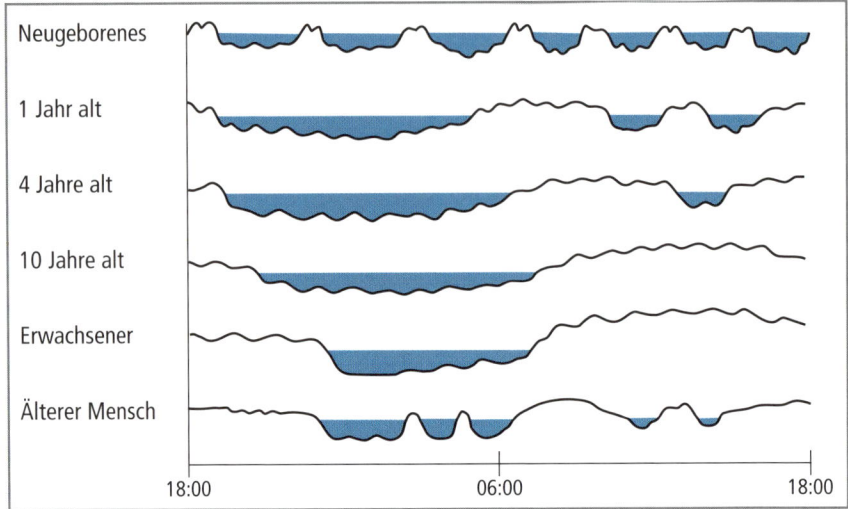

Abb. 2-2 Schlaf-wach-Rhythmus des Menschen über die Lebensspanne.

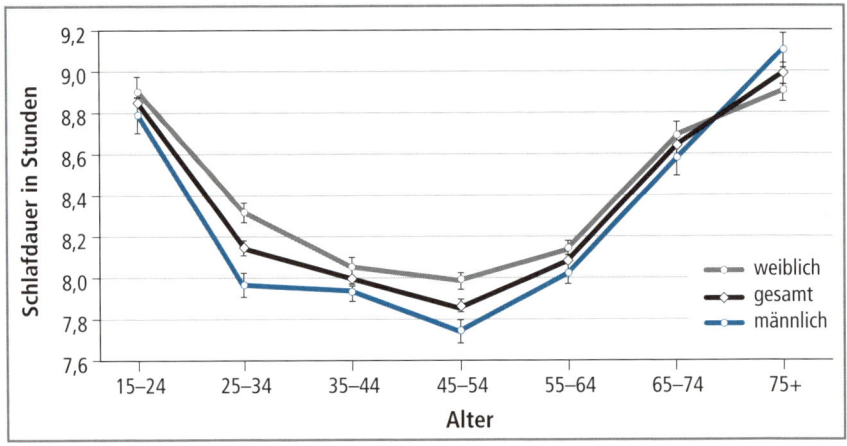

Abb. 2-3 Schlafdauer in Abhängigkeit zum Lebensalter (nach Basner et al. 2007).

Nein, im Gegenteil: Einige neuere Studien deuten sogar darauf hin, dass mit Eintritt in das Rentenalter durch den Wegfall des sozialen Zeitgebers Arbeit mit frühen Aufstehzeiten am Morgen wieder in den Tag hineingeschlafen wird und sich die Schlafmenge erhöht. Allerdings verliert der ältere Mensch die Fähigkeit durchzuschlafen. Wachphasen in der Nacht von 30 oder mehr Minuten gelten beim Älteren als physiologisch, d. h. normal. Aus diesem Grund ist für Ältere die bisweilen mehrmalige Siesta am Tag zur Kompensation des nächtlichen Schlafmangels ein unabdingbares „Muss", um den Anforderungen des

Lebens gerecht zu werden. Aber bitte fragen Sie mich nicht, ab welchem Lebenszeitpunkt genau die Fähigkeit durchzuschlafen verlorengeht. Hier scheinen verschiedene Faktoren zusammenzuspielen. Wahrscheinlich dürfte aber ein direkter Bezug zu altersbedingten, hirnorganischen Abbauprozessen eine nicht unbedeutende Rolle spielen. Diese beginnen bei Einzelnen schon um das 50. Lebensjahr, bei anderen erst mit dem 90. Lebensjahr.

> **Tipp**
>
> Die meisten klinisch tätigen Schlafmediziner sind sich einig: Die individuell optimale Schlafdauer ist immer dann erreicht, wenn sich die betreffenden Menschen am Tag ausgeschlafen, leistungsfähig und emotional ausgeglichen fühlen. Für diesen Zustand des körperlichen und psychischen Wohlbefindens muss der vorausgehende Nachtschlaf – egal wie lange – ausreichend gewesen sein. Das kann in einzelnen Fällen deutlich weniger oder auch mehr als 7 bis 8 Stunden Schlaf der Fall sein, ohne dass dadurch eine Pathologie abgeleitet werden muss. Der Schlafbedarf ist in erster Linie genetisch bedingt und kann zwischen einzelnen Individuen deutlich zwischen 3 und 12 Stunden variieren. Ich meine nicht, dass man zu viel gesunden Schlaf bekommen kann. Aus meiner täglichen Praxis weiß ich, dass es in der Hektik des Alltags mit seinen wechselseitigen Anforderungen erstaunlicherweise für Einzelne nicht einfach ist, ihr individuelles Schlafbedürfnis zu ermitteln und diesem dann vor allem auch gerecht zu werden. Gerade weil wir in einer 24-Stunden-Nonstop-Gesellschaft leben.
>
> Um Ihr persönliches Schlafbedürfnis zu ermitteln, nehmen Sie sich einfach einmal während eines längeren Urlaubs 1 bis 2 Wochen ausreichend Zeit zum Schlafen. Nachdem ein alltagsbedingtes Schlafdefizit abgebaut ist, dürfte die Schlafmenge gegen Ende der 2. Woche am ehesten Ihrem biologischen Schlafbedürfnis entsprechen. Sollte es Ihnen dann noch gelingen, diese Schlafmenge in Ihrem Alltag zu berücksichtigen und dort trotz Mehrfachbelastungen durch Arbeit, Familie, Hobbys, neue Medien und Freizeit zu integrieren, tragen Sie sicherlich wesentlich zu einer Steigerung Ihrer Lebensqualität und Gesundheit bei.
>
> Mehr Schlaf wird Ihre psychische und körperliche Leistungsfähigkeit steigern und zu einer stärkeren emotionalen Ausgeglichenheit wesentlich beitragen. Und noch ein weiterer Anreiz, ausreichend zu schlafen: Schwedische Forscher haben den positiven Effekt einer ausreichenden Schlafmenge auf die Attraktivität des Menschen nachgewiesen. Ausgeschlafen wirken Menschen demnach schöner und gesünder auf ihre Mitmenschen. Es gibt ihn also tatsächlich, den Schönheitsschlaf, wie ihn der Volksmund beschreibt.

2.2 Architektur des Schlafs: Schlafstadienrally durch die Nacht

Die jetzt folgenden Kapitel unter dem Abschnitt 2.2 halte ich aus der Perspektive des Fachmanns für das grundlegende Verständnis des Phänomens Schlaf und seiner Störungen für wichtig. Dem Leser sei aber zugestanden, dass er diese Themen als etwas trocken empfinden mag. Ebenso möchte ich zugeben, dass die

Sachverhalte dieses Kapitels nicht zwingend für das Verständnis der nachfolgenden Kapitel erforderlich sind. Sollten Sie also die dargestellten Sachverhalte als etwas trocken und weniger interessant empfinden, können sie das nachfolgende Kapitel getrost als Einschlafhilfe benutzen. Ich nehme es Ihnen nicht übel!

Der Schlaf stellt einen dynamischen und aktiven Prozess dar. Wer meint, im Schlaf würden wir wesentlich Energie einsparen, hat sich getäuscht. Lediglich 50 Kalorien weniger als in einer vergleichbaren Zeit Wach werden während des Schlafs verbraucht. Seit Mitte der 20er-Jahre des letzten Jahrhunderts sind wir durch die Entwicklung des Elektroenzephalographen (EEG) in der Lage, den Schlaf standardisiert und replizierbar ohne bedeutsame Störung des Schläfers zu beschreiben. Auf Basis der elektrischen Gehirnaktivität lassen sich charakteristische Veränderungen über die Nacht hinweg feststellen. Die verschiedenen charakteristischen Muster der elektrischen Hirnaktivität beschreiben die einzelnen Schlafstadien. Dabei spielen vor allem Frequenz und Amplitude der elektrischen Aktivität eine Rolle. Ab dem 6. Lebensmonat lassen sich beim Menschen fünf Schlafstadien unterscheiden:

- Stadium Wach beschreibt den Wachzustand.
- Stadium 1 beschreibt den Übergang zwischen Wachen und Schlafen, eine Art Dösen.
- Stadium 2 charakterisiert den stabilen Schlaf.
- Stadium 3 den Tiefschlaf.
- Stadium REM kennzeichnet ein aktives Schlafstadium, in dem wir emotional beteiligt träumen und nahezu gelähmt sind.

Während des Schlafs folgen beim Erwachsenen die einzelnen Schlafstadien auf charakteristische Art und Weise aufeinander. Es handelt sich dabei um einen ständigen Wechsel der Schlafstadien. Sie ähnelt einer kurvenreichen Fahrt durch die Nacht: Einer Rallyfahrt der Schlafstadien. Diese allnächtliche stabile Abfolge der Schlafstadien nennen wir im Fachjargon Hypnogramm (▶ Abb. 2-4).

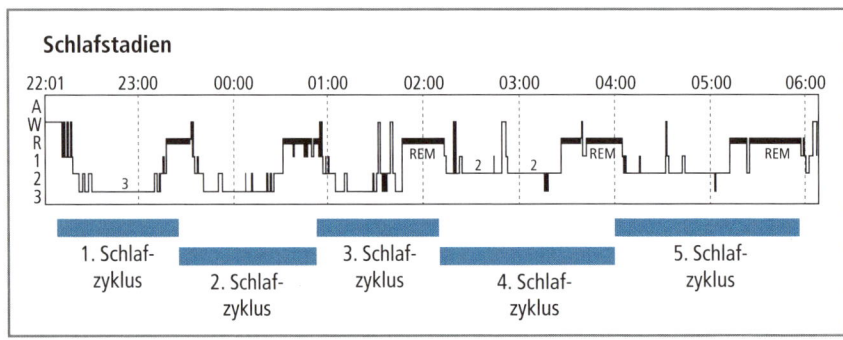

Abb. 2-4 Hypnogramm gesunder Schläfer.

Auch das Wachen in der Nacht wird vom Fachmann als ein Schlafstadium bezeichnet. Es wird benötigt, wenn wir im Schlaflabor feststellen wollen, wie gut das Schlafvermögen des Einzelnen ist oder beschreiben wollen, wie ausgeprägt Durchschlafprobleme sind. Das Schlafstadium Wach, das bei einem gesunden Schläfer im mittleren Lebensalter weniger als 5 % an der Gesamtschlafzeit ausmacht, ist durch eine elektrische Hirnaktivität mit einer Frequenz zwischen 8 und 13 Herz gekennzeichnet (▶ Abb. 2-5).

Diese als α-Wellen bezeichneten Wellen verlangsamen sich über das Einschlafen bis hin zum Tiefschlaf. Während des Wachens liegen wir meistens im Bett und sind gedanklich und gefühlsmäßig noch mit den Dingen des Alltags beschäftigt. Möglicherweise suchen wir zu Beginn auch noch eine körperlich entspannte Einschlafposition. Je schwerer wir uns von Alltagsgedanken distanzieren können, umso angespannter bleiben wir und umso länger dauert es mit dem Einschlafen. Je innerlich unruhiger wir sind, umso häufiger werden wir uns hin und her wälzen, uns durch Geräusche, Licht oder die Temperatur im Bett und Schlafzimmer irritieren lassen und uns beim Einschlafen gestört fühlen.

Schon beim Übergang zwischen Schlafen und Wachen, im Stadium 1 (▶ Abb. 2-6), streuen sich langsamere Wellen mit einer Frequenz zwischen 3 und 7 Herz ein. Stadium 1 repräsentiert keinen richtigen Schlaf. Es tritt vor allem am Übergang zwischen Wachen und Schlafen zu Beginn der Schlafperiode auf und kennzeichnet das Einschlafen. Umgangssprachlich könnte man das Stadium 1 als Dösen bezeichnen. In dieser Phase verlassen wir gedanklich und emotional die reale Welt. Wir haben uns zunehmend entspannt und den Alltag hinter uns gelassen. Unsere Gedanken und Vorstellungen entbehren zunehmend Realitätsbezügen. Wir können fliegen, schweben, und gelegentlich haben wir ein überraschendes Gefühl des Fallens, das uns schreckhaft wieder

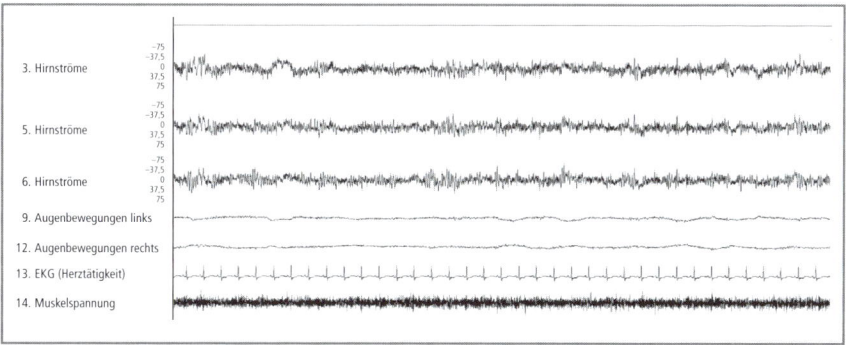

Abb. 2-5 Schlafstadium Wach. Dargestellt werden die Hirnströme, die Augenbewegungen, die Herztätigkeit und die Muskelspannung während des Wachens. Die hohe Frequenz der Hirnstromwellen (α- und β-Wellen) ist typisch für den Wachzustand.

wach werden lässt. Unser Gehirn ist mit unserer Umwelt noch recht gut verbunden. Schon das kleinste Geräusch im Zimmer, Haus oder auf der Straße kann uns wieder vollständig wach werden lassen. Vereinzelt sind wir auch noch in der Lage, auf einfache Fragen mit einer kurzen Antwort zu reagieren. Man sollte den Schläfer aber in diesem Zustand nicht mehr ernst nehmen.

Nach nur wenigen Minuten im Stadium 1 gleitet der Schläfer in das Stadium 2 (▶ Abb. 2-7). Es beschreibt den stabilen Schlaf. In diesem Schlafstadium verbringen wir als Erwachsene mehr als die Hälfte unserer Schlafenszeit. Unser elektrisches Hirnstrombild ist sehr variabel. Es kann noch ähnlich dem vom Stadium 1 sein, aber auch schon dem von Stadium 3, dem Tiefschlaf, nahekommen. Egal welches Frequenzmuster auftritt, definitorisch müssen bestimmte Wellenmuster im Hirnstrombild auftreten.

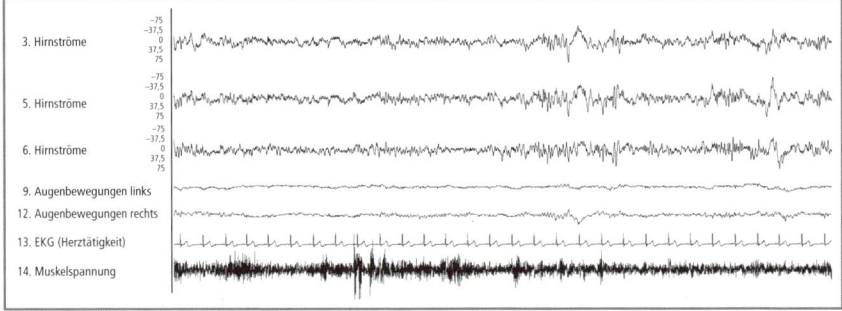

Abb. 2-6 Schlafstadium 1. Dargestellt werden die Hirnströme, die Augenbewegungen, die Herztätigkeit und die Muskelspannung während des Wachens. Die hohe Frequenz der Hirnstromwellen (α- und β-Wellen) ist typisch für den Wachzustand.

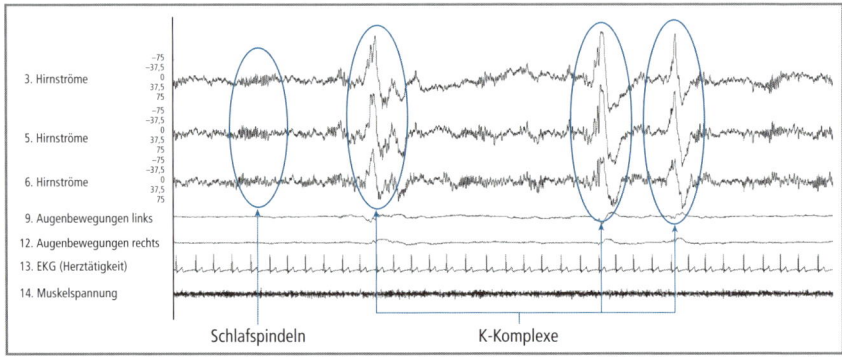

Abb. 2-7 Schlafstadium 2. Dargestellt werden die Hirnströme, die Augenbewegungen, die Herztätigkeit und die Muskelspannung während des Schlafstadiums Die Frequenz der Hirnstromwellen hat sich verlangsamt. Typisch sind Schlafspindeln und K-Komplexe.

2 Der Schlaf des Menschen

Diese Wellenmuster werden als Schlafspindeln und K-Komplexe bezeichnet. Schlafspindeln, erstmals 1935 von dem amerikanischen Schlafforscher Loomis beschrieben, stellen eine rhythmische Abfolge von Wellen zwischen 11 und 16 Herz dar; sie ähneln in ihrer Erscheinungsform einer Wollspindel, daher der Name (▶ Abb. 2-7). Über Funktion und Bedeutung ist sich die Wissenschaft nicht abschließend sicher:

- Schlafspindeln bedingen die subjektive Schlafwahrnehmung: Wecken wir einen Schläfer, bevor eine Schlafspindel erstmals aufgetreten ist, hat er seinen Schlaf als solchen noch gar nicht bewusst wahrgenommen und dachte, er sei noch überhaupt nicht eingeschlafen gewesen.
- Weiterhin scheinen Schlafspindeln etwas mit unserer Lern- und Gedächtnisleistung zu tun zu haben. Je mehr neue Sachverhalte wir am Tag gelernt haben und je besser wir uns diese merken, umso mehr Schlafspindeln treten während des Schlafs auf. Dies scheint sich allerdings nur auf Lerninhalte zu beziehen, die auf Faktenwissen beruhen, also unserem deklarativen Gedächtnis zugeordnet werden können. Ein Beispiel wäre Vokabellernen.

K-Komplexe stellen ebenfalls interessante Phänomene dar. Es handelt sich um biphasische Wellen mit steilem negativen Anstieg und langsamerer positiver Nachschwankung (▶ Abb. 2-7). Der Name ist Programm und beschreibt ihre Entdeckung und auch ihre vermutete Funktion. Klopft (engl. to **k**nock) man an die Zimmertür von Probanden im Schlaflabor, lässt sich im EEG diese charakteristische Welle produzieren, die auch häufig Weckreaktionen während des Schlafs vorausgeht.

Da K-Komplexe mit zunehmendem Schlafmangel häufiger auftreten, scheinen sie den Versuch des Gehirns darzustellen, Weckreaktionen zu vermeiden und den dringend notwendigen Erholungsschlaf nicht zu unterbrechen. Dies gelingt nicht immer, vor allem dann nicht, wenn der Weckreiz zu stark ist. In diesen Fällen gehen sie dann der Weckreaktion voraus.

Im Stadium 2 ist der Mensch in Morpheus' Armen, im eigentlichen Schlaf angelangt und nicht mehr so leicht erweckbar, wie das noch in Stadium 1 der Fall war. Die Muskelspannung des Körpers nimmt ab. Würden wir den Schläfer wecken, würde er uns von sachlichen, emotional eher neutralen Träumen berichten, an die er sich, am nächsten Tag nachgefragt, wahrscheinlich schon nicht mehr erinnern könnte. Im Schlafstadium 2 verbringen wir vor allem in der zweiten Hälfte der Schlafperiode viel Zeit.

Zu Beginn der Schlafperiode folgt auf eine relativ kurze Phase im Schlafstadium 2 bereits der Tiefschlaf, der als Schlafstadium 3 bezeichnet wird. Er ist durch langsame und hochamplitudige Wellen gekennzeichnet (▶ Abb. 2-8). Die Muskelspannung und die Bewegungshäufigkeit nehmen weiter ab, die Weckschwelle erhöht sich.

Der Tiefschlaf ist wichtig für die körperliche Erholung und tritt vor allem in der ersten Hälfte der Schlafperiode auf. Je länger wir schlafen, umso

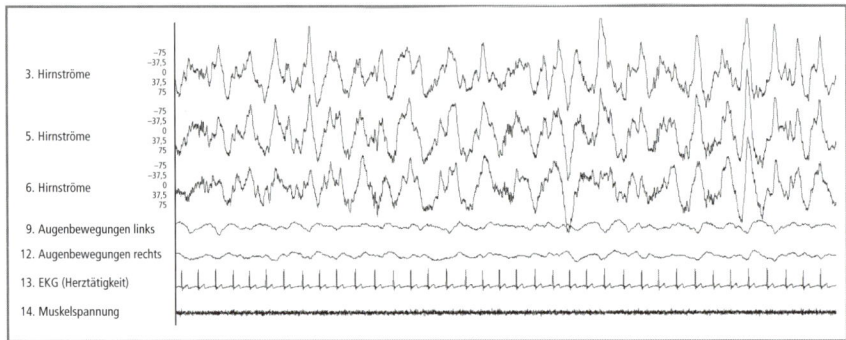

Abb. 2-8 Schlafstadium 3: Tiefschlaf. Dargestellt werden die Hirnströme, die Augenbewegungen, die Herztätigkeit und die Muskelspannung während des Tiefschlafs. Die Frequenz der Hirnstromwellen ist sehr langsam (Delta-Wellen) und die Amplitude der Wellen ist deutlich höher als in den anderen Schlafstadien.

weniger Tiefschlaf haben wir. An den Tiefschlaf sind zahlreiche regenerative Prozesse unseres Organismus gekoppelt. So wird z. B. während dieser Zeit das Wachstumshormon ausgeschüttet, das Kinder für das Körperwachstum und Erwachsene für Prozesse der körperlichen Erholung auf Zellebene benötigen. Kinder mit Schlafstörungen und einhergehendem Tiefschlafverlust neigen zu reduziertem Körperwachstum. Nach 30 bis 45 Minuten Tiefschlaf verlassen wir dieses Stadium wieder und gelangen in den REM-Schlaf.

Im REM-Schlaf zeigt unser Gehirn eine starke Aktivierung. Die elektrische Gehirnaktivität ist ähnlich der im Stadium 1 oder gar dem Wachzustand (▶ Abb. 2-9). Trotzdem sind wir im Vergleich aller Schlafstadien am schwersten erweckbar. Deswegen wird der REM-Schlaf auch als paradoxer Schlaf bezeichnet.

Während des REM-Schlafs ist unser Gehirn hoch aktiv, aber mit sich selbst beschäftigt. Wir träumen intensiv mit starken emotionalen Inhalten. Ängste, Panik und intensive Glücksgefühle wechseln sich ab (▶ Kap. 2.8). Damit wir unsere Träume nicht ausagieren und uns oder andere durch unkoordinierte Bewegungen gefährden, hat es die Natur sinnvollerweise so eingerichtet, dass wir während des REM-Schlafs wie „querschnittsgelähmt" sind. Unser motorisches System ist abgeschaltet. Diese motorische Hemmung haben auch Tiere. Allerdings häufig nicht so perfekt, wie es beim Menschen der Fall ist. Wer Hund oder Katze zu Hause hat, konnte vielleicht schon einmal beobachten, wie im Schlaf der Hund den Hasen verfolgt hat oder die Katze einer imaginären Maus hinterhergeschlichen ist. Der REM-Schlaf hat verschiedene Funktionen für den Menschen: Er ist wichtig für das Lernen und die Gedächtnisbildung (▶ Kap. 2.5) und ebenso für unser emotionales Gleichge-

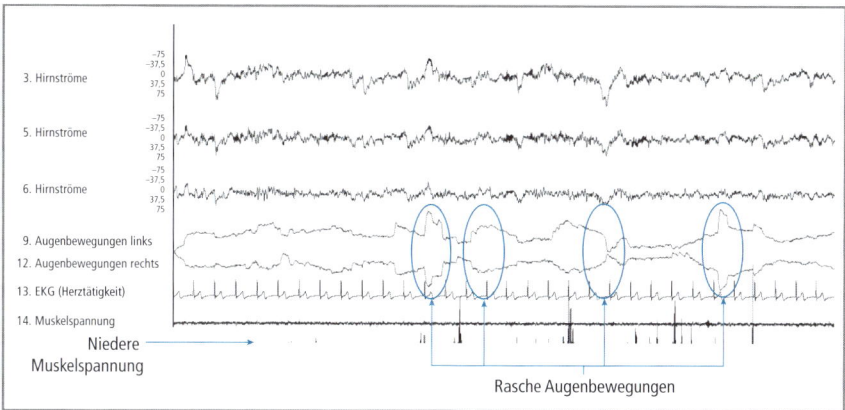

Abb. 2-9 Schlafstadium REM-Schlaf. Dargestellt werden die Hirnströme, die Augenbewegungen, die Herztätigkeit und die Muskelspannung während des REM-Schlafs. Die Frequenz der Hirnstromwellen (Alpha und Theta) ist vergleichbar den Schlafstadien 1 und Wach. Das Gehirn ist hoch aktiv, trotzdem ist der Mench schwer erweckbar. Typisch sind die raschen Augenbewegungen und die niedrige Muskelspannung.

wicht (▶ Kap. 2.6) verantwortlich. Zuviel kann depressiv machen und zu wenig eine kleine Manie hervorrufen und uns das Gefühl von Omnipotenz verleihen. Der REM-Schlaf ist eines der interessantesten Schlafstadien des Menschen, gerade weil dort die emotional bedeutsamen Träume stattfinden. Diesem wichtigen und interessanten Thema habe ich ein eigenes Kapitel gewidmet (▶ Kap. 2.7). Die erste REM-Phase in der Nacht ist meist von eher kürzerer Dauer. REM-Phasen nehmen im Verlauf – je länger wir schlafen – an Zeitdauer zu. Das Ende der ersten REM-Phase kennzeichnet einen Schlafzyklus, und wenn wir nachts wach werden, ist dies am Ende einer REM-Phase am wahrscheinlichsten.

Ein Schlafzyklus dauert beim Menschen ungefähr 90 Minuten. Je nach Schlafdauer durchläuft der Mensch nachts zwischen vier und sieben dieser Zyklen. Zu Beginn der Nacht steht die körperliche Erholung mit Tiefschlaf und seinen langsamen Wellen im Vordergrund. Je länger der Schlaf andauert, umso mehr REM-Schlaf tritt auf. Jetzt findet quasi die emotionale Erholung und auch ein Teil der Gedächtnisbildung statt. In der zweiten Schlafhälfte nimmt der Anteil des Tiefschlafs ab und stabiler Schlaf in Form von Stadium 2 wird häufiger. Über die gesamte Schlafperiode treten altersabhängig Weckreaktionen auf. Dabei gilt: Je älter der Mensch, desto mehr Weckreaktionen. Kurze Weckreaktionen mit einer Dauer um die 3 Sekunden treten altersabhängig bei Schlafgesunden zwischen 15 und 25 mal pro Stunde auf. Längere Weckreaktionen bis zu 20 mal pro Nacht.

> **Beachtenswert**
> Auch Menschen, die subjektiv den Eindruck haben durchzuschlafen, werden nachts wach. Es liegt daran, dass der Mensch mindestens 1 Minute wach sein muss, damit diese Information in sein Langzeitgedächtnis übertragen werden kann.
> Schläft der Mensch in weniger als 1 Minute wieder ein, zerfällt die Information, bevor sie ins Langzeitgedächtnis gelangen konnte. Sie wird nicht abgespeichert, und der Mensch kann sich am nächsten Morgen nicht mehr daran erinnern, dass er wach war. Er hat vergessen, dass er wach war. Die wichtige Botschaft an dieser Stelle ist aber:
> Wach werden gehört zum Schlafen dazu.

Wahrscheinlich ist unter evolutionären Gesichtspunkten das Wachwerden für unsere und manch andere Spezies überlebenswichtig gewesen: Nur wer regelmäßig wach wird, hat die Chance, den gefräßigen Löwen beim Anschleichen zu entdecken und rechtzeitig auf den nächsten Baum zu flüchten.

Schlafstadien und Lebensalter

Der Schlaf verändert sich über die Lebensspanne. Bei Neugeborenen nimmt der REM-Schlaf-Anteil mehr als 50 % an der gesamten Schlafperiode ein. Wir vermuten, dass er bei der Ausdifferenzierung und Reifung des Gehirns, insbesondere des visuellen Systems, eine wichtige Rolle spielt. Aber auch unser prozedurales Gedächtnis (motorische Fertigkeiten erwerben und behalten), für das der REM-Schlaf verantwortlich ist, ist zu Beginn unseres Lebens stark gefordert. Kontinuierlich gilt es, sich komplexe motorische Fertigkeiten anzueignen: Kriechen, Laufen, selbstständig Essen, Schreiben, Malen, Fahrrad fahren usw. Es sind eine Fülle an komplexen motorischen Fähigkeiten zu lernen. Je älter der Mensch wird, umso weniger muss neu erworben werden (▶ Abb. 2-10).

Der REM-Schlaf-Anteil geht zurück und macht beim Älteren nur noch 15 bis 20 % aus. Auch der Tiefschlafanteil nimmt kontinuierlich über die Lebensspanne ab. Frauen bewahren sich ins hohe Alter einen Anteil zwischen 10 und 20 %, wohingegen Männer, so scheint es, den Tiefschlaf kontinuierlich verlieren.

> **Beachtenswert**
> Vor dem Hintergrund der körperlichen Erholung während des Tiefschlafs diskutiert mancher Forscher, ob der im Vergleich zum weiblichen Geschlecht frühere Tiefschlafverlust des Mannes für seine kürzere Lebenserwartung mitverantwortlich ist.
> Mit zunehmendem Lebensalter nimmt der Anteil der nächtlichen Wachphasen zu. Der Mensch verliert die Fähigkeit durchzuschlafen.
> Im Alter nachts einmal oder zweimal für eine längere Zeit wachzuliegen ist nicht ungewöhnlich oder krankhaft.

2 Der Schlaf des Menschen

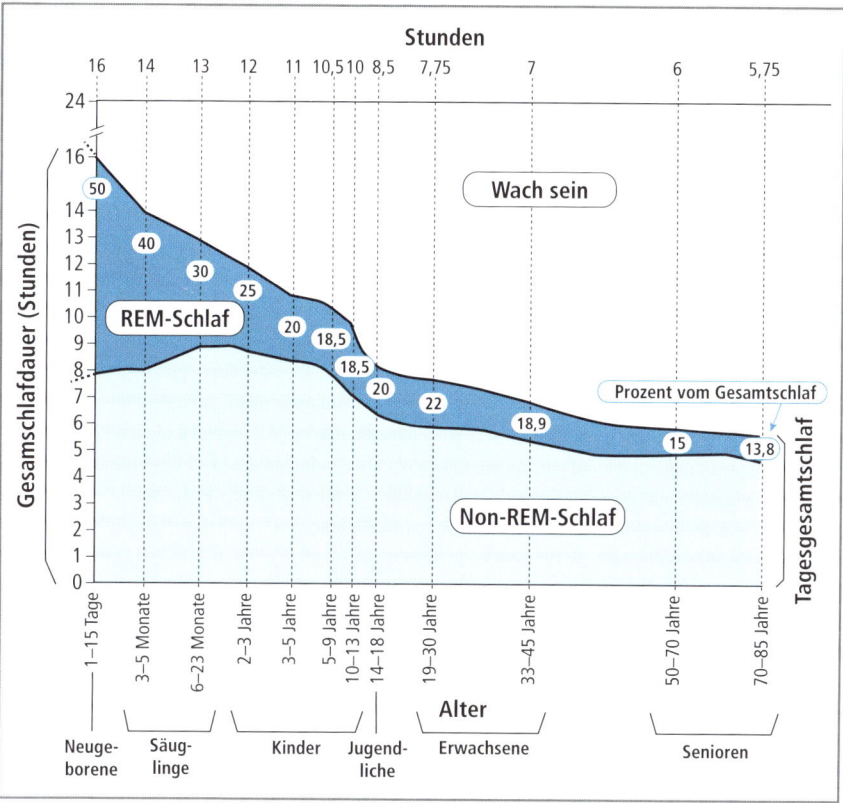

Abb. 2-10 Ontogenetische Entwicklung der Schlafstadien über die Lebensspanne (nach Roffwarg et al. 1966).

Nur wer dies nicht akzeptieren kann und sich über das Wachsein ärgert oder frustriert ist, bekommt ein (Schlaf-)Problem. Wer schlafen will, bleibt wach! Auch wer im Bett bleibt, sich gedanklich und emotional aber schon im Alltag befindet, ebenso. Die Entspannung und damit das Schlafvermögen gehen verloren. Durch die Anspannung wird das erneute Einschlafen verhindert. Derartige innere Fehlverhaltensweisen oder Fehleinstellungen sind ein Quell vieler Schlafstörungen (▶ Kap. 6.2, S. 130).

Schlafen und Wachen über die Lebensspanne

Mit Beginn des Lebens wird Schlafen und Wachen von Hunger und Sättigungsgefühlen gesteuert (▶ Abb. 2-10). Wenn ein Baby Hunger hat, wacht es auf und schreit. Danach schlummert es weiter. Ein Neugeborenes schläft in Intervallen von 3 bis 4 Stunden zwischen 15 und 18 Stunden am Tag. Zum

Leidwesen der jungen Eltern unabhängig davon, ob es Tag oder Nacht ist. Schlafstörungen der Eltern sind vorprogrammiert und das natürliche Ergebnis der menschlichen Schlaf-wach-Entwicklung beim Neugeborenen. Mit zunehmender Reifung des Gehirns löst sich dieses polyphasische Schlaf-wach-Verhalten des Neugeborenen auf. Das Gehirn adaptiert an den Hell-Dunkel-Rhythmus und die Steuerung von Schlafen und Wachen erfolgt in unserem Gehirn durch Tageslicht und Dunkelheit.

Das Gehirn ist bei fehlendem Sonnenlicht, besser bei Dunkelheit, in der Lage, das Schlafhormon Melatonin zu bilden. Mit Beginn der Nacht gelangt die Information über das Auge und die Sehbahn an ein kleines Nervenzellbündel von nur 10.000 Nervenzellen, dem Nucleus suprachiasmaticus. Besondere Ganglienzellen im hinteren Teil des Auges, die das lichtempfindliche Melanopsin enthalten, geben die Informationen über Nervenbahnen ins Gehirn an den kleinen Zellkern weiter. Er stellt den Taktgeber unserer inneren Uhr dar und steuert beim reifen Gehirn Schlafen und Wachen. Bei Dunkelheit leitet er die Information an die Hypophyse weiter. Sie produziert dann das schlaffördernde Melatonin, sodass wir müde werden und in den Schlaf fallen.

Schon im Verlauf des 1. Lebensjahrs schlafen Kinder überwiegend nachts und haben nur noch vormittags und nachmittags eine kurze Schlafperiode. Im Alter von 2 bis 3 Jahren findet am Tag nur noch ein Mittagschlaf statt. Mit Beginn des Kindergartenalters muss nicht selten auch dieses biphasische Schlaf-wach-Verhalten mit einem Mittagschlaf aufgegeben werden. Bis ins Alter ist der Mensch jetzt in der Lage, sein Schlafbedürfnis innerhalb einer zusammenhängenden Schlafperiode, en bloc, zu befriedigen. So ist es zumindest seit der Industrialisierung, seit Mitte des 19. Jahrhunderts, durch unsere westlich geprägte Kultur vorgegeben (▶ Kap. 1). Wie bereits im vorausgehenden Kapitel beschrieben, verliert der Mensch mit dem Alter die Fähigkeit durchzuschlafen. Die Schlafmenge in der Nacht ist für die komplette Erholung möglicherweise nicht mehr ausreichend. Schlafperioden am Tag und kurze Nickerchen werden notwendig. Das Schlaf-wach-Verhalten des Älteren kann sich wieder dem des Kleinkindes annähern.

2.3 Schlaf und Sinnessysteme

Wenn der Mensch schläft, verliert er sein Bewusstsein und entrückt der Realität. Er gibt seine Persönlichkeit auf und gleitet in Morpheus' Welt mit ihren eigenen Gesetzen. Spätestens im Traum macht dann auch die Logik ein Nickerchen. Jetzt kann der Mensch fliegen, auf dem Mond spazieren oder nach Amerika schwimmen. Das Gehirn ist weiterhin hoch aktiv, hat sich aber von der Umwelt verabschiedet und lebt in seiner eigenen Welt. Schlafen ist nicht ungefährlich, denn die Wahrnehmung von allem, was den Schläfer bedroht, ist stark eingeschränkt. Die Bewegungen des Körpers sind auf ein Minimum reduziert: Flucht- und Schutzreaktionen sind nahezu unmöglich. Aber der Mensch ist nicht vollständig von seiner Umwelt abgeschlossen, was die Spezies Mensch wohl auch vor dem Aussterben bewahrt hat. Es besteht noch eine kleine, wenn auch eingeschränkte Verbindung zur Umwelt, die jedoch unter evolutionären Gesichtspunkten für die Entwicklung der menschlichen Spezies überlebenswichtig gewesen sein dürfte. Was wir im Schlaf von unserer Umwelt noch wahrnehmen, ist stark abhängig von der jeweiligen Sinnesmodalität.

Hören: Umweltlärm ist ein Schlafräuber

Fallbeispiel

„Gerade jetzt wäre ich eingeschlafen, hätte er sich nicht so laut umgedreht."
„Das ständige Schnarchen macht mich noch wahnsinnig. So kann man doch nicht schlafen."
„Dieser Straßenlärm macht mich noch verrückt. Seit Ewigkeiten mache ich kein Auge zu."
„Die Kirchenglocken machen mich noch wahnsinnig. Jede volle und halbe Stunde das laute Schlagen. Ich werde mich beim Pfarrer noch mal beschweren …"

So oder ähnlich lauten die Aussagen vieler Lärmgeplagter, die aufgrund von Umgebungsgeräuschen kein Auge zu tun. Geräusche können den Schlaf stören. Über das auditive System (Hörsinn) sind wir auch während des Schlafs mit unserer Umwelt verbunden. Es besitzt im Verhältnis zu den übrigen Sinnessystemen (Riechen, Schmecken, Sehen, Tasten) einen relativ hohen Weckreiz. Diese hohe Sensibilität gegenüber Geräuschen während des Schlafs ist unter entwicklungsgeschichtlichen Gesichtspunkten für den Menschen arterhaltend. So waren wir doch in grauen Vorzeiten, als wir noch auf dem freien Feld, in Höhlen, Mulden oder hinter Büschen und nicht in (geschützten) Häusern geschlafen haben, in der Lage, den herannahenden Tiger oder andere Gefahren rechtzeitig zu erkennen (hören) und als Fluchtreaktion wegzulaufen oder uns auf Bäumen oder anderswo in Sicherheit zu bringen.

Wahrscheinlich reagiert mancher Leser, der an Ein- und Durchschlafstörungen leidet, mit Unglauben und Unverständnis auf die Aussage, dass unsere Geräuschempfindlichkeit während des Schlafs einen Sinn für die Menschheit hat. Empfindet er doch diese für Menschen mit Schlafstörungen typisch hohe Geräuschempfindlichkeit nicht als evolutionären Vorteil, sondern vielmehr als Qual, wenn Geräusche des Partners, vorbeifahrender Fahrzeuge oder andere ihn am Einschlafen hindern oder nach nur kurzer Schlafdauer wieder aus dem Schlaf reißen.

> **Beachtenswert**
> Ob und in welchem Ausmaß uns Geräusche den Schlaf rauben, ist im Wesentlichen davon abhängig, welche grundlegende Bedeutung wir diesen zuschreiben.

> **Fallbeispiel**
> Ich erinnere mich an die Geschichte eines jungen Paares mit einem Neugeborenen: Es wurde zwischen den beiden vereinbart, dass Wickeln, Stillen und Trösten in der Nacht in den Zuständigkeitsbereich der Frau fallen würden. Er dürfe schlafen. Schließlich müsse er ja auch tagsüber zur Arbeit. Oft ergab es sich, dass die junge Mutter nachts kein Auge zu tat. Ständig schrie das Kind oder war unruhig: Wickeln, Fläschchen, Wiegen, Trösten folgten unablässig aufeinander. Er hingegen lag daneben, selig in seinem Kissen schlummernd, und bekam von all dem nichts mit. Nichts nahm er von dem nächtlichen Treiben im Zimmer wahr. Er lag tief und fest träumend und schnarchend daneben in seinem Kissen eingekuschelt.

Wie konnte das sein? Die einfache Erklärung ist, dass er die Verantwortung für das Wohl des Kindes nicht innehatte. Demzufolge war das Schreien des Kindes für sein Gehirn ohne besondere Bedeutung und es hat ihn nicht aus dem Schlaf geweckt. Übrigens, viele Schlafstörungen von Müttern beginnen mit der Geburt des ersten Kindes. In dieser Situation lernen sie, evolutionär sinnvoll, vermehrt auf Umgebungsgeräusche während des Schlafs zu achten. Selbst wenn das Kind schon lange wieder nachts durchschläft, verlernen manche Mütter diese Hellhörigkeit während des Schlafs nicht mehr und haben sich unbewusst und ungewollt eine Schlafstörung verbunden mit einem hellhörigen und oberflächlichen Schlaf „angewöhnt" (▶ Kap. 6.2, S. 130). Menschen mit Schlafstörungen machen nicht selten auch Umgebungsgeräusche für ihre Schlafstörung verantwortlich. Sie liegen in ihrem Bett und achten auf jedes Geräusch, das stören könnte. In der Konsequenz schenken sie in ihrem Streben nach besserem Schlaf diesen Geräuschen vermehrt Bedeutung und verstärken damit unbewusst deren schlafstörende, schlafunterbrechende Wirkung.

> **Beachtenswert**
> Im Rahmen der erfolgreichen Behandlung von Ein- und Durchschlafstörung ist es von elementarer Bedeutung, dem Patienten mit einer Schlafstörung wieder einen unbefangenen Umgang mit Umgebungsgeräuschen zu vermitteln (▶ Kap. 6.3, S. 117, 142, 147).

Aber: Umweltlärm und Geräusche können tatsächlich auch den Schlaf stören. Mehr dazu gibt es in Kapitel 6.2.

Sehen

Licht ist ein Signalgeber für Schlafen und Wachen. Verantwortlich ist die Rotation der Erde mit dem daraus resultierenden Hell-Dunkel-Rhythmus als natürlichem Schrittmacher für den Schlaf. Licht gelangt als Information über das Auge und die Sehbahn an ein kleines Nervenzellbündel namens Nucleus suprachiasmaticus in unser Gehirn. Der Nucleus suprachiasmaticus stellt die innere Uhr des Menschen dar und steuert viele körpereigene Prozesse, unter anderem auch Schlafen und Wachen. Helles Licht ist das Signal für Wachheit und kann Schlaf nachhaltig verhindern. Dies wird am besten daran deutlich, dass Schlafentzug durch starkes Licht als weiße, unerkennbare Folter eingesetzt wird.

> **Fallbeispiel**
> In den 70er-Jahren des vergangenen Jahrhunderts wurden in der Justizvollzugsanstalt in Stuttgart-Stammheim die Mitglieder der Baader-Meinhof-Gruppe in ihren Zellen durch grelles Dauerlicht am Schlafen gehindert. Menschenrechtsorganisationen wie Amnesty International und Human Rights Watch berichten über Lichtfolter durch das US-Militär in Guantánamo und durch die chilenische Staatsregierung. Die Bild-Zeitung und die Sprecherin von Julia Timoschenko berichten über Lichtfolter, da in ihrer Zelle in ukrainischer Haft über 24 Stunden hinweg helles Licht brenne. Die Frankfurter Rundschau sprach von „menschenrechtswidrigen Umständen".

In der Praxis höre ich immer wieder von Patienten, dass sie nur bei absoluter Dunkelheit schlafen können. Schon die geringste Lichtquelle, wie z. B. das Standby-Licht eines elektrischen Geräts, würde ihr Schlafvermögen stören. Tatsächlich dürfte die bei geschlossenen Augenlidern auf das Auge fallende Lichtmenge nicht ausreichend sein, die Melatoninproduktion im Gehirn und damit den Schlaf zu beeinträchtigen. Vielen Menschen gelingt es ohne Rollladen und bei gleichzeitig frühmorgendlich einfallendem Sonnenlicht noch lange in den Morgen hinein tief und fest zu schlafen. Es darf vermutet werden, dass die subjektive Bewertung des Lichts als Schlafstörungsursache zu Unruhe und Anspannung bei vielen Schläfern führt, und diese Unruhe letztendlich die Schlafstörung verursacht (▶ Kap. 6.2, S. 130).

Riechen

Unsere Nase ist ein wunderbares Organ. Mit ihm fangen wir die schönsten Düfte aus unserer Umwelt ein. Morgens am Frühstückstisch den frischen Geruch von Kaffee und Brötchen, beim Spaziergang den Duft der Wiesenblumen und am Abend den Duft des schweren Rotweins im Glas. Nur in der Nacht versagt dieses Organ.

Von allen Sinnessystemen ist unser olfaktorisches System, der Geruchssinn, während des Schlafs am wenigsten mit der Umwelt verbunden. Es besitzt den geringsten Weckreiz. Immer wieder eindringlich sind mir die Experimente des Kollegen und Freundes Boris Stuck aus Essen, der Probanden während des Schlafs „Stinkbomben" unter der Nase öffnete und diese trotz des bestialischen Gestanks nach fauligen Eiern – die älteren unter Ihnen kennen sicher noch den Geruch der Stinkbomben aus ihrer Kinderzeit – selig in ihren Kissen weiterschlummerten. Deswegen ist es auch so wichtig, dass wir Rauchmelder in unseren Wohnungen haben, um die hohe Zahl an Erstickungstoten bei Bränden zu reduzieren.

2.4 Schlaf macht wach!

Kommen wir aber zurück zur Frage nach der Notwendigkeit und Sinnhaftigkeit des Schlafs. Ist dieser scheinbar so unproduktive und gelegentlich auch gefährliche Zustand des Menschen überflüssig? Warum dämmern wir jeden Tag ohne Bewusstsein für so viele Stunden so scheinbar sinnlos vor uns hin? Wäre der Schlaf tatsächlich ohne lebenswichtige Bedeutung für den Organismus, dann wäre er der größte Fehler, den die Evolution je gemacht hätte, so zumindest auch die Meinung von Allan Rechtschaffen, einem der bekanntesten Schlafforscher der Vergangenheit. Aber warum schlafen wir nicht mit wachem Bewusstsein? Der Schlaf hat offensichtlich eine Funktion inne, der er nur nachkommt, wenn das Gehirn „offline" geht.

Für die Sinnhaftigkeit des Schlafs hatten bereits die antiken Griechen Erklärungen: Dämpfe seien der Auslöser, sie entstünden im Magen und sammelten sich im Kopf. Dort kühlten sie das Gehirn, sänken dann ins Herz und kühlten auch dieses. Soweit die Version von Aristoteles, für den das Gehirn vor allem ein Kühlschrank fürs Blut war und das Herz der Sitz der wichtigsten Seelen.

Heute hat die Wissenschaft über die Funktion und Bedeutung des Schlafs mehr Erkenntnisse, wenn sie auch noch weit davon entfernt ist, alle Fragen beantworten zu können.

Es ist keine bahnbrechende Erkenntnis, wenn ich Ihnen erzähle, dass Schlaf eine entmüdende und damit wach machende Funktion hat und wir den Schlaf benötigen, um am nächsten Tag wieder fit zu sein.

> **Beachtenswert**
> Wer 17 Stunden wach ist, hat ein Reaktionsvermögen, das einem Blutalkoholspiegel von 0,5 Promille entspricht. 22 Stunden Wachheit entsprechen einem Reaktionsvermögen von einem Rausch mit 1,0 Promille.

Diese Erfahrung machen wir alle tagtäglich. Vielleicht setzt es Sie aber schon eher in Erstaunen, wenn Sie sich bewusst machen, dass schon eine relativ geringe Wachzeit von 17 Stunden zu einer Einschränkung Ihres kognitiven Leistungsvermögens führt und Ihr Reaktionsvermögen vergleichbar einem Blutalkoholspiegel von 0,5 Promille ist.

> **Tipp**
> Es ist also Vorsicht geboten, wenn Sie morgens um 6 Uhr aufgestanden sind und sich dann ohne zwischenzeitlichen Schlaf abends um 23 Uhr noch ins Auto setzen.

Sollten Sie gar 22 Stunden am Stück ununterbrochen wach sein – was z. B. Piloten am Ende von Langstreckenflügen gar nicht so selten sind – haben Sie ein Reaktionsvermögen, das mit einem Alkoholrausch mit 1,0 Promille Blutalkoholspiegel vergleichbar ist.

Schlafentzug ist eine wissenschaftliche Methode, die uns über die Funktion und Bedeutung des Schlafs Auskunft geben kann.

> **Fallbeispiel**
> Es begab sich einmal, dass Joey Kelly, als Musiker und Extremsportler aus Funk und Fernsehen bekannt, gemeinsam mit einem Fernsehsender ein 2-tägiges Schlafentzugsexperiment in unserem Schlaflabor durchführen wollte. Zu Beginn des Experiments, es war an einem Freitag, erhoben wir als Basisdiagnostik sein kognitives Leistungsvermögen nach einer normalen Nacht mit ausreichend Schlaf. In erster Linie führten wir verschiedene Aufmerksamkeits- und Reaktionszeittests mit ihm durch. Damit wollten wir die Auswirkungen des Schlafentzugs auf seine Wachheit untersuchen. Wie von einem jungen und trainierten Sportler zu erwarten war, zeigte er sehr gute Testleistungen. Nach Abschluss der Untersuchungen führte er über zwei Nächte einen totalen Schlafentzug durch. Es fiel ihm bereits im Verlauf der ersten Nacht zunehmend schwerer, sich wachzuhalten. Gegen Morgen berichtete er von starker Müdigkeit. Das Bedürfnis nach Schlaf wuchs. Fernsehen, Gespräche und Brettspiele stellten zunehmend einen geringeren Weckreiz dar und waren nicht mehr in der Lage, ihn am Schlafen zu hindern. Er kämpfte zunehmend schwerer gegen das Einschlafen an und musste sich immer stärker stimulieren. Zuletzt konnte er sich nur noch durch körperliche Aktivitäten, wie Laufen, Joggen und Radfahren, wachhalten. Die zweite Nacht verbrachte er auf dem Fahrrad entlang des pfälzischen Teils der Weinstraße, an dem sich unser Schlaflabor befindet. Dabei wurde er von seinem Fahrer, wie die Radler bei der Tour de France, im Auto begleitet. Als er sich sonntags wieder im Labor einfand, war er von den zwei Nächten ohne Schlaf sichtlich gezeichnet. Mimik, Ausdruck und Gestik waren im Vergleich zum ausgeschlafenen Zustand reduziert. Emotional war er abgeflacht. Er zeigte viel weniger Interesse an seiner Umgebung. Seine Neigung, Späße zu machen und Geschichten zu erzählen, war verschwunden. Er sprach nur noch leise, mit wenig Energie und mit eher monotonem Ausdruck. Bevor er unter kontrollierten Bedingungen im Schlaflabor schlafen durfte, testeten wir erneut sein kognitives Leistungsvermögen. Die Aufmerksamkeitstests fielen jetzt ganz anders als im ausgeschlafenen Zustand aus. In keinem der Untersuchungsverfahren zeigte er nur annähernd normale Leistungen. Vielmehr waren seine Fehlerhäufigkeit in

> den Aufmerksamkeitstests und seine Reaktionsgeschwindigkeit vergleichbar mit denen dementer Patienten. Seine Einschlafzeit in der nachfolgenden Schlafperiode im Schlaflabor lag unter 2 Minuten. Diesen Wert erreichen Schlafgesunde praktisch nie. Weitere 3 Minuten nach dem Einschlafen war er bereits im Tiefschlaf, wofür normale Schläfer in aller Regel 10 bis 15 Minuten oder gar mehr benötigen.

Dieses einfache Experiment mit einem jungen, kräftigen Extremsportler zeigt sehr anschaulich, wie Schlafmangel das Leistungsvermögen und die Persönlichkeit nach nur kurzer Zeit verändern können.

Wie extrem Schlafmangel über noch längere Zeit den Menschen und seine Wahrnehmung und Gesundheit verändern können und welche lebenswichtigen Effekte der Schlaf innehat, wird anhand der nachfolgenden wissenschaftlichen Studienbeispiele deutlich.

Randy Gardner, ein damals 17-jähriger Oberstufenschüler, stellte im Januar 1964 anlässlich einer naturwissenschaftlichen Messe in San Diego gemeinsam mit zwei Freunden einen Weltrekord im Nichtschlafen auf. Er setzte sich zum Ziel, 264 Stunden, also 11 Tage, nicht zu schlafen, um so auch in das Guinness-Buch der Rekorde aufgenommen zu werden. Seine beiden Freunde sollten ihn dahingehend unterstützen, dass sie ihn abwechselnd wachhalten und überwachen sollten. Sein Versuch wurde von Medizinern der benachbarten U.S. Navy und dem weltbekannten Schlafforscher William Dement überwacht. Dieser Rekord wurde erst 2007 von dem Briten Tony Wright um 2 Stunden überboten, dessen Versuch wurde von der BBC begleitet, hatte aber keine medizinische oder wissenschaftliche Begleitung. Inzwischen hat aber die Kenntnis über das gesundheitliche Risiko des Schlafmangels dazu geführt, dass derartige Selbstversuche zur Vermeidung von Fehlanreizen nicht mehr in das Guinness-Buch der Rekorde aufgenommen werden.

Zurück zu unserem wissenschaftlichen Experiment: Es wird berichtet, dass Randy bereits am zweiten Tag Schwierigkeiten hatte, scharf zu sehen und erste Anzeichen einer Stereoagnosie (Schwierigkeit, Gegenstände allein anhand des Tastsinns zu erkennen) zeigte. Am dritten Tag traten Stimmungsschwankungen auf und seine Muskelkraft und Koordinationsfähigkeit war eingeschränkt. Mit zunehmendem Schlafentzug wurden seine Stimmungsschwankungen ausgeprägter. Er wurde immer gereizter und unkooperativer. Seine geistigen Fähigkeiten bauten ab und Gedächtnis- und Konzentrationsstörungen nahmen zu. Ab dem vierten Tag berichtete er über merkwürdige Sinneseindrücke, Wahrnehmungsstörungen und Halluzinationen. Straßenlaternen waren von Nebel umgeben und Straßenschilder wurden zu Menschen. Ebenso berichtete er von wahnhaften Episoden, in denen er sich einbildete, ein berühmter schwarzer Football-Spieler zu sein. Diese Wahnvorstellungen vermischten sich mit seiner negativen Stimmung. Der Psychologe Coren berichtete, dass er sich über vermeintliche rassistische Äußerungen hinsichtlich seiner Fähigkeiten als Spieler ärgerte. Am 11. Tag wurde er von den Ärzten gründlich körperlich untersucht, ohne dass sich irgendwelche Auffälligkeiten ergaben. Nachdem er 14 Stunden und 45 Minuten, 6 Stunden und 45 Minuten länger als üblich, geschlafen hatte, wachte er ohne Wecker auf und fühlte sich gesund und normal. Alle psychischen Veränderungen, wie Gedächtnisstörungen, Stimmungsschwankungen, Halluzinationen und Wahnvorstellungen, waren verschwunden. In der darauf folgenden Nacht schlief er noch etwa 4 Stunden mehr als üblich und in der dritten Nacht nur noch 2 Stunden mehr, bevor er dann wieder seine normale Schlafmenge aufwies (▶ Tab. 2-4).

Aus ethischen Gründen werden beim Menschen die Experimente vor dem Auftreten von überdauernden gesundheitlichen Schäden beendet. Im Tierexperiment hat sich gezeigt, dass Ratten bereits am dritten Tag des Schlafentzugs eine geringere Körpertemperatur aufweisen, vermehrt Nahrung zu sich nehmen, aber trotzdem kontinuierlich an Gewicht verlieren. Ab einem gewissen Zeitpunkt, selbst wenn sie dann wieder schlafen dürfen, gelingt es ihnen nicht mehr, ihre Körpertemperatur zu regeln bzw. anzuheben, und sie versterben. In den entsprechenden Experimenten sind die Ratten nach 13 bis maximal 21 Tagen verstorben. Aber was ist die genaue Todesursache? Sorgfältigste Obduktionen liefern keinerlei Hinweise, was den Tod herbeigeführt hat. Das Gehirn, die inneren Organe wie z. B. Herz, Leber und Niere zeigen keine krankhaften Veränderungen. Gegenwärtig lässt sich über die Todesursache nur spekulieren. Eine der plausibelsten Hypothesen ist diejenige, dass der Schlafmangel zu einem Verlust der Körperwärme führt, die durch eine kompensatorische verstärkte Nahrungsaufnahme mit einhergehenden zusätzlichen Verbrennungen von Brennstoffreserven zumindest vorübergehend erfolgreich ausgeglichen wird. Daher auch der anfängliche Gewichtsverlust trotz mehr als verdoppelter Nahrungsaufnahme. Sind die Brennstoffreserven nach weiteren Tagen des Schlafentzugs aufgebraucht, verliert der Körper aber komplett die Fähigkeit, den Wärmeverlust auszugleichen, und die Temperatur fällt rapide ab und führt innerhalb weniger Tage zum Tod.

Tab. 2-4 Schlafdauer von Randy Gardner nach 264 Stunden Schlafentzug

1. Erholungsnacht	14 Stunden 45 Minuten
2. Erholungsnacht	12 Stunden
3. Erholungsnacht	10 Stunden 30 Minuten
4. Erholungsnacht	8 Stunden, normale Schlafmenge

2.5 Der Mensch lernt im Schlaf: Macht Schlafmangel dumm?

Manch einer, bei dem eine wichtige Prüfung ansteht, fiebert gespannt dem nächsten Morgen entgegen, ob er das Gelernte noch behalten hat. Er befürchtet, ihm würde all sein frisch erworbenes Wissen im Schlaf wieder entfallen sein. Vielleicht kennen Sie auch noch aus Ihrer Zeit als Schüler die Empfehlung, das Schulheft doch einfach unters Kissen zu legen – sein Inhalt würde sich in der Nacht von ganz allein seinen Weg ins Oberstübchen bahnen. Das wäre der Wunsch und die Begierde aller Schüler und Studenten: Lernen im Schlaf – ganz ohne Mühe – das wär's. Dummerweise stellt sich aber ziemlich schnell heraus, dass dieser mutmaßlich einfache Weg zu neuem Wissen nicht funktioniert, auch wenn obskure Sprachschulen und suspekte Internetfirmen nach wie vor damit werben. Der Grund für das fehlende Lernvermögen im Schlaf: Unser Gehirn ist während des Schlafs relativ stark von der Außenwelt abgeschottet (▶ Kap. 2.3). Sinneseindrücke von außen – seien es Vokabeln oder Jahreszahlen für die Geschichtsklausur – können nicht ins Gehirn eindringen. Es hat sich abgeschlossen und ist mit sich und seinen Träumen beschäftigt.

Auch wenn wir im Schlaf eher nicht viel Neues aufnehmen können, Schlaf kann trotzdem beim Lernen helfen. Denn in dieser Ruhephase findet ein ganz entscheidender Schritt des Lernens statt: Unser Gehirn nutzt die Schlafphase, um neue Informationen vom Kurzzeit- und Arbeitsgedächtnis in das Langzeitgedächtnis zu übertragen. In unserer Hirnrinde, dem Sitz des Langzeitgedächtnisses, werden dabei neue Nervenverbindungen angelegt. Es wird neu „verdrahtet". Und erst diese neue Verkabelung der Nervenzellen verfestigt das Gelernte und sorgt dafür, dass wir uns auch Tage, Wochen oder Monate später noch daran erinnern. Aber wie funktioniert das genau?

Gan und Kollegen, Wissenschaftler an der New Yorker Universität, haben Mäusen beigebracht, auf einem sich im Kreis bewegenden Stab zu balancieren. Der Kopf der Tiere war dabei unter einem Mikroskop fixiert, sodass die Wissenschaftler die Nervenzellen durch ein kleines Loch in der Schädeldecke beobachten konnten. Eine Gruppe von Mäusen konnte nach einer Übungsphase von 1 Stunde schlafen, eine andere Gruppe wurde für die folgenden 7 Stunden am Schlafen gehindert. Im Vergleich zu ihren Artgenossen mit Schlaf bildeten diese Mäuse deutlich weniger Nervenverbindungen im Gehirn. Selbst eine weitere zusätzliche Übungsphase konnte dieses Defizit nicht ausgleichen. Die Mäuse ohne Schlaf zeigten schlechtere Lernleistungen, als sie die Übungsphasen wiederholen mussten. Weiterhin konnte das Team um den Wissenschaftler Gan zeigen, dass während des Schlafs genau die Hirnregionen eine höhere Aktivität zeigten, die bereits im Wachen während der Lernphase beteiligt waren. Die Experimente konnten also den Nachweis erbringen, dass während des

Schlafs Neubildungen von Nervenverbindungen das Lernen und Speichern von im Wachen erworbenen Inhalten und Fähigkeiten deutlich verbessert.

> **Beachtenswert**
> Wer daher seinen Lernerfolg optimieren will, sollte ruhig nach jeder Lernsitzung ein Nickerchen machen – und darauf achten, nachts genügend Schlaf zu bekommen.

Denn wer nachts durchpaukt, tut sich keinen Gefallen, er hindert das Gehirn nur daran, seine Arbeit zu tun. Vor allem für Schulkinder ist ausreichend Schlaf wichtig. Denn ihr Gehirn ist nachts besonders aktiv damit beschäftigt, das tagsüber Gelernte zu verarbeiten.

2.6 Schlaf und Gesundheit

In den Industriegesellschaften der Welt wird zunehmend weniger geschlafen und viele Menschen leiden unter Schlafmangel und Schlafstörungen. Diese können aber auf Dauer zu gesundheitlichen Einschränkungen und Erkrankungen führen. Wissenschaftliche Studien beschäftigen sich noch nicht sehr lange mit den Auswirkungen von zu wenig Schlaf auf die Gesundheit. Methodisch unterscheiden sich die Forschungsarbeiten in ihrer Vorgehensweise. In den ersten Experimenten wurde der Schlaf nur über kurze Zeitdauer entzogen. Dafür wurde der Schlaf aber oft komplett entzogen: Freiwillige mussten überwiegend für 24 Stunden oder mehrere Tage komplett wach bleiben. Diese kurz dauernden und extremen Schlafentzugsexperimente gaben bereits Hinweise, wie die fehlende Nachtruhe verschiedene Entzündungsreaktionen, den Stoffwechsel, das Herz-Kreislauf-System und andere physiologische Prozesse beeinflusst. Aber mit der Realität des Menschen in der Gesellschaft hatten sie wenig zu tun.

Es stellte sich jedoch rasch die Frage, inwieweit diese extremen Studienbedingungen tatsächlich das reduzierte Schlafverhalten der Bevölkerung der Industrienationen widerspiegeln und ob diese Ergebnisse repräsentativ und aussagefähig für den gesellschaftlich üblichen Schlafmangel und die weitverbreiteten Schlafstörungen sind. Deshalb wurden in der Folge Studiendesigns entwickelt, die das tatsächliche Schlafverhalten der Industriegesellschaften besser abbildeten.

Schlafmangel kann krank machen

In diesen Forschungen wurde die Schlafmenge meist nur moderat um 1 bis 4 Stunden über eine Dauer von 1, 2 oder 3 Wochen reduziert. Es sollten realistische Studienbedingungen geschaffen werden. Darüber hinaus sollten die zugrunde liegenden Mechanismen der über epidemiologische Studien beschriebenen Zusammenhänge zwischen Schlafmangel und Fettleibigkeit, Stoffwechsel- und Herz-Kreislauf-Erkrankungen, Krebs und reduzierter Lebenserwartung in kontrollierten Experimenten aufgedeckt werden.

Eine der ersten kontrollierten Studien wurde an der Universität von Chicago von Eve Van Cauter (2011) durchgeführt. Es konnte gezeigt werden, dass 4 Stunden Schlaf pro Nacht über einen Zeitraum von nur 6 Nächten den Blutzuckerspiegel und die Insulinausschüttung als Antwort auf den Glucosegehalt im Blut um ein Drittel senkten. Dabei ist es wichtig zu wissen, dass Insulin auch für die richtige Funktion unserer Fettzellen von Bedeutung ist. Forscher von der Laval Universität in Quebec konnten zeigen, dass Kurzschläfer ein um 27 % erhöhtes Risiko aufwiesen, innerhalb von 5 Jahren 5 kg an Körpergewicht zuzunehmen. Aber auch Vielschläfer zeigten eine um 25 % höhere Wahrscheinlichkeit für Gewichtszunahmen. Als optimal ergaben sich in dieser Studie mittlere Schlafdauern zwischen 7 und 8 Stunden.

Wissenschaftler des National Health and Nutrition Examination Survey stellten fest, dass Studienteilnehmer mit maximal 4 Stunden Schlaf eine 73 % höhere Wahrscheinlichkeit für Übergewicht aufwiesen als Studienteilnehmer mit 7 bis 9 Stunden Schlaf. 5 Stunden durchschnittlicher Schlaf steigerten das Risiko für Übergewicht um 50 % und 6 Stunden immerhin noch um 23 % (▶ Tab. 2-5).

Schlaf steuert den Regelkreis zwischen Hunger und Sättigungsgefühl. Viel Schlaf macht nicht unbedingt dünn, aber zu wenig Schlaf kann dick machen. Dabei spielen zwei Hormone eine wichtige Rolle: Leptin als appetithemmendes und Ghrelin als appetitsteigerndes Hormon.

Beachtenswert
Leptin wird vermehrt während des Schlafs ausgeschüttet und ist geeignet, den Appetit zu zügeln. Nur so ist es der Natur möglich, einen ungestörten Schlaf von 7 oder 8 Stunden ohne Nahrungsunterbrechung zu ermöglichen. Ansonsten müssten wir mitten in der Nacht aufstehen und jagen gehen bzw. in der heutigen Zeit etwas bequemer zum Kühlschrank laufen.

Tab. 2-5 Zusammenhang zwischen Schlafdauer und der Wahrscheinlichkeit für Übergewicht nach dem National Health and Nutrition Examination Survey aus dem Jahr 2004.

Schlafdauer	Wahrscheinlichkeit für Übergewicht in %
< 4 Stunden	73
5 Stunden	50
6 Stunden	23
7–8 Stunden	Optimal

Sowohl Schlafmangel als auch Schlafstörungen hemmen die Ausschüttung von Leptin und können eine Gewichtssteigerung mit bedingen.

Eine Arbeit von Forschern an der Universität Pennsylvania um Janet Mullington konnte nur wenig später zeigen, dass eine Schlafreduktion auf 4 Stunden über insgesamt 12 Tage auch das Immunsystem beeinträchtigen kann. Interleukin-6-Blutwerte, als Marker für die Aktivität unseres Immunsystems, waren erniedrigt und das C-reaktive Protein (CRP-Wert), als Hinweis für entzündliche Prozesse in unserem Organismus, war erhöht, was auf eine erhöhte Entzündungsreaktion des Körpers hindeutet. Zahlreiche Studien zeigen, dass erhöhte Werte dieser Entzündungsparameter mit Herzerkrankungen, Diabetes und auch Arteriosklerose vergesellschaftet sind. Die Vermutung liegt also nahe, dass moderater, aber chronischer Schlafmangel diese Krankheiten, wie es auch die epidemiologischen Studien andeuten, begünstigen.

Melatonin ist ein (Nacht-)Hormon, das den gesunden Schlaf fördert. Es steigt mit Einsetzen der Dunkelheit am Abend in seiner Konzentration an, erreicht einen nächtlichen Höhepunkt, um dann gegen Morgen hin wieder abzuflauen. Neben der Schlafförderung werden ihm viele weitere Funktionen zugeschrieben. So soll es unter anderem auch an der Regulierung des Wärmehaushalts unseres Organismus, des Hungers und Sättigungsgefühls, der Lust auf Sexualität und der Krebsabwehr beteiligt sein. In einer Studie an der Tulane Universität in New Orleans wurden Ratten menschliche Brustkrebstumore eingepflanzt und der in der Krebsbehandlung eingesetzte Wirkstoff Tamoxifen verabreicht. Diejenigen Ratten, die nachts ungestört im Dunkeln schlafen durften, zeigten signifikant geringere Tumoren unter Behandlung als diejenigen im Vergleich, die nachts während des Schlafs noch weiterhin schwachem Licht ausgesetzt waren. Deren Tumoren waren größer und das Krebsmittel Tamoxifen zeigte eine geringere Wirkung. Sollten diese Ergebnisse auf den Menschen übertragbar sein – was in entsprechenden Studien noch zu beweisen wäre – dann würden diese Forschungsergebnisse darauf hindeuten, dass es zumindest bei der Krebsbehandlung mit Tamoxifen möglicherweise empfehlenswert wäre, in einem komplett abgedunkeltem Raum oder mit Schlafbrille zu schlafen und abends auf die Benutzung von Tablets, Computern und Fernseher mit LED-Bildschirmen zu verzichten, da diese Geräte mit ihrem Blaulichtanteil geeignet sind, die Melatoninproduktion zu hemmen.

Bereits im Kapitel 1 konnte ich Ihnen zeigen, dass der Schlaf etwas mit der Lebenserwartung zu tun hat. Schlafmangel und Schlafstörungen können aber auch Übergewicht und Diabetes fördern, wie wir in diesem Kapitel gesehen haben. Das Immunsystem wird beeinträchtigt. Herz-Kreislauf-Erkrankungen scheinen ebenso mit gestörtem Schlaf vergesellschaftet zu sein. Krebs könnte durch eine reduzierte Melatoninproduktion in der Nacht begünstigt werden. Diesen letzten Punkt möchte ich noch ausführlicher in dem Kapitel über Schichtarbeit diskutieren (▶ Kap. 4.1).

Einfluss des Schlafs auf Stimmung und psychische Störungen

Sind Sonntage nach langem Ausschlafen für Sie eine Qual? Sie wollten noch etwas im Haushalt erledigen, sich mit Freunden treffen oder ihrem Hobby nachgehen, kommen aber einfach nicht richtig in Schwung, sind gereizt, missmutig und fühlen sich lust- und antriebslos und „vergammeln" den ganzen schönen Tag? Und das, obwohl sie so lange geschlafen haben und eigentlich dachten, dass sie jetzt Bäume ausreißen können.

Dann liegt es vielleicht daran, dass Sie viel zu lange geschlafen haben. Sie leiden nämlich an einer Minidepression, und die kann müde, gereizt, missmutig, mut- und lustlos machen. Zu viel Schlaf macht depressiv, zumindest bei zwei Dritteln unserer Bevölkerung. Das andere Drittel – ich gehöre Gott sei Dank dazu – kann schlafen, so viel es will, und fühlt sich auch nach 10 oder mehr Stunden Schlaf frisch und ausgeruht, ohne dass die Stimmung in den Keller geht.

Wenn die angesprochenen zwei Drittel unserer Gesellschaft einmal nicht schlafen, fühlen sie sich erwartungsgemäß körperlich müde und schlapp, sehnen sich nach Schlaf. Die Stimmung ist am nächsten Tag aber erstaunlicherweise gut oder sogar besser als üblich. Sie fühlen sich aufgedreht, heiter und beschwingt und trauen sich so manches zu, was sie mit Schlaf eher zögern ließe. Sie sind in einem hypomanen Zustand, wie der Fachmann sagen würde.

Diesen stimmungsaufhellenden Effekt des Wachseins machen wir uns in der Behandlung von Patienten mit Depressionen zunutze. Gerade wenn diese an schweren und ausgeprägten Symptomen leiden, sich nur noch gedrückt und niedergeschlagen fühlen, die Freude am Leben verloren und jegliche Hoffnung auf Besserung aufgegeben haben, voller Sorge in die eigene Zukunft schauen und möglicherweise sogar Lebensüberdrussgedanken äußern. Einem Großteil dieser Menschen können wir kurzfristig – aber nur vorübergehend – mit einer Nacht ohne Schlaf wieder mehr Lebensmut, Freude und vor allem Entlastung von dem großen Stress ihrer psychischen Qualen liefern. Gelegentlich entspringt aus dieser Erfahrung wieder Mut und Hoffnung, sich wieder aus dem tiefen Tal der Depressionen befreien zu können. Allerdings ist dieser positive Effekt des Schlafentzugs nicht von langer Dauer. Nur ein Quäntchen nachfolgender Schlaf ist in der Lage, den Patienten wieder zurück ins Tal der Tränen zu stoßen und seinen alten quälenden psychischen Zustand herzustellen.

Wie können wir es uns erklären, dass der Schlaf einen so entscheidenden Einfluss auf unsere Stimmungslage am Tag hat? Einen Hinweis darauf findet sich in Studien von Sarah Davies (2014) von der Universität of Surrey in Guildford im Südosten von England. Offenbar sorgt gezieltes Wachsein für ein höheres Niveau an dem stimmungsaufhellenden Botenstoff Serotonin in unserem Gehirn. Es gilt als Glückshormon und ist für die chemische Übertragung von Informationen von einer Nervenzelle zur nächsten zuständig. 12 männlichen Probanden wurde während des Schlafentzugs alle 2 Stunden Blutproben entnommen und deren verschiedenen Stoffwechselprodukte untersucht. Es zeigte sich, dass während des Schlafentzugs die Serotoninkonzentration als auch die von der Aminosäure Tryptophan, einer Vorstufe von Serotonin, erhöht war. Bei Patienten mit Depressionen wird eine gestörte Serotoninbalance im Gehirn vermutet, und viele Antidepressiva erhöhen die Verfügbarkeit von Serotonin im synaptischen Spalt, der Verbindungsstelle zwischen zwei Nervenzellen. Dass Schlafentzug zumindest im Blut die Serotoninkonzentration erhöht, könnte eine Erklärung sein, warum Schlafentzug so gut antidepressiv wirkt. Aber es gibt noch weitere Hinweise, wie verordneter Schlafmangel sich positiv auf die Stimmung auswirkt.

Wenn man nur den REM-Schlaf entzieht, hat dies ebenfalls eine positive Wirkung auf die Stimmung am Tag. Sie ist mit der Situation vergleichbar, in der man Probanden komplett am Schlafen hindert. Diese Befunde erklären auch, wie das Zu-lange-Schlafen an einem trüben Sonntagmorgen (im Herbst) depressiv machen kann. Je länger der Mensch schläft, umso mehr REM-Schlaf, d. h. potenzielle Stimmungsverschlechterung erfährt er.

Paradoxerweise verhält es sich aber so, dass Menschen, die unter langanhaltenden und chronischen Ein- und Durchschlafstörungen leiden – also keinen vollständigen, aber zumindest teilweisen Schlafmangel aufweisen – ein höheres Risiko für die Entwicklung psychischer Störungen haben. Weltweit wurden in den letzten 25 Jahren mehr als 20 Studien durchgeführt, die im Einzelnen bei Ein- und Durchschlafstörungen im Vergleich zu Schlafgesunden ein mindestens doppelt so hohes Risiko für die Entwicklung von Depressionen aufweisen. In vielen dieser Studien ergab es sich auch, dass Angststörungen und Drogen- und Alkoholmissbrauch deutlich häufiger auftraten und bei Jugendlichen mit chronischen Schlafstörungen häufiger Suizidversuche im Erwachsenenalter beobachtet wurden. Schlafstörungen scheinen also in chronischer und unbehandelter Form keine Bagatellerkrankung zu sein. Vielmehr steigt mit ihnen das Risiko für schwerere psychische Störungen. Viele psychische Störungen, wie z. B. Depressionen und Angststörungen, sind sehr stark mit Schlafstörungen vergesellschaftet. Gerade bei der Depression ist die Schlafstörung häufig das erste Symptom, das der eigentlichen Depression bis auf Monate vorausgehen kann. Umgekehrt ist die Schlafstörung häufig das letzte Symptom bei der Behandlung der Depression, das verschwindet. Schlafstörungen scheinen also ein besonders hartnäckiges Symptom zu sein, und so verwundert es auch nicht, dass Patienten mit Depressionen sehr viel häufiger wieder in die Depression zurückfallen, wenn es nicht gelang, die Schlafstörung im Rahmen der Depressionstherapie ausreichend zu behandeln.

> **Beachtenswert**
> Wenn wir uns vergegenwärtigen, dass die psychischen Störungen in der Rangliste der Gründe für Frühberentungen neben den Rückenleiden mit an vorderster Stelle stehen, ist es ein Stück weit verwunderlich, dass in unserer Gesellschaft und in unserem Gesundheitssystem die Schlafstörungen eine eher geringe Beachtung finden und gelegentlich sogar als Bagatellerkrankungen abgetan werden.

Mittagsschlaf ist gesund und leistungssteigernd

Kennen Sie das auch? Schlapp und müde nach der Mittagspause, Körper und Geist schreien nach Schlaf, die Augenlider sind schwer und die Schreibtischplatte oder Werkbank stellen eine schwer zu widerstehende Verlockung zum Schlafen dar. Das Weiterarbeiten fällt schwer und die Produktivität ist eingeschränkt.

Egal wie wir den Mittagschlaf nennen, ob Xiu-Xi, Inemuri, Siesta oder Power-Napping. Er gehört in Amerika, vielen südlichen europäischen Ländern, aber vor allem in Asien zum Alltag der Berufswelt.

> **Fallbeispiel**
> Wer in Asien tagsüber ein Nickerchen hält, belegt, dass er viel und intensiv gearbeitet hat. In den westlich geprägten Industrienationen Nordeuropas hingegen ist der Mittagsschlaf Ausdruck von Faulheit und fehlender Dynamik. Wer während der Arbeit schlafend angetroffen wird, riskiert seinen Arbeitsplatz.

In Deutschland ist ein Mittagsschlaf während der Arbeit noch vielerorts nahezu undenkbar. Nur wenige Firmen, wie z. B. SAP, BASF, IBM oder ADAC, und einige wenige Städte und Gemeinden haben erkannt, dass ein Mittagschlaf das Leistungsvermögen und die Produktivität am Arbeitsplatz steigern und die Gesundheit der Mitarbeiter fördern kann. Aber in den meisten Unternehmen möchte man vom Mittagschlaf nichts wissen. Die wenigen Chefs, die ihren Mitarbeitern ein Schläfchen erlauben, laufen sogar Gefahr, die Häme der Öffentlichkeit zu spüren. So strahlten angeblich Fernsehsender spöttische Beiträge aus, als die Stadtverwaltungen von Berlin-Charlottenburg und die Stadtverwaltung Vechta sich öffentlich zum Mittagschlaf bekannten. Zu sehr entspräche ein am Mittag dösender Mitarbeiter dem Vorurteil des faulen und unwilligen „Bürohengstes" auf dem Beamtenstuhl.

Der menschliche Biorhythmus zeigt eindeutig ein Mittagstief; bei Menschen, die abends früher ins Bett gehen (Lerchen), etwas früher. Menschen, die abends länger wach sind (Eulen), haben das Tief am Mittag etwas später (▶ Kap. 3.2). Wer mittags ein kurzes Schläfchen von 10 bis 20 Minuten halten kann, steigert sein Leistungsvermögen für die nachfolgenden Stunden und reduziert sein Gesundheitsrisiko. Piloten machen es schon lange vor. In einer Studie der Weltraumbehörde NASA konnte gezeigt werden, dass Piloten, wenn sie während des Flugs eine Möglichkeit zum Nickerchen haben, ihre Leistung für die nächsten 2 bis 3 Stunden signifikant steigern und ihr Reaktionsvermögen verbessern. Bei der deutschen Lufthansa gibt es sogar eine Napping-Policy, eine Dienstvorschrift fürs Nickerchen. Sie ist die logische Konsequenz aus der Erkenntnis, dass ein Nickerchen müde Piloten wach machen kann und Fehler im Cockpit verhindert. Ein Fehler im Cockpit bezahlen in diesem Falle Menschen schlimmstenfalls mit dem Leben. In einer Studie der Harvard Medical School zeigten Probanden, die nach einer Gedächtnisaufgabe 1 Stunde lang einen Mittagsschlaf halten durften, eine bessere Leistung als ihre „Kollegen" in einer schlaflosen Vergleichsgruppe. Ihre Gehirne hatten im Schlafen wohl weitergelernt (▶ Kap. 2.5).

In anderen Untersuchungen konnte gezeigt werden, dass ein regelmäßiger Mittagschlaf von nur wenigen Minuten Dauer dazu beitragen kann, Stress abzubauen, das Risiko für Herz-Kreislauf-Erkrankungen zu minimieren sowie die Lebenserwartung zu erhöhen.

Ein regelhafter und auch längerer Mittagsschlaf ist bei Kindern kulturell fest verankert, medizinisch für die Entwicklung unabdingbar und unumstritten. Kinder haben im Rahmen der Entwicklung ein hohes Schlafbedürfnis und im Gegensatz zum Erwachsenen noch nicht die Fähigkeit entwickelt, ihr komplettes Schlafbedürfnis innerhalb einer Schlafperiode in der Nacht zu befriedigen. Ein oder zwei Schläfchen am Tag sind in Abhängigkeit von Alter also normal und wichtig. Auch für das Lernen, wie die Welt funktioniert, scheint der Schlaf am Tag in diesem Alter von Bedeutung zu sein. Während des Schlafs wird wie beim Erwachsenen das Gedächtnis gefördert, das Wachstum unterstützt und das Immunsystem gestärkt.

Das Schlafvermögen des älteren Menschen ähnelt in mancherlei Hinsicht wieder dem des Kleinkinds. Der ältere Mensch verliert die Fähigkeit durchzuschlafen, darf nachts schon einmal natürlicherseits, ohne dass wir von einer Schlafstörung sprechen, für 30 oder auch mehr Minuten wachliegen. Bekommt er in der Nacht nicht mehr genügend Schlaf, dann kann es notwendig sein, dass auch er, ähnlich wie das Kleinkind, sich am Tag für ein Schläfchen hinlegt und den fehlenden Schlaf nachholt. Aber Vorsicht: Zu viel Schlaf am Tag kann den Schlafdruck für die Folgenacht reduzieren und damit Schlafstörungen begünstigen. Aus diesem Grund sollte der Schlaf am Tag immer so kurz wie möglich, aber so lange wie nötig sein.

> **Tipp**
> Führen Sie regelmäßig einen Mittagsschlaf durch. Er verhindert körperliche Erkrankungen und fördert Ihr Leistungsvermögen. Der Mittagsschlaf sollte kurz sein. Wenige Minuten sind häufig ausreichend. Ein zu langer Mittagsschlaf baut Schlafdruck für die kommende Nacht ab und fördert Schlafstörungen. Ebenso könnte REM-Schlaf auftreten und den gegenteiligen Effekt hervorrufen. REM-Schlaf kann antriebs- und lustlos machen. 10 bis 20 Minuten sind optimal. Nehmen Sie einen Schlüsselbund in die Hand: Immer wenn dieser zu Boden fällt, waren Sie im Schlafstadium 2 und hatten genügend Schlaf.

2.7 Träume: nächtliches Kopfkino

Wir können fliegen und haben übermenschliche Kräfte, sind fremden Kreaturen ausgeliefert und sterben tausend Tode, befinden uns in Fantasie- und Märchenwelten, werden von Monstern und bösen Kreaturen verfolgt, erleiden schwere Unfälle ohne Verletzungen, verlieben uns und haben den Sex unseres Lebens, werden nochmals zu einem Kind und spielen im Sandkasten mit längst vergessenen Freunden, werden Lottomillionär. Im Traum ist uns alles möglich. Hier überwinden wir die Grenzen der Realität, tauchen ein in eine Welt ohne Logik und erleben Dinge, die wir im Wachen nicht zu träumen wagten. Wer ins Bett geht, um zu schlafen, den erwartet so einiges: Träume können düster sein, schockieren, ängstigen, aber uns auch in eine heitere und beschwingte Welt entführen. Letzteres leider nicht so häufig wie Ersteres. Der Großteil unserer Träume ist leider von einer negativen Stimmung eingefärbt. Dies ist umso ausgeprägter, je schlechter oder depressiver wir uns am Tag fühlen. Warum das die Natur so eingerichtet hat, warum wir überhaupt träumen, ist bis heute noch nicht endgültig geklärt und Gegenstand kontroverser wissenschaftlicher Diskussionen.

In der Frühzeit der Menschen und auch in der Bibel betrachtete man Träume oft als Voraussagen für die Zukunft. Oft kündigten sie Unglück und Schicksalsschläge oder Katastrophen an. Auch heute denken noch manche, dass Träume visionären Charakter aufweisen könnten. Wissenschaftlich ist dies nicht zu halten. Sicher ist nur, dass Träume in enger Beziehung zu unserem Erleben, Denken und Fühlen stehen.

2.8 Bedeutung der Träume

Die naturwissenschaftlich-biologisch orientierten Forscher, so wie der emeritierte Professor der Harvard Medical School Allan Hobson (2005), sehen in Träumen das sinnlose Rauschen der ungestüm und unkoordiniert feuernden Nervenzellen in unserem Zentralnervensystem, aus dem unser (Vorder-)Hirn meist mit nur leidlichem Erfolg versucht, eine sinnvolle Story zu kreieren.

Andere, wie zuerst Sigmund Freud und nach ihm viele seiner Anhänger, sehen in den nächtlichen Träumen den Ausdruck des Unbewussten und tief versteckter Triebe. Diese könnten sich Bahn brechen und an die Oberfläche gelangen, da während des REM-Schlafs das frontale Vorderhirn, der Sitz von Realitätsbewusstsein und Moral und Wertvorstellungen, in seiner Aktivität eingeschränkt ist, und das limbische System, Sitz der Gefühle, hoch aktiv ist. Deswegen sind Träume oft bizarr anmutend und von hoher Emotionalität.

Mit der Entdeckung des, den REM-Schlaf steuernden Zentrums im Hirnstamm, der Brücke, in den 1960er-Jahren schien Freuds Theorie erst einmal widerlegt.

Bis Mark Solms, ein Neurowissenschaftler aus Kapstadt, in den 1990er-Jahren nachweisen konnte, dass selbst wenn die Brücke zerstört ist, so wie bei Schlaganfallopfern gelegentlich der Fall, die Fähigkeit zum Träumen doch erhalten bleibt.

Wie auch immer, ob der Traum Ausdruck unkoordinierter Nervenzellaktivität oder tief verwurzelter Bedürfnisse ist, für Michael Schredl (2013), einen der bedeutendsten Traumforscher der Gegenwart, hat der Traum eine psychologische Ebene. Es mache durchaus Sinn, sich mit dieser Ebene zu beschäftigen, da sie dem Einzelnen Zugang zu den Dingen verschaffe, die gegenwärtig für ihn individuell von Bedeutung seien. Die Beschäftigung damit könne Lösungswege aufzeigen.

Wie träumen wir?

Bei einer Lebenserwartung von 75 Jahren erleben wir zwischen 100.000 und 150.000 Träume, können uns aber oft nur an wenige Träume erinnern. Grundsätzlich träumen alle Menschen, nur die wenigsten können sich daran erinnern.

> **Tipp**
> Wenn Sie heute beginnen, sich jeden Morgen für nur wenige Minuten mit Ihren Träumen zu beschäftigen, indem Sie darüber nachdenken, ob und was Sie nachts geträumt haben, werden Sie sich in bereits wenigen Wochen an viele Träume erinnern. Sie trainieren Ihre Traumerinnerungsfähigkeit. Sie ist unabhängig vom Auftreten nächtlicher Träume.

Wecken wir Schläfer in der Nacht, sind die Traumberichte davon abhängig, aus welchem Schlafstadium wir die Weckung vornehmen. Weckungen aus dem REM-Schlaf führen häufig zu emotionalen Traumberichten. Die Trauminhalte stehen oft im engen Bezug zu dem aktuellen Denken und Fühlen der Person. Starke Emotionen wie Angst, Furcht, Ärger, Freude und starke Glücksgefühle sind typisch.

Wecken wir den Schläfer in anderen Schlafstadien aus den Non-REM-Stadien, sind seine Traumberichte eher sachlicher Natur. Emotionen sind in den Traumberichten deutlich weniger ausgeprägt vorhanden. Die Erlebnisse und Geschehnisse stehen häufig weniger in direktem Bezug zu dem, was der Mensch fühlt.

> **Beachtenswert**
> Wenn wir uns am Morgen nach dem Aufwachen an Träume erinnern, dann zumeist an diejenigen emotionalen Träume des REM-Schlafs.

Gefühle erleben wir als viel bedeutsamer als sachliche, emotional neutrale Erlebnisse. Deswegen erinnern wir uns an die Non-REM-Träume deutlich weniger. Dabei scheinen sich Frauen häufiger an Träume zu erinnern und sich auch mehr für diese zu interessieren und darüber zu sprechen. In der Konsequenz erscheint es auch nur logisch, dass Menschen mit einer Schlafstörung sich sehr viel häufiger an ihre Träume erinnern. Sie werden nachts häufiger wach und haben deswegen vermehrt die Möglichkeit, Träume ins Gedächtnis zu übertragen.

> **Tipp**
> Übrigens, wer seine Traumerlebnisse positiv beeinflussen möchte, sollte sich am Abend vor dem Schlafen angenehme Düfte auf das Kissen sprühen. Dies scheint die emotionale Einfärbung der Träume positiver zu gestalten. Unangenehme Düfte, so wie der Duft von faulen Eiern, führen hingegen zu negativen Gefühlen im Traumerleben. Aber wer hat schon faule Eier auf seinem Kissen …

Träumen wir in Farbe oder in Schwarz-Weiß? Hier gehen die Meinungen der Wissenschaftler auseinander. Die einen meinen, dass unsere Träume nur deswegen so wenig Farbe enthalten würden, weil unser Farberinnerungsvermögen in Träumen schwach ausgeprägt sei, andere hingegen sehen Träume als reine Schwarz-Weiß-Erlebnisse.

Träumen Männer und Frauen unterschiedlich?

Unsere Träume sind meistens durch das geprägt, was wir am Tag gemacht und erlebt haben. Ansonsten scheinen im Traum alle Menschen gleich zu sein: Kinder, Erwachsene und Ältere. Bei Kindern kommen im Traum etwas häufiger wilde Tiere vor. Ältere irren häufiger orientierungslos umher und landen an Orten, wo sie nicht wissen, wie sie dort hingekommen sind. Ein weiterer Beleg dafür, dass Träume etwas mit unserem Alltagserleben und -befinden zu tun haben.

Männer und Frauen unterscheiden sich im Traum nicht grundlegend. Männerträume sind etwas häufiger aggressiv, Kämpfe und Waffengebrauch inbegriffen. Sie finden etwas häufiger im Freien statt. Es treten mehr Männer auf und Sexualität ist mit 12 % dreimal so häufig wie bei Frauen. Aber vielleicht nicht so häufig, wie mancher angenommen hätte. Frauen wiederum träumen etwas häufiger von Haushaltsartikeln und Kleidung. Frauenträume beinhalten mehr Menschen, das Geschlechterverhältnis ist dabei im Gegensatz zu den Männern ausgeglichen.

> **Beachtenswert**
> Zumindest im Traum scheint die Emanzipation noch nicht ganz angekommen zu sein. Möglicherweise bildet der Traum den aktuellen Stand der Emanzipation besser ab, als sich das die Leute am Tag eingestehen.

Allerdings träumen auch Frauen zunehmend mehr von der Arbeit. War dies in den 50er-Jahren des letzten Jahrhunderts noch eher Männersache, so träumten im Jahr 2000 schon fast so viele Frauen von der Arbeit, wie dies Männer taten. Frauen sind seither häufiger berufstätig und dies drückt sich auch in ihren Träumen aus.

Wer erinnert sich gut an Träume?

Wie bereits eingangs erwähnt, träumen alle Menschen. Manche erinnern sich an ihre Träume, andere nicht. In diesem Abschnitt möchte ich der Frage nachgehen, welche Faktoren die Traumerinnerungsfähigkeit bedingen. Dabei unterscheidet man in der Wissenschaft „Trait-" und „State"-Faktoren. State-Faktoren beschreiben zeitlich eher kurzfristige Einflussmerkmale, die sich meistens auf die aktuelle Schlafsituation beziehen. Dazu werden nächtliches Erwachen, Stress, belastende Lebensereignisse oder auch die Stimmung des Vortags gezählt. Unter Trait-Faktoren versteht man zeitlich überdauernde, stabile Einflussgrößen wie z. B. das Geschlecht oder Persönlichkeitseigenschaften.

Trait-Faktoren: Frauen erinnern sich häufiger an Träume, als dies Männer tun. Biologische Faktoren konnte man dafür nicht verantwortlich machen. Wahrscheinlich ist, dass die Sozialisation der Frau mit dem stärkerem Interesse des weiblichen Geschlechts an Träumen dafür verantwortlich zu machen ist.

Die Traumerinnerung scheint – so zeigen viele Studien – mit dem Alter abzunehmen. Allerdings könnten diese Studien einem methodischen Fehler unterliegen. Ältere Menschen könnten aufgrund ihrer Erziehung auch ein geringeres Interesse an ihren Träumen aufweisen, als dies jüngere Menschen tun. Diese Frage ließe sich nur dadurch klären, dass man Menschen über mehrere Jahrzehnte begleitet und deren Traumerinnerungshäufigkeit dabei erfasst. Ein sozioökonomischer Einfluss ist nicht gesichert. Personen höherer Einkommensschichten erinnern sich zwar häufiger an Träume, aber auch hier könnte die Bildung der entscheidende Faktor sein. Möglicherweise haben höhere Einkommensschichten aufgrund ihrer höheren Bildung wiederum ein höheres Interesse an Träumen. Persönlichkeitseigenschaften wie die Fähigkeit zur Verdrängung, Neurotizismus, Extraversion oder Ängstlichkeit scheinen keinen Einfluss auf die Traumerinnerungsfähigkeit zu haben. Eine Ausnahme stellen dabei aber die psychischen Störungen dar. Depressive erinnern sich weniger an Träume. Einen leichten Einfluss auf die Traumerinnerungsfähigkeit scheint das psychologische Konstrukt der *dünnen und dicken Grenzen* zu haben. Demnach sind Menschen mit „dicken Grenzen" besser in der Abschottung gegen Stress und belastenden Ereignissen. Sie haben eine „dicke Haut" und lassen die Dinge nicht so leicht an sich heran. Anders verhält es sich bei Menschen mit

„dünnen Grenzen". Sie können sich in zwischenmenschlichen Beziehungen schwerer abgrenzen, gelten als „dünnhäutig", aber nehmen viel wahr, sind sensibel und kreativ. Letztere, so zeigt eine Studie des Mannheimer Traumforschers Schredl, erinnern sich häufiger an Träume. Ein Zusammenhang zur Intelligenz oder anderer kognitiver Fähigkeiten und der Traumerinnerungshäufigkeit konnte in Studien nicht belegt werden. Interessant ist, dass Menschen in kreativen Berufen sich im Vergleich zu Menschen mit naturwissenschaftlichem beruflichem Hintergrund häufiger an Träume erinnern (▶ Tab. 2-6).

State-Faktoren: Wenn Trait-Faktoren (▶ Tab. 2-7) die Unterschiede zwischen verschiedenen Personen für die Traumerinnerungsfähigkeit beschrieben haben, so können State-Faktoren erklären, warum die Traumerinnerung eines Menschen variieren kann, er sich einmal an mehr oder weniger Träume erinnert.

In ersten Studien wurde Stress als Ursache für vermehrte Traumerinnerung genannt. Nachfolgende Forschungen waren jedoch uneindeutig. Die meisten Menschen beschreiben Stress als Faktor, der zu mehr Traumerinnerung führt.

Tab. 2-6 Trait-Faktoren der Traumerinnerung: Welche überdauernden Einflussgrößen die Traumerinnerungsfähigkeit steigern können

- Interesse an eigenen Träumen
- Weibliches Geschlecht
- Jüngeres Lebensalter
- Höheres Einkommen
- Höherer Bildungsgrad
- Persönlichkeitsfaktoren, wie Sensibilität und Feinfühligkeit („dünne" Grenzen), geringe Verdrängungsfähigkeiten
- Kreative Berufe

Tab. 2-7 State-Faktoren der Traumerinnerung: Welche aktuellen Einflussgrößen die Traumerinnerung steigern können

- Stress, wie bei Arbeitsplatzwechsel oder Trennung
- Entspannung
- Psychotherapeutische Behandlung
- Medikamente, wie z. B. Dopaminagonisten oder Herz-Kreislauf-Mittel

Auch belastende Lebensereignisse wie Arbeitsplatzwechsel oder Trennung scheinen nicht selten Auslöser dafür zu sein, dass sich Personen mehr Träume ins Gedächtnis rufen können. Es gibt aber auch Menschen, die unter Entspannung angeben, sich an Träume vermehrt zu erinnern. So zeigen auch Menschen, die eine Psychotherapie durchlaufen, vermehrte Traumerinnerungen. Psychische Störungen können die Traumerinnerung erheblich verändern. Akute Depressionen führen zu einer Reduktion der Traumerinnerungen. Angst- und Essstörungen verändern zwar nicht die Häufigkeit der Traumerinnerungen, scheinen aber die Trauminhalte stärker negativ einzufärben. Zahlreiche Medikamente, wie Dopaminagonisten oder aktivierende Antidepressiva vom Typ der Serotonin-Wiederaufnahme-Hemmer, können die Traumerinnerung steigern, sedierende, trizyklische Antidepressiva senken. Viele Medikamente steigern auch die Albtraumhäufigkeit, über die ich aber in einem separaten Kapitel berichten möchte (▶ Kap. 9.3).

> **Beachtenswert**
> Den stärksten Effekt auf die Erinnerungsfähigkeit an Träume hat aber das Interesse an den eigenen Träumen.

Wer sich tagtäglich mit seiner nächtlichen Traumwelt auseinandersetzt, trainiert sein Erinnerungsvermögen an Träume und kann über viele und lange Träume häufig detailliert berichten.

2.9 Schlaf und Partnerschaft

Unter evolutionären Gesichtspunkten verbringen Mann und Frau erst seit einem Wimpernschlag die Zeit gemeinsam im Bett. Mit der Romantik, im Laufe des 19. Jahrhunderts, fand ein Wandel im Schlafverhalten der westlichen Kulturen statt. Weg vom freizügigen, öffentlichen Schlaf in Gruppen auf Massenlagern, hin zum intimen Rückzug in Bett und Schlafzimmer. Mit zunehmender Säkularisierung nahm der Einfluss der Kirchen ab, die es gern gesehen hätte, wenn sich Mann und Frau nur zum Zwecke der Zeugung gemeinsam in einem Bett aufgehalten hätten.

Mann und Frau: Wer schläft besser allein?

Objektive Studien zeigen bei gemeinsamem Schlaf Unterschiede zwischen den Geschlechtern. Die Ergebnisse der Untersuchungen sind nicht eindeutig. Ein etwas größerer Teil findet bei Frauen eine etwas schlechtere Schlafstruktur als bei Männern. Evolutionsbiologische Theorien erklären dies mit der Sozialisation von Mann und Frau.

> **Fallbeispiel**
> Schon in der Steinzeit, als der Mensch noch in Höhlen schlief, oblag es der Verantwortung der Frau, für das Wohl der Familie in der Höhle zuständig zu sein: Hatten alle ausreichend gegessen? War in der Höhle das Lager für die Nacht weich und warm? Waren alle zugedeckt? Konnten die Kinder gut schlafen? Hatten die Kinder schlechte Träume und benötigten Trost? All dies lag in der Verantwortung und dem Zuständigkeitsbereich der Frau.
> Der Mann ging auf die Jagd und sorgte für die Sicherheit der Familie. War er allein auf der Jagd, stellte dies eine schwere und teilweise auch gefährliche Aufgabe dar. In der Gruppe war es einfacher. Man konnte sich wechselseitig Schutz und Rückhalt geben. Das gemeinsame Jagen in der Gruppe war viel weniger gefährlich und vor allem erfolgreicher. Der Mann war in der Gruppe sicherer.

Diese Erfahrung, so die Evolutionsbiologen, wäre noch heute in unseren Genen verankert.

Die Frau fühle sich beim Schlaf in der Gruppe in ihrer Mutter- und Beschützerrolle. Nach der sozialen Rollenaufteilung falle der Frau eher die Verantwortung für die Versorgung und Pflege von Familienmitgliedern zu. Die Nacht wird zur zweiten Arbeitsschicht und wer schläft an seinem Arbeitsplatz schon gut? Der Mann hingegen fühle sich in der Gruppe sicher und geborgen, delegiere Verantwortung für die Familie und schlafe aus diesem Grund besser.

Es ist aber gar nicht sicher, ob das Geschlecht und das damit einhergehende Rollenverständnis den entscheidenden Faktor für das unterschiedliche Schlafvermögen von Männern und Frauen darstellt. Studien, die einen Zusammenhang zwischen Persönlichkeitsfaktoren und dem Schlafvermögen untersuchten, fanden interessante Ergebnisse.

> **Beachtenswert**
> Egal ob Mann oder Frau, diejenigen Menschen, die ein hohes Kontrollbedürfnis haben, emotional unsicherer sind, sich die Dinge leichter zu Herzen nehmen und nicht so gut im Verdrängen sind, neigen aufgrund größerer Anspannung und vermehrtem Stresserleben eher zu schlechtem Schlaf. Man bezeichnet sie als Menschen mit „dünnen Grenzen" (S. 130). Menschen hingegen, die unangenehme Dinge eher verdrängen, sich gut ablenken können, werden „dicke Grenzen" zugeschrieben. Dicke Grenzen führen eher zu Entspannung und Gelassenheit. Deren Schlaf ist deutlich tiefer und erholsamer.

Frauen neigen eher zum ersten Persönlichkeitstypus und Männer eher zum zweiten. Dementsprechend könnten Frauen aufgrund ihrer Neigung, Verantwortung zu übernehmen und Kontrolle auszuüben, eher zu schlechterem

Schlaf neigen. Aber trotz der für manche Frauen aufgelisteten Nachteile des gemeinsamen Schlafzimmers bevorzugen diese das gemeinsame Schlafen. Die empfundene Nähe und Geborgenheit scheint dafür der ausschlaggebende Faktor zu sein.

> **Beachtenswert**
> Wie dem auch sei. Egal ob Kurz- oder Langschläfer. Es konnte gezeigt werden, dass verheiratete Personen, sowohl Männer wie Frauen, im Vergleich zu Verwitweten, Nichtverheirateten und Geschiedenen länger schlafen. Sie sind häufig gesünder und ihre Lebenserwartung ist höher.

Frauen weisen in Partnerschaften im Vergleich zu ihren alleinstehenden Geschlechtsgenossinnen grundsätzlich einen besseren Schlaf auf. Dabei finden sich Hinweise, dass die reinen Hausfrauen – vermutlich aufgrund der fehlenden Distanz zu ihrem Arbeitsplatz – im Vergleich zu denjenigen, die berufstätig sind, schlechter schlafen. Die Doppelbelastung von Beruf und Haushalt beinträchtigt entgegen der landläufigen Annahme den Schlaf nicht.

Schlafstörungen eines Partners sind grundsätzlich geeignet, auch dem Bettpartner den Schlaf zu rauben. Viele Schlafstörungen sind durch Unruhe, vermehrte Bewegungen und Geräuschentwicklungen verbunden. Schlafwandler (▶ Kap. 9.1) stehen auf und laufen umher. Menschen mit Albträumen (▶ Kap. 9.3) wachen erregt auf und schreien. Das Schnarchen mit Geräuschstärken bis hin zu dem einem direkt am Bett vorbeifahrenden LKW ist Quell vieler Schlafstörungen. Schnarcher holzen ganze Wälder ab. Männer schnarchen bis zum Zeitpunkt der Menopause der Frau deutlich häufiger als Frauen. In diesem Zeitfenster des menschlichen Lebens sind sie die Ursache vieler weiblicher Schlafstörungen. Erst nach der Menopause – mit dem Wegfall des gewebestraffenden Effektes weiblicher Sexualhormone – schnarchen die Frauen fast so häufig wie die Männer. Ab jetzt quälen sich die Bettpartner paritätisch (▶ Kap. 7).

Es konnte gezeigt werden, dass trotz so mancher Unterschiede im Schlafverhalten und der Psychologie der Geschlechter das Résumé für den gemeinsamen Paarschlaf gar nicht so negativ ausfällt. Trotzdem beurteilen in Studien Frauen ihren Schlaf häufig negativer als dies Männer tun.

Schlafen Frauen anders?

Die Schlafgewohnheiten von Männern und Frauen unterscheiden sich in so mancherlei Hinsicht. Frauen gehen etwas früher zu Bett, schlafen gern etwas länger und neigen mehr zu Ein- und Durchschlafstörungen. Männer schlafen schneller ein und sind auf subjektiver Ebene mit ihrem Schlaf zufriedener.

Frauen sind hinsichtlich ihrer Schlafenszeiten etwas flexibler und können am Wochenende leichter länger schlafen. Männer über 30 Lebensjahren sind in ihren Schlafenszeiten starrer. Sie neigen auch am Wochenende zu ähnlichen Aufstehzeitpunkten wie werktags.

> **Tipp**
> Deswegen sind Männer „schlaftechnisch" für das Brötchenholen am Sonntag am ehesten prädestiniert.

Frauen haben über die gesamte Lebensspanne mehr Tiefschlaf, als dies Männer haben.

All diese Unterschiede legen die Vermutung nahe, dass in der Physiologie von Mann und Frau doch der eine oder andere feine Unterschied zu unterschiedlichem Schlafverhalten beitragen könnte. In besonderem Verdacht stehen dabei das Östrogen und das Progesteron, die weiblichen Sexualhormone. Progesteron, das in den weiblichen Eierstöcken gebildet wird, bewirkt eine Zunahme des REM-Schlafs und eine Abnahme des Tiefschlafs.

Die weiblichen Sexualhormone beeinflussen auch das abendliche Müdewerden. Lange bevor wir ins Bett gehen, bereitet sich der Körper mit einem Abfall der Körperkerntemperatur auf das Einschlafen vor. Bei Frauen kann dieser Abfall bis zu 4 Stunden früher auftreten. Das Absinken der Körpertemperatur wird dadurch erreicht, dass mit dem Blut Körperwärme vom Inneren des Körpers nach außen transportiert wird. Die Gliedmaßen, Arme und Beine spielen dabei eine wichtige Rolle. Sie haben ein weitverzweigtes Netz von Blutgefäßen. Warme Hände und Füße gelten als ein untrügerisches Zeichen dafür, dass sich der Organismus auf das Einschlafen vorbereitet. Aus hormonellen Gründen ist das für den Transport des Bluts notwendige Ausdehnen der Gefäße bei Frauen häufig gestört. Kalte Hände und Füße sind die Folge, was das Einschlafen bei Frauen im Vergleich zu Männern eher verlängert. Männer neigen eher zu konstanten Temperaturverhältnissen.

> **Tipp**
> Durch Ankuscheln können Männer als Wärmekissen und Einschlafhilfe benutzt werden.

Die Wärme des Mannes öffnet die Kapillargefäße der Frauen. Sie schlafen schneller ein. Aber es finden sich noch weitere geeignete Methoden. Wärmeflaschen, warme Bettsocken, ein heißes Bad am Abend oder warme Tees. Alle sind sie geeignet, die Kapillargefäße zu öffnen, die Wärme des Körpers vom Inneren nach außen zu tragen und über die Absenkung der Kerntemperatur das Einschlafen zu fördern.

Unterschiedlich hohe Östrogenspiegel werden im Zusammenhang mit der veränderten Schlafqualität während des Menstruationszyklus, der Schwangerschaft oder der Menopause gesehen.

2 Der Schlaf des Menschen

Menstruationszyklus. Im Menstruationszyklus wird in der späten Lutealphase, kurz vor Beginn der Regelblutung, weniger tief und unruhiger geschlafen. Oberflächlicher Schlaf, Weckreaktionen und eine subjektiv geringe Erholungsfunktion des Schlafs sind häufig. Müdigkeit am Tag, Aufmerksamkeits- und Konzentrationsstörungen und Stimmungsschwankungen sind die Folge. Auffallend sind Berichte über eher negative und gar beängstigende Träume während dieser Phase.

Schwangerschaft. Klagen über Schlafstörungen sind während der Schwangerschaft typisch und verschwinden in der Regel wenige Tage nach der Entbindung. Allerdings ist es dann der nachts wache Säugling, der der Mutter erst einmal weiter den Schlaf raubt. Die Gründe für Schlafprobleme in der Schwangerschaft können vielseitig sein. Im ersten Schwangerschaftsdrittel kann der Schlaf aufgrund der erhöhten Produktion von Progesteron sogar erhöht sein. Tagesmüdigkeit ist keine Seltenheit. Im zweiten Schwangerschaftsdrittel nimmt die Gesamtschlafzeit ab und im letzten Drittel der Schwangerschaft ist sie am geringsten. Kreuzschmerzen, nächtliche Beinkrämpfe und Bewegungen des Fetus sind häufige Ursachen. In dieser Zeit wird der Schlaf oft als oberflächlich, unruhig und wenig erholsam beschrieben. Zusätzlich sind Schlafstörungen infolge Eisenmangels, wie das Restless-legs-Syndrom (► Kap. 8), für die Schwangerschaft typisch.

Wechseljahre. Bereits vor den Wechseljahren können die typischen Schlafstörungen beginnen, um dann im Verlauf an Intensität deutlich zuzunehmen. Häufig werden sie nach Abklingen der Beschwerden der Menopause übergangslos von den altersbedingten biologischen Veränderungen des Schlafs abgelöst. Die Schlaflänge nimmt ab, nächtliche Wachphasen werden länger und Schnarchen und Atemaussetzer werden häufiger. Die häufigsten Klagen beziehen sich auf Ein- und Durchschlafstörungen sowie frühmorgendliches Erwachen. Es wird wissenschaftlich kontrovers diskutiert, ob die Schlafstörungen zu den typischen Wechseljahresbeschwerden zählen. Sicherheit scheint zu bestehen, dass Schlafstörungen infolge nächtlichem Schwitzen und Hitzewallungen direkt der verringerten Östrogen- und Progesteronausschüttung zugeordnet werden können. Unklarheit besteht, ob Schlafstörungen einhergehend mit vermehrter innerer Unruhe, Grübelneigung, Gereiztheit und depressiver Stimmungslage nicht als indirekte psychische Folgen der Menopause zu sehen sind.

3 Schlaf und Gesellschaft: Deutschland steht zu früh auf!

Arbeit, Schule oder Studium – für viele Menschen endet die Nacht abrupt mit dem Wecker! Viele sind noch nicht ausgeschlafen, sind noch müde. Warum gelingt es uns einfach nicht, abends früher ins Bett zu gehen, obwohl wir uns dies doch immer wieder morgens so fest vornehmen? Spätaufsteher haben es schwer in unserer Gesellschaft und außerdem noch einen schlechten Ruf. Es gilt doch: „Nur der frühe Vogel fängt den Wurm" und „Morgenstund hat Gold im Mund". Besonders Jugendliche gelten häufig als undiszipliniert, faul und lustlos. Sie kommen morgens trotz mehrerer Wecker nicht aus dem Bett. Aber wir tun allen Spätaufstehern und Morgenmuffeln unrecht. Für die meisten von ihnen ist unsere Gesellschaft schlichtweg zu früh dran. Sie passt nicht zu unserer „inneren Uhr", denn die legt fest, wann wir schlafen können.

Über Jahrtausende hinweg war es Menschen möglich, im Einklang mit ihrer „inneren Uhr" zu leben. Keine gesellschaftlich vorgegebenen Zeiten schrieben dem Menschen vor, wann er zu schlafen hatte. Das ist in der modernen Welt mit Schichtarbeit, Heimarbeitsplätzen, Fernsehen, Internet, Smartphones und ständiger Erreichbarkeit kaum noch möglich. Viele führen ein Leben, das aus dem natürlichen Takt geraten ist. Welche Konsequenzen hat dies für den Einzelnen?

3.1 Der Takt der inneren Uhr

Über Millionen von Generationen hinweg lebten die Menschen in einem Rhythmus, der durch die Drehung der Erde und damit dem Auf- und Untergang der Sonne vorgegeben war. Es gab kein künstliches Licht und die Nacht war ausschließlich zum Schlafen da. Alle Lebewesen orientierten sich an diesem Rhythmus. Die Existenz einer individuellen „inneren Uhr" wurde erst Mitte der 1960er Jahre durch die Bunkerversuche von Jürgen Ashoff und weiteren Mitarbeitern des Max Planck Instituts für Verhaltensphysiologie in Andechs entdeckt.

Versuchspersonen lebten in einem „Bunker", einem unterirdischen Labor, in dem sie über mehrere Wochen hinweg vom Tageslicht und vom normalen Tagesablauf völlig abgekoppelt waren. Es gab weder Uhr noch Zeitung, Radio oder Fernsehen – also keinerlei Zeitinformationen über die Außenwelt. Auch keine Verpflichtungen, zu einem bestimmten Zeitpunkt an einem gewissen Ort zu sein oder eine gewisse Aufgabe zu erledigen. Durch den Ausschluss aller äußerlichen Zeitgeber entwickelten die Versuchspersonen einen Schlafwach-Rhythmus, der im Durchschnitt mit 24,5 bis 25 Stunden nur etwas länger als der durch die Drehung der Erde vorgegebene 24-Stunden-Tag war. Eine eigenständige innere Uhr war entdeckt, die früher jeden Morgen durch den Aufgang der Sonne und heute in unserer modernen Welt durch Arbeit oder Schule neu gestellt und rhythmisiert wird. Es gibt also eine Innenzeit und eine Außenzeit. Die Außenzeit wird durch den Hell-Dunkel-Rhythmus und die sozialen Zeiten bestimmt. Die Innenzeit wird durch unseren Körper bestimmt. Genauer gesagt durch ein kleines Nervenzellbündel im Gehirn, den Nucleus suprachiasmaticus (SCN). Heute ist es weniger die Sonne, die unsere innere Uhr jeden Tag neu stellt, als vielmehr unsere sozialen Zeitgeber der modernen Welt: Arbeitsbeginn, Schulbeginn, Mahlzeiten, Freizeitaktivitäten oder das Fernsehprogramm, um nur einige wenige Beispiele anzuführen. Jeden Tag müssen Innenzeit und Außenzeit erneut abgeglichen, synchronisiert werden.

In diesen Bunkerexperimenten ohne Zeitgeber wurden viele physiologische Größen wie Hirnströme, Augenbewegungen, Muskelspannung und Körpertemperatur gemessen. Es zeigte sich in den Untersuchungen rasch, dass sich die Versuchspersonen nicht mehr zu der für sie zuvor üblichen Tages- bzw. Nachtzeit schlafen legten. Schließlich tickte ihre innere Uhr ja auch länger. Jeden Tag gingen sie bis zu 1 Stunde später ins Bett. Nach nur wenigen Tagen war der übliche Schlafbeginn nicht mehr abends, sondern am Morgen. Es war für die Forscher eine überraschende Entdeckung: Die Menschen legten sich zu dem Zeitpunkt schlafen, zu dem ihre Körperkerntemperatur kurz vor dem Minimum lag. Von diesen Versuchen stammt die Erkenntnis, dass eine niedrige Körperkerntemperatur mit der höchsten Einschlafneigung einhergeht. Viele Patienten mit Ein- und Durchschlafstörungen werden dies bestätigen können.

> **Beachtenswert**
> Das Einschlafen fällt am frühen Morgen am leichtesten. Nach einer durchwachten Nacht mit zähem Ringen um den Schlaf fällt das Einschlafen kurz vor dem Klingeln des Weckers am leichtesten.

Dieser Befund erklärt auch, warum auf Autobahnen in den frühen Morgenstunden, zu dem Zeitpunkt, in dem die Körperkerntemperatur ihr Minimum aufweist, die meisten tödlichen Unfälle infolge Sekundenschlaf passieren und eben nicht zu dem Zeitpunkt, wo die Verkehrsdichte am größten ist (▶ Kap. 4.3).

Nur der frühe Vogel fängt den Wurm? Von Lerchen und Eulen

Aber nicht alle Menschen ticken gleich. Nicht alle inneren Uhren sind identisch. Manche laufen schneller, andere langsamer. Es entsteht eine Diskrepanz zwischen innerer Uhr und der Außenzeit. Sie laufen desynchron. Die gesellschaftlichen Zeiten für Arbeit und Ruhe stehen im Widerspruch zu den biologischen Zeiten für Leistungsbereitschaft und Schlaf. Einzelne müssen zu Zeiten arbeiten, zu denen sie nach ihrer inneren Uhr auf Ruhe und Schlaf programmiert sind. Andere sollen schlafen, wenn sie gar nicht müde sind. Gehen die Uhren unterschiedlich, sind Innenzeit und Außenzeit nicht im selben Takt. Es erhöht sich die Wahrscheinlichkeit für Leistungseinschränkungen, psychisches und körperliches Unwohlsein bis hin zu emotionalen Störungen und Krankheiten. Für viele unserer Mitmenschen sind die sozialen Zeitgeber unserer Gesellschaft schädlich: Schüler müssen morgens in der Schule sein, obwohl ihr Gehirn noch auf Schlaf programmiert ist. Der in vielen Sparten übliche frühe Arbeitsbeginn zwingt manche Menschen mit später Einschlafneigung, sogenannte Eulen, früh ins Bett. Einschlafstörungen sind vorprogrammiert.

Wir unterscheiden zwischen sogenannten Lerchen und Eulen. Lerchen sind Morgenmenschen. Sie gehen abends gern früh zu Bett und stehen morgens gern mit den ersten Sonnenstrahlen auf. Ihre Leistungshochs liegen am frühen Vormittag. Eulen hingegen kommen abends schwer ins Bett. Morgens, wenn die Lerche aufsteht, ist für sie noch mitten in der Nacht. Am Vormittag haben sie eher eine gedrückte Stimmung und wenig Appetit. Ihr Leistungsvermögen steigt erst am Mittag an. Leistungshochs gibt es am Nachmittag und sogar am Abend. Dann, wenn die Lerche sich schon kaum mehr wachhalten kann, setzt die Eule nochmals zu Höchstleistungen an. Extreme Lerchen mit Schlafzeiten zwischen 22 und 6 Uhr und extreme Eulen mit Schlafzeiten zwischen 3 und 11 Uhr machen ungefähr jeweils ein Sechstel unserer Gesellschaft aus. Die restlichen zwei Drittel liegen jedoch irgendwo dazwischen. Chronobiologisch lassen sich die beiden Typen gut erklären. Bei der Lerche ist die Periodik der inneren Uhr (Innenzeit) etwas geringer als der externe 24-Stunden-Tag (Außenzeit) und bei den Eulen eher etwas länger. Demzufolge ist für die innere Uhr der Lerche der Tag eher etwas zu lang, und es drängt sie ins Bett, wohingegen für die Eule der Tag etwas zu kurz ist, was dazu führt, dass sie immer früher zu Bett gehen muss, als es ihrer inneren Uhr entspricht.

> **Fallbeispiel**
> Jeder kennt die Einschlafprobleme, die sich ergeben, wenn wir z. B. einmal vor einer Urlaubsfahrt oder der Schichtarbeiter vor der Frühschicht früher als gewohnt ins Bett gehen müssen und einschlafen möchten.

In abgeschwächter Form geht es der Eule so jeden Tag.

Ob wir Lerchen oder Eulen sind, ist genetisch festgelegt und entzieht sich weitestgehend unserem Einfluss. Aus einer Lerche kann man keine Eule machen oder umgekehrt. Der Tagesablauf des Menschen wird wesentlich durch seinen Chronotyp bestimmt. Er bestimmt, wie wir mit den Anforderungen des täglichen Lebens zurechtkommen.

3.2 Unsere Gesellschaft tickt nicht richtig

In unserer Gesellschaft gehen bei den meisten die inneren Uhren etwas langsamer als die Uhr des 24-Stunden-Tags. In Mitteleuropa gibt es mehr Eulen als Lerchen. Daraus ergibt sich für viele Menschen ein bedeutsames Problem: Die Arbeit und die Schule beginnen viel zu früh. Ohne Wecker werden die meisten nicht wach. Über die Woche entsteht ein chronisches Schlafdefizit einhergehend mit einer chronischen Übermüdung. Die meisten von uns – etwa zwei Drittel der Gesellschaft – würden entsprechend ihrer inneren Taktung am liebsten später ins Bett gehen, als sich das mit unseren gesellschaftlichen Zeiten verträgt. Für sie wäre der optimale Zubettgehzeitpunkt zwischen ungefähr 23.30 Uhr und 2 Uhr nachts. Um auf ihre normale Schlafmenge zu kommen, würden sie am liebsten morgens zwischen 8 und 9 Uhr aus den Federn steigen (▶ Abb. 3-1).

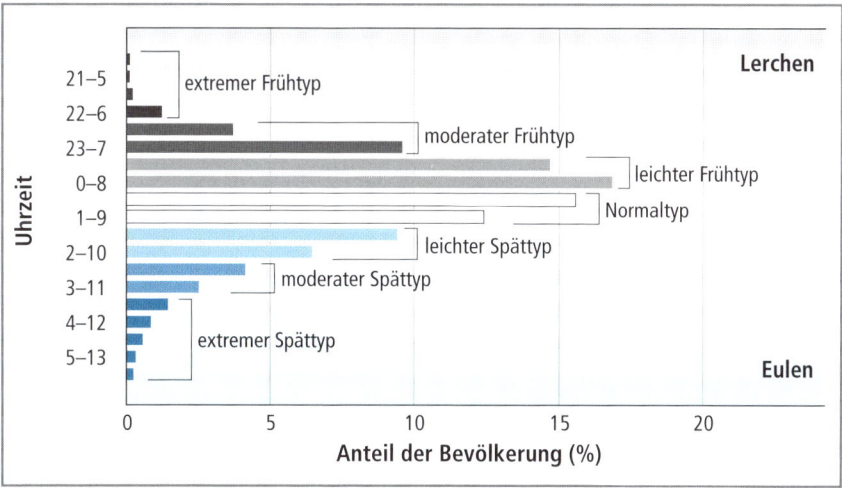

Abb. 3-1 Lerchen und Eulen in unserer Gesellschaft. Dargestellt wird die Häufigkeit bevorzugter Zubettgeh- und Aufstehzeitpunkte in unserer Gesellschaft (nach Roenneberg 2013).

Zu diesem Zeitpunkt haben Arbeit und Schule aber schon längst begonnen. Lernen, Prüfungen und Arbeit finden für viele gefühlt mitten in der Nacht statt. Die Folge: Wer seiner inneren Uhr nachgibt, geht zu spät zu Bett und bekommt durch das für ihn vorzeitige Aufstehen zu wenig Schlaf. Schläfrigkeit und Leistungseinschränkungen sind die Folge, die Stimmung ist ebenfalls beeinträchtigt. Viele häufen über die Arbeitswoche ein Schlafdefizit an. Wenn innere und äußere Zeiten nicht übereinstimmen, kommt es über die Arbeitswoche zu einem Schlafdefizit. Dieses Phänomen hat der Münchener Chronobiologe Till Roenneberg (2013) als sozialen Jetlag bezeichnet. Roenneberg hat herausgefunden, dass Menschen mit einem zu großen sozialen Jetlag meist schlechter gelaunt sind als andere, häufiger zur Zigarette greifen, mehr Coffein konsumieren und zu depressiver Verstimmung neigen. Der sich ergebende chronische Schlafmangel hat Konsequenzen für die Gesundheit: Schlafstörungen, psychische Störungen, Herz-Kreislauf-Erkrankungen, Diabetes und sogar Demenz stehen unter anderem im Zusammenhang mit einer Störung der „inneren Uhr".

Aber auch schläfrigkeitsbedingte Unfälle im Straßenverkehr oder am Arbeitsplatz dürften in nicht unerheblichem Maße auf unsere falschen gesellschaftlichen Zeiten zurückzuführen sein (▶ Kap. 4.3).

In Tabelle 3-1 sind die Folgen des sozialen Jetlags aufgelistet.

Eulen und Lerchen: Schule, Arbeitswelt und Beziehungen

Zu Beginn unseres Lebens bis hin zur Pubertät sind wir alle eher Lerchen. Dies oft zum Leidwesen der Eltern. Ich erinnere mich noch gut, als mein Sohn 1 oder 2 Jahre alt war, wie ich an Sonntagen früh morgens um 6 Uhr im Kinderzimmer auf dem Boden halb spielend, halb schlafend – mein Sohn mich in regelmäßigen Abständen wachrüttelnd – verbracht habe. Mit Eintritt der Pubertät waren wir froh, wenn er an Sonntagen überhaupt zum Mittagessen erschienen ist.

Tab. 3-1 Mögliche Folgen des sozialen Jetlag

- Gesteigerter Coffein- und Nicotinkonsum
- Neigung zu depressiver Stimmung
- Chronischer Schlafmangel
- Leistungseinschränkungen am Tag
- Schlechtere Schulleistungen
- Höheres Unfallrisiko im Straßenverkehr
- Evtl. höheres Risiko für Herz-Kreislauf-Erkrankungen
- Evlt. höheres Risiko für Diabetes
- Evtl. höheres Risiko für Demenz

Macht die Schule Jugendliche schlaflos und dumm?

Mit Beginn der Pubertät bis hin zum 25. Lebensjahr mutieren wir alle eher zur Eule. Wir werden spät müde und kommen morgens nicht mehr früh aus dem Bett. Dies ist auch der Grund, warum wir uns ernsthaft fragen müssen, ob man dem pubertierenden Gehirn morgens um 7.45 Uhr bereits Mathematikaufgaben zumuten kann. Dies scheint tatsächlich nicht so zu sein, da biologisch gesehen für die Jugendlichen der Unterricht mitten in der Nacht stattfindet. Chronobiologische Studien konnten zeigen, dass die Schulleistungen in der ersten Schulstunde deutlich besser sind, wenn diese 1 Stunde später beginnt. Die St. George's High School in Middletown, Rhode Island, verschob den Schulbeginn ab Klasse 9 für 3 Monate von 8 Uhr auf 8.30 Uhr: Vorher hatte nur ein Sechstel der Schüler mindestens 8 Stunden Schlaf pro Nacht, danach war es mehr als die Hälfte. Vor allem aber erwiesen sich die Schüler als aufmerksamer, gingen weniger zum Schularzt und waren in ihrer Stimmung verbessert. In einer aktuellen Studie des renommierten Chronobiologen Dr. Kantermann aus Groningen wurden die Leistungen von eher eulenhaften Schülern mit jenen eher lerchenhafteren Schüler verglichen. Dabei zeigte sich, dass die Spätzubettgeher umso schlechter abschnitten, je früher am Morgen die Klausuren geschrieben wurden. Erst bei Klausurterminen um die Mittagszeit hatte der Chronotyp eines Schülers keinen Einfluss mehr auf das Ergebnis. Deshalb wird der Ruf nach angepassten Schulzeiten von Fachleuten immer lauter: Im Jahr 2014 forderte auch der Verband der amerikanischen Kinderärzte für Kinder ab 10 Jahre einen Schulbeginn nicht vor 8.30 Uhr. Im Sommer 2015 forderte unsere Familienministerin nach dem Motto „Lasst sie doch noch etwas schlafen" ebenfalls einen späteren Schulbeginn.

Der falsche Takt der Arbeitswelt

Die Arbeitszeiten in Industrie und Dienstleistungsgewerbe scheinen von extremen Lerchen geprägt zu sein. Aber das Sprichwort „Morgenstund hat Gold im Mund" gilt nur für ein Sechstel unserer Gesellschaft. Für den Rest ist ein Arbeitsbeginn um 6 oder 7 Uhr am Morgen schlichtweg zu früh. An freien Tagen würde niemand freiwillig so früh aufstehen und sein Tagewerk beginnen. Eigentlich erstaunlich, dass der Arbeitsbeginn nicht an den menschlichen Rhythmus angepasst wird. Wünscht man sich doch ausgeschlafene und leistungsfähige Mitarbeiter, die wenig Fehler machen. Dafür müssten die Arbeitszeiten aber später beginnen, zwischen 9 und 11 Uhr. Noch besser wäre es, wenn, wo immer möglich, die Arbeitszeit flexibel gestaltet werden könnte. Flexibel angepasst an die individuelle Chronobiologie jedes Mitarbeiters. Weniger Krankheiten, Unfälle und Krankheitstage und mehr Leistungsvermögen und eine höhere Produktivität wären vermutlich die Folge.

Lerchen und Eulen lassen sich nicht so schnell scheiden

Je älter der Mensch wird, umso eher verlagert er seine Schlafenszeiten wieder etwas nach „vorne". Er wird also abends wieder früher müde und kommt am Morgen auch wieder besser aus dem Bett. Grundsätzlich gibt es zwischen den Geschlechtern altersabhängige Unterschiede im Chronotyp. Studien deuten darauf hin, dass vor allem junge Männer im Vergleich zum anderen Geschlecht noch etwas ausgeprägtere Eulen sind. Wollen beide dieselben Zubettgehzeiten und dieselben Aufstehzeiten haben, sollten zumindest in jungen Jahren beide Geschlechter einen Altersunterschied von etwa 10 Jahren anstreben. In Vorträgen ernte ich immer wieder ein Schmunzeln, wenn ich dies als Argument aufführe, warum sich Frauen gern 10 Jahre ältere Männer suchen (▶ Abb. 3-2).

Wir können unseren Chronotypus nicht einfach ändern. Wenn sich dies auch manchmal unser Partner wünschen würde, um mehr gemeinsame Zeit mit uns verbringen zu können. Aber all denjenigen Paaren, die gelegentlich mit ihrem unterschiedlichen Chronotypus hadern, sei gesagt, dass sich dies eher positiv auf die Stabilität der Beziehung auszuwirken scheint.

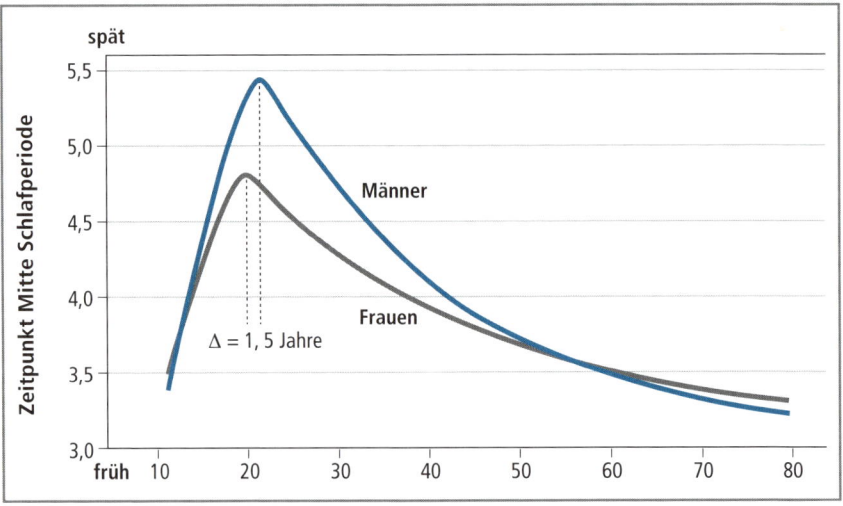

Abb. 3-2 Zeitpunkt der Schlafphase in Abhängigkeit von Lebensalter und Geschlecht. Dargestellt wird der Zeitpunkt der Mitte der nächtlichen Schlafphase in Abhängigkeit von Lebensalter und Geschlecht. Lesebeispiel: Bei jugendlichen Männern im Alter von 20 Lebensjahren ist der Zeitpunkt der Mitte der Schlafperiode morgens um 5.30 Uhr. Bei einem Schlafbedürfnis von 8 Stunden würden diese Männer nach ihrem durchschnittlichen Chronotypus um 1.30 Uhr ins Bett gehen und um 9.30 Uhr aufstehen wollen. Nach Forster und Roenneberg (2008).

Beachtenswert

Nach einer jüngeren Studie dauern Paarbeziehungen mit chronobiologisch stark unterschiedlichen Typen statistisch gesehen 7,2 Jahre länger. Es scheint wohl von Vorteil zu sein, wenn man nicht allzu viel miteinander zu tun hat …
Eulen sind kontaktfreudiger als Lerchen, egal ob Mann oder Frau. In Beziehungen sind die Eulen im Vergleich zu Lerchen weniger treu. Chronotyp und Schlaf haben Einfluss auf sexuelle Aktivität und die Treue in Partnerschaften. Sie neigen häufiger zum Singledasein und scheinen auch hier sexuell aktiver zu sein. Single-Eulen haben häufiger wechselnde Sexualpartner als Single-Lerchen. Die längere Wachheit am Abend führt zu mehr sozialen Aktivitäten und diese scheinen Gelegenheiten zu schaffen.

Zeitumstellung: ungesunde Sommerzeit

Mit der 1980 erneut eingeführten Sommerzeit wollte man sich den westlichen Nachbarländern anpassen, die bereits 1977 als Nachwirkung der Ölkrise aus energiepolitischen Gründen die Sommerzeit eingeführt hatten.

Im Frühjahr verliert der Einzelne durch die Zeitumstellung praktisch 1 Stunde Schlaf, aber unsere innere Uhr schlägt noch eine ganze Weile weiter nach ihrem alten Takt. Die veränderten Alltagsverpflichtungen aber nehmen darauf keine Rücksicht. Man muss 1 Stunde früher aufstehen, früher zur Arbeit gehen, früher essen, und am Abend muss man 1 Stunde früher zu Bett gehen und einschlafen.

Im Herbst wird uns die im Frühjahr abgezwackte Stunde Schlaf wieder zurückgegeben. Da die innere Uhr des Menschen immer etwas langsamer geht als der 24-Stunden-Tag, kommen wir mit dieser Umstellung etwas besser zurecht. Es fällt uns leichter, später ins Bett zu gehen und einzuschlafen, als wenn wir früher als unsere gewohnte Zeit ins Bett zu gehen haben, so wie dies im Frühjahr der Fall ist.

Durch die Zeitumstellung erfährt der menschliche Organismus einen Art Mini-Jetlag. Es dauert einige Tage, bis die innere Uhr des Menschen, sein Biorhythmus, sich an den neuen, von außen aufgezwungenen, Hell-Dunkel-Rhythmus anpasst. Viele Menschen benötigen von 2 bis zu 10 Tagen, um sich an die veränderten Lebensbedingungen anzupassen. Viele reagieren mit Müdigkeit, Antriebsschwäche, Schlafstörungen, Kopfschmerzen oder gar depressiven Verstimmungen. Dass es sich dabei um ein ernst zu nehmendes Phänomen handelt, zeigt sich daran, dass die Anzahl der Arztbesuche, die Einnahme von Schlafmitteln, die Häufigkeit der Unfälle im Straßenverkehr und am Arbeitsplatz nach der Zeitumstellung sprunghaft ansteigen. So steigt das Unfallrisiko im Straßenverkehr am Montag nach der Zeitumstellung im Frühjahr um ca. 8 % an und die Einweisungen in Krankenhäusern mit Herzinfarktverdacht nehmen ebenfalls um fast 10 % zu. Besonders schwierig stellt es sich für Säuglinge, Kleinkinder und ältere Menschen dar. Insbesondere aber auch die sogenannten „Eulen" unter uns Menschen – immerhin 60 % der Bevölkerung –, die abends lange wach sind und morgens nur schwer aus den Federn kommen, tun sich schwer (▶ Tab. 3-2). Auch die Tierwelt muss sich umstellen: Landwirte klagen über Anpassungsschwierigkeiten von Milchkühen, der Wildwechsel am Morgen und Abend verschiebt sich um 1 Stunde, was insbesondere zu einem erhöhten Risiko im Straßenverkehr führt.

> **Beachtenswert**
> Viele diskutieren über den Sinn und Zweck der Zeitumstellung. Studien zeigen, dass die gewünschte Energieeinsparung nicht erzielt wird, möglicherweise wird sogar der Energieverbrauch aufgrund vermehrter Heizperioden am Morgen erhöht. Demgegenüber stehen die für viele Menschen aufgeführte hohe gesundheitliche Belastung und das erhöhte Risiko für Unfälle infolge erhöhter Schläfrigkeit bei Schlafmangel.

Das einzige Argument gegen die Aufhebung der Sommerzeit, das mir einfallen würde, wäre, dass es schwerfällt, auf lange, helle Sommerabende im Garten bei einem Glas Pfälzer Riesling-Schorle zu verzichten ...

Zeitzonenwechsel und Jetlag

Der sogenannte „Jetlag" nach Langstreckenflügen ist ein weiteres Beispiel, wie es sich für den Menschen anfühlt, wenn innere und äußere Zeit nicht im selben Takt laufen.

Bei Flügen nach Westen, z. B. in die USA, müssen wir am Zielort im Vergleich zu unserer inneren Uhr später ins Bett gehen. Später als gewohnt ins Bett zu gehen und einzuschlafen fällt uns zwar relativ leicht, ist aber durch die längere Wachphase häufig mit quälender Müdigkeit verbunden. Am ersten Tag am Zielort fühlen wir uns übermüdet und unwohl. Um durch das längere Warten auf die nächste Nacht nicht zu müde zu werden, empfiehlt sich ein kleines Nickerchen auf dem Flug oder am Zielort, um etwas Schläfrigkeit abzubauen. Es sollte jedoch nicht zuviel Schlaf sein, da wir sonst Gefahr laufen, zum richtigen Zeitpunkt nicht einschlafen zu können.

Tab. 3-2 Wer hat Probleme mit der Zeitumstellung?

- Kinder
- Senioren
- Abendtypen (Eulen)
- Menschen mit Schlafstörungen

Bei Flügen nach Osten beginnt die Nacht am Zielort viel früher, als es unsere innere Uhr gewohnt ist. Wir müssen früher, mit wenig Schlafdruck zu Bett gehen. Das Einschlafen fällt schwer. Deswegen ist es besser, einfach eine Nacht mit Schlafen auszusetzen, um dann am nächsten Tag für das frühere Zubettgehen genügend Schlafdruck aufgebaut zu haben. So fällt uns die Akklimatisierung an die neue Zeit am Zielort deutlich leichter und der Jetlag ist rascher bewältigt.

! **Tipp**
Zur raschen Akklimatisierung an die neue Außenzeit am Zielort ist es bei Flügen nach Westen hilfreich, ein kurzes Nickerchen auf dem Flug oder am Zielort einzulegen, um die längere Wachphase zu überbrücken. Bei Flügen nach Osten ist es am günstigsten, nach Möglichkeit eine Nacht auf Schlaf zu verzichten.

4 Wir leben in einer unausgeschlafenen Gesellschaft

4.1 Schlaf und Arbeitswelt

Wer schläft, so die gängige Vorstellung, der arbeitet nicht und ist nicht wettbewerbsfähig. Denn die Konkurrenz schläft bekanntlich auch nicht. Schlaf stellt aus Sicht der Wirtschaft eine menschliche Schwäche dar. Maschinen sind in der Lage, rund um die Uhr zu arbeiten. Nur der Mensch zeigt Schwächen und braucht Schlaf.

> **Fallbeispiel**
> Napoleon hielt bei Männern 3 Stunden Schlaf für ausreichend, Frauen gestand er immerhin 4 Stunden zu. Nur die Dummköpfe würden 6 Stunden Schlaf benötigen. Auch Edison, mit seinen weit über 1.000 Erfindungen, überzeugte durch seine calvinistische Haltung und hielt Schlaf für eine nutzlose Zeitverschwendung. 4 Stunden seien ausreichend. Er verschwieg allerdings, dass er tagsüber immer wieder Nickerchen machen musste. Rainer Werner Fassbinder hielt Schlaf für überflüssig. „Schlafen kann ich noch, wenn ich tot bin", und er verstarb mit 38 Jahren.

Wie ein englisches Marktforschungsinstitut bereits 2008 ermittelt hat, schlafen nach einer weltweiten Befragung in insgesamt 24 Ländern die Menschen zunehmend weniger. In dieser Studie gaben 36 % der Befragten an, sie würden weniger als vor 5 Jahren schlafen, 49 % berichteten von einer unveränderten Schlafmenge, und 14 % gaben an, mehr zu schlafen. Das verbleibende Prozent gab keine Antwort auf die Frage. Tatsächlich neigen wir alle dazu, die zunehmende Globalisierung, Rationalisierung und Arbeitsverdichtung in unserem Arbeitsleben für mehr Stress und weniger Schlaf verantwortlich zu machen. Aber ist das tatsächlich so? Schlafen wir im Vergleich zu 50, 100 oder 500 Jahren zurück tatsächlich weniger?

In einer aktuellen Schweizer Studie konnte gezeigt werden, dass die Schweizer im Vergleich zu 28 Jahre früher durchschnittlich 38 Minuten weniger schlafen. Insgesamt schlafen sie an Werktagen ungefähr 1 Stunde weniger als an arbeitsfreien Tagen. Mit 7,4 Stunden Schlaf werktags haben sie aber immer noch deutlich mehr als die Franzosen und Engländer mit jeweils 6,9 Stunden und die Amerikaner mit 6,8 Stunden.

Beachtenswert

Allen Studien gemein ist, dass über die Werktage hinweg eine Schlafschuld aufgebaut wird, die am Wochenende durch längere Schlafenszeiten wieder ausgeglichen werden soll.

Noch immer geben 75 % gegenüber 79 % vor 28 Jahren an, mit ihrem Schlaf zufrieden zu sein. Was aber auch bedeutet, dass ein Viertel der Schweizer mit ihrem Schlaf nicht zufrieden ist und Schlafprobleme an Häufigkeit leicht zugenommen haben. Als Ursache für die Schlafprobleme sehen die Schweizer überwiegend persönliche Probleme und Belastungen am Arbeitsplatz.

In einer amerikanischen Studie mit dem deutschen Forscher Mathias Basner konnte ein klarer Zusammenhang zwischen der Arbeitszeit und der nächtlichen Schlafmenge hergestellt werden. Diejenigen, die eine höhere wöchentliche Arbeitszeit hatten, schliefen deutlich weniger als diejenigen mit geringeren Arbeitszeiten. Kurzschläfer mit maximal 4,5 Stunden Schlaf arbeiteten im Mittel an jedem Wochentag 93 Minuten und am Wochenende sogar 118 Minuten mehr als der Durchschnitt und Langschläfer mit mehr als 11 Stunden arbeiteten an Wochentagen 143 Minuten und am Wochenende 73 Minuten weniger als der Durchschnitt.

Das Allensbacher Institut führte im Auftrag des Wirtschaftsmagazins Capital eine repräsentative Studie an 519 Spitzenpolitikern, Unternehmenschefs und Behördenleitern durch. Demnach würden die befragten Führungskräfte pro Nacht 40 Minuten mehr Schlaf benötigen. 18 % der Befragten aus der Wirtschaft und 31 % der Spitzenpolitiker schlafen der Umfrage zu-folge weniger als 5 Stunden. 61 % der Politiker gaben an, sich regelhaft unausgeschlafen zu fühlen, bei den Top-Managern gab dies fast jeder zweite zu Protokoll. Dies habe, so die Aussage von 57 % der Befragten, schon einmal zu entscheidenden Konsequenzen wie z. B. müdigkeitsbedingten Zugeständnissen geführt. Allerdings sahen die Chefs Positives in dem karrierebedingten Schlafmangel. So glaubte jeder zweite aus Politik und Verwaltung, dass er als Normal- oder Vielschläfer keine Chance auf einen Spitzenjob gehabt hätte.

Wie viel Schlaf uns die moderne Arbeitswelt raubt, wird an einer kleinen, aber bemerkenswerten deutschen Studie deutlich. In dieser kasuistischen Fallstudie mit fünf Erwachsenen verbrachten die Probanden 2 Monate in den historischen Pfahlbauten am Bodensee unter „Steinzeitbedingungen" – sie hatten keinen Strom, keine Uhren und kein fließendes Wasser. Die Teilnehmer schliefen aufgrund des fehlenden Stroms bzw. Licht am Abend etwa 2 Stunden früher ein, schliefen insgesamt im Durchschnitt 1,5 Stunden länger als in ihrem normalen Alltagsleben und kamen in der Summe auf 7,2 Stunden Schlaf. Damit waren sie eher Kurzschläfer; das entscheidende ist aber, dass sie im Verhältnis zu ihrem Arbeitsleben 1,5 Stunden mehr Schlaf hatten.

Die Arbeitswelt raubt uns aber nicht nur durch die langen Arbeitszeiten am Arbeitsplatz die Möglichkeit zu schlafen. Nein, sie drängt sich bei den meisten Berufstätigen auch in das Privatleben. Internet, Smartphones und PC machen es möglich, dass wir rund um die Uhr, wenn es sein muss auch mitten in der Nacht, mit unserer Arbeit in Verbindung stehen. 84 % sind laut einer BKK-Umfrage, die den Zusammenhang zwischen Arbeitsbelastung und Schlaf untersuchte, außerhalb ihrer regulären Arbeitszeit für Kunden, Kollegen oder Vorgesetzte erreichbar. Demnach geht in Deutschland fast die Hälfte der Befragten (46 %) keiner „regulären" 5-Tage-Woche mit festen Arbeitszeiten nach, sondern ist vielmehr an Samstagen, Sonn- und Feiertagen, im Schicht-, Nacht- und Bereitschaftsdienst.

> **Beachtenswert**
> Die ständige Präsenz der Arbeitswelt hat Konsequenzen. Zeiten der Entspannung, des Abschaltens und Regenerierens, was unser Körper und unsere Psyche dringend benötigen, um eine chronische Stress- und Belastungsreaktion zu vermeiden, werden immer geringer.

Burnout, Depressionen und stressbedingte körperliche Erkrankungen nehmen zu. Mehr als jeder zehnte Befragte der BKK-Studie (13 %) gab an, fast jede Nacht an Schlafproblemen zu leiden. Als häufigsten Grund wurde allgemeiner Stress, beruflicher Stress bzw. berufliche Überforderung angegeben, gefolgt von Nichtabschalten-Können von der Arbeit sowie privaten Sorgen und familiären Problemen. Betroffen waren vor allem diejenigen, die mehr als 50 Stunden pro Woche arbeiteten. Das waren vor allem Selbstständige, leitende Angestellte sowie Personen mit einem Haushaltsnettoeinkommen von mehr als 2.500 Euro.

Berufstätige, die in Schicht-, Nacht- oder Bereitschaftsdiensten arbeiten, stellen diejenige Berufsgruppe dar, die am häufigsten unter Schlafstörungen leidet. Deswegen möchte ich diesem Thema einen eigenständigen Abschnitt widmen.

Die 24-Stunden-Nonstop-Gesellschaft: Schichtarbeit

Frühschicht, Spätschicht, Nachtschicht. Die einen schlafen, die anderen bauen Autos am Fließband, schieben Dienst im Krankenhaus, fahren Taxi oder sorgen für die öffentliche Sicherheit.

16 % der Deutschen arbeiteten im Jahr 2014 in Schicht oder schichtnahen Arbeitsverhältnissen. Dabei handelt es sich nicht nur um Arbeiter in der Industrie, sondern auch Ärzte, Pflegepersonal, Polizisten, Bahnmitarbeiter, Feuerwehrleute und zunehmend auch Mitarbeiter in Callcentern. Laut Zahlen

des Statistischen Amts der Europäischen Union (Eurostat) arbeitete 2012 jeder elfte Arbeitnehmer (9,2 %) in Deutschland nachts. Männer machen das deutlich häufiger als Frauen. Mehr als 1,3 Millionen Menschen über 50 arbeiteten 2011 in Schichten. Das waren rund doppelt so viele wie noch vor 10 Jahren, so eine Studie des Instituts für Arbeitsmarkt- und Berufsforschung.

Die zunehmende Zahl der Beschäftigungsverhältnisse im Schichtdienst zeigt Konsequenzen: Erste Kitas mit einer Öffnungszeit über 24 Stunden haben in Schwerin, Berlin und anderen Städten geöffnet. Angeblich können sie sich vor Anfragen kaum retten und die Warteliste sei lang. Eine Kita mit 24 Stunden Öffnungszeit stelle einen Standortvorteil dar und würde im Wettbewerb um Fachkräfte Krankenhäusern und Unternehmen Vorteile einbringen.

Schichtarbeit und Gesundheit

Egal ob Beschäftigte am Fließband stehen, Streife fahren oder einen Blinddarm operieren: Schichtarbeit entspringt nicht unserer menschlichen Natur.

Beachtenswert
In der menschlichen Evolution war Arbeit bei Nacht nicht vorgesehen.

Führende Arbeitsmediziner belegen in Studien immer wieder, dass bei Schichtarbeit psychosomatische Beschwerden, körperliche Erkrankungen und psychische Störungen häufiger auftreten. Dabei scheinen Depressionen besonders häufig zu sein. Schichtarbeiter weisen ein bis zu dreifach höheres Risiko auf.

Dass der ständige Wechsel für die innere Uhr den Organismus belastet, ist schon länger bekannt. So konnte in zahlreichen Studien neben einem erhöhten Risiko für psychische Störungen eine erhöhte Gesundheitsbelastung gezeigt werden. Belegt ist ein Zusammenhang zwischen Schichtdienst und Magen-Darm-Erkrankungen, Bluthochdruck, einem erhöhten Cholesterinspiegel sowie der Entstehung von Diabetes. Wissenschaftler um Manav Vyas von der kanadischen Western University analysierten insgesamt 34 Studien und die Daten von mehr als 2 Millionen Menschen. Für alle Schichtarbeiter errechneten sie ein erhöhtes Risiko für eine Herz-Kreislauf-Erkrankung. Die Wahrscheinlichkeit für einen Herzinfarkt war um 23 % und die für einen Schlaganfall um 5 % erhöht. Wer regelmäßig nachts arbeitet, hatte sogar ein um 41 % erhöhtes Risiko. Umgerechnet für Kanada kamen sie zu dem Schluss, dass 7 % aller Herzinfarkte und 1,6 % aller Schlaganfälle auf Schichtarbeit zurückzuführen sein könnten (▶ Tab. 4-1).

Die Internationale Agentur für Krebsforschung (IARC), eine Einrichtung der Weltgesundheitsorganisation (WHO), hat Schichtarbeit als „wahrscheinlich krebserregend" bewertet. Dabei stützt diese sich auf Ergebnisse von Tierversuchen und auf Studien mit Krankenschwestern. In einer Studie mit Be-

Tab. 4-1 Gesundheitsrisiken bei Schichtarbeit

- Herz-Kreislauf-Erkrankungen
- Magen-Darm-Erkrankungen
- Diabetes
- Schlafstörungen
- Psychische Störungen, z. B. dreifach höheres Risiko für Depressionen
- Gedächtnisstörungen
- Noch unklar: erhöhtes Krebsrisiko

schäftigten des dänischen Militärs, die auch mindestens zwei Nachtschichten pro Woche leisteten, hatten diese ein um 40 % erhöhtes Brustkrebsrisiko. Nach 15 Jahren Schichtarbeit oder mehr war das Brustkrebsrisiko sogar doppelt so hoch wie das von Frauen, die nachts nicht gearbeitet hatten. Dabei war das Risiko von Morgentypen, die Schichtarbeit nicht so gut vertragen, um ein Vierfaches höher. Noch ist die Studienlage nicht ausreichend, um gesicherte Aussagen zu treffen. Schichtarbeit ist nicht eindeutig als Verursacher belegt, denn es gibt auch Untersuchungen, die keine Risikoerhöhung fanden. Trotzdem zogen 2010 führende deutsche Arbeitsmediziner im Deutschen Ärzteblatt nach einer Literaturübersicht zum Krebsrisiko bei Schichtarbeit folgendes Fazit: „Obwohl es keinesfalls belegt ist, dass Schichtarbeit zur Krebsentwicklung beiträgt, sollten vorsorglich bei Schichtplangestaltungen Einsichten aus der Arbeitsmedizin, Chronobiologie und Arbeitswissenschaft stärker berücksichtigt werden."

Macht Schichtarbeit dumm?

Tschernobyl, Exxon Valdez, Three Miles Island oder auch die Havarie der Costa Concordia – alle vier Katastrophen ereigneten sich in der Spät- und Nachtschicht. Das ist kein Zufall, denn Schichtarbeit erhöht das Unfallrisiko infolge erhöhter Schläfrigkeit. Dass durch Schichtarbeit auch die kognitiven Fähigkeiten eingeschränkt werden, zeigt eine neuere Studie. Französische Forscher vom CNRS-Institut in Toulouse um den Forscher Jean-Claude Marquié fanden heraus, dass auch Gedächtniseinschränkungen infolge Schichtarbeit auftreten können. Sie untersuchten insgesamt über 3.000 Beschäftigte aus Südfrankreich, die in unterschiedlichen Branchen tätig waren. Die Studienteilnehmer waren zu Beginn zwischen 32 und 62 Jahre alt, eine Hälfte arbeitete im Schichtsystem, die andere nicht. In den Jahren 1996, 2001 und 2006 wurden verschiedene kognitive Tests durchgeführt, die das Kurz- und Langzeitgedächtnis, das Reaktionsvermögen und andere kognitive Funktionen erfassten. Schichtarbeiter schnitten im Vergleich zu Berufstätigen mit Normalschicht schlechter ab. Mehr noch, 10 Jahre Schichtarbeit entspreche einem zusätzlichen Alterungsprozess von mehr als 6 Jahren. Nach dem Ausscheiden aus dem Schichtdienst würden die Betroffenen durchschnittlich 5 Jahre benötigen, um sich in ihren kognitiven Funktionen wieder zu erholen.

Schlafstörungen bei Schichtarbeit

Schlafstörungen sind bei Schichtarbeit ein häufiges Beschwerdebild. Mehr als die Hälfte der Schichtarbeiter im 3-Schicht-Betrieb leidet an Ein- und Durchschlafstörungen. Ältere haben häufiger Probleme als Jüngere. Dabei kommen Abendtypen (Eulen) aufgrund ihres flexibleren Schlaf-wach-Rhythmus mit der Spät- und Nachtschicht deutlich besser zurecht als dies Morgentypen (Lerchen) tun. Allerdings haben Eulen deutliche Probleme bei der Frühschicht. Sie können aufgrund der nach hinten verlagerten Taktung ihrer inneren Uhr nur schwer früher zu Bett gehen. Ihr Schlaf ist verkürzt, Tagesschläfrigkeit und Einschränkungen im Leistungsvermögen bei Frühschicht sind obligat.

Beachtenswert
Schichtarbeiter leiden auch an schichtfreien Tagen an Schlafstörungen.

In einer eigenen Studie an 163 Krankenhausmitarbeitern zeigten ungefähr 40 % der Schichtarbeiter auch an schichtfreien Tagen Schlafstörungen.

Egal ob Lerche oder Eule. Schlafstörungen bei Frühschichten und nach Nachtschichten sind häufig. Einzig die Spätschicht macht weniger Probleme. Dies liegt aber auch auf der Hand. Der Schlaf nach einer Spätschicht findet für viele zu dem Zeitpunkt statt, wo sie auch nach ihrer inneren Uhr am liebsten zu Bett gehen würden: je nach Schichtende irgendwann zwischen 24 Uhr und 2 Uhr. Zusätzlich gibt es den großen Vorteil, dass man am nächsten Morgen nicht früh raus muss, viele können wie am Sonntag ausschlafen. Allerdings sind Spätschichten aus sozialen Gründen unattraktiv und unbeliebt. Während einer Spätschicht ist man sozial abgeschnitten. Treffen mit Freunden und Vereinsaktivitäten sind schwer möglich, kulturelle Angebote können ebenfalls nicht genutzt werden.

Der Schlaf vor einer Frühschicht ist kurz. Der Wecker klingelt früh und das Einschlafen am Abend fällt schwer. Viele wälzen sich noch in der Nacht und schauen immer wieder auf den Wecker, weil sie Angst haben zu verschlafen.

Fallbeispiel
Ein Arbeiter berichtete mir einmal, seine Angst zu verschlafen sei so groß, dass er insgesamt drei Wecker gestellt habe. Schon bevor abends die Bettzeit nahe, würde er unruhig werden: Wie wird es mit dem Einschlafen klappen? Könne er durchschlafen und würde er auch nicht verschlafen? Im Bett würde er sich von einer Seite auf die andere wälzen.

> Immer wieder würde er das Licht anmachen und auf die Uhr schauen. Er sei dann so nervös, dass ihn jedes Geräusch stören würde. Gerade im Sommer, wenn die anderen noch draußen wären, sei es besonders schlimm. Oft liege er schon eine Stunde vor dem Weckerklingeln wach im Bett. Er traue sich dann häufig nicht mehr einzuschlafen. Die Angst, den Wecker zu überhören, sei zu groß. In aller Regel stehe er mit viel zu wenig Schlaf auf, quäle sich an die Arbeit und müsse auf dem Heimweg aufpassen, dass er nicht am Steuer einschlafe.

Der Schlaf nach einer Nachtschicht findet zu dem Zeitpunkt statt, wo andere aufstehen und aktiv sind. Unsere innere Uhr versteht die Welt nicht mehr, warum es jetzt hell ist und trotzdem geschlafen werden soll. Entsprechend fällt das Einschlafen schwer, der Schlaf ist oberflächlich, von Tagesgeräuschen unterbrochen, der Tiefschlaf fehlt, und viel früher als gewünscht wacht der Schläfer schon wieder auf, wohl wissend, dass es für die nachfolgende Nachtschicht viel zu wenig Schlaf war.

Übermüdete Staatsdiener und Bedienstete im öffentlichen Dienst

In vielen Großunternehmen finden Schichtarbeiter Schichtbedingungen, die den aktuellen arbeitsmedizinischen Erkenntnissen nahekommen. Unternehmen, Betriebsärzte, Arbeitsmediziner und Betriebsräte streben häufig in der gemeinsamen Auseinandersetzung nach optimalen Schichtbedingungen für das Unternehmen und seine Mitarbeiter. Anders verhält es sich in vielen öffentlichen Einrichtungen. Hier finden sich zahlreiche Schichtsysteme, die von optimalen Bedingungen für den Mitarbeiter und die jeweilige Organisation weit entfernt sind.

Risiko-Schichtmodell in Krankenhäusern

In Krankenhäusern ignoriert man oft moderne arbeitswissenschaftliche Erkenntnisse. Pausenzeiten von weniger als 11 Stunden zwischen den Schichten und 12 Stunden Arbeit am Stück sind keine Seltenheit. Die Empfehlung zur vorwärtsrotierenden Schichtreihenfolge wird oft nicht beachtet und die gesetzlichen Ruhezeiten zwischen den Schichten werden in Zeiten von Personalmangel rasch außer Acht gelassen. Aufeinanderfolgende Nachtschichten von mehr als 3 Nächten sind nicht die Ausnahme, sondern eher die Regel. Häufig folgen auf Spätschichten Frühschichten, die für Mitarbeiter hochbelastend sind und die Sicherheit der Behandlung aufgrund Übermüdung gefährden. Bei mehr als fünf 24-Stunden-Bereitschaftsdiensten pro Monat, so eine amerikanische Studie, nehmen schläfrigkeitsbedingte Fehler im ärztlichen Handeln bereits um das Siebenfache zu. Ein renommierter Kollege aus den USA, David F. Dinges, befragte nahezu 900 Krankenschwestern im 3-Schicht-Dienst über 4 Wochen hinweg, inwieweit auf dem Nachhauseweg

Unfälle oder beinahe Unfälle auftraten. Das erstaunliche Ergebnis war, dass allein in diesem kurzen Befragungszeitraum 16 % über Unfälle oder Beinaheunfälle berichteten. Das Risiko auf dem Nachhauseweg verdoppelte sich nach Schichten mit einer Dauer von 12 Stunden. Nach Nachtschichten vervierfachte sich die Wahrscheinlichkeit auf dem Weg nach Hause, einen Unfall zu verursachen.

> **Beachtenswert**
> Das Schichtmodell in Krankenhäusern gefährdet die Gesundheit von Patienten und Bediensteten.

Übermüdete Polizisten

Auf das widersinnige Schichtmodell der Polizei wurde ich vor einigen Jahren im Rahmen einer wissenschaftlichen Feldstudie an einer Deutschen Bundesautobahn aufmerksam. Wir untersuchten die Häufigkeit von Sekundenschlaf am Steuer. Das Thema war auch für die Medien interessant und so begleitete uns ein Fernsehteam. Zum Einsatz kam eine als objektiv geltende Schläfrigkeitsmessung mittels eines Pupillografen. Zur Erfassung der Schläfrigkeit werden dabei mittels einer Infrarotvideokamera die Schwankungen des Pupillendurchmessers im Dunkeln erfasst. Dafür hatten wir auf einer Raststätte insgesamt vier Bürocontainer aufgebaut, in denen die Messungen stattfanden. Im Laufe der Untersuchung, die über insgesamt 24 Stunden andauerte, fanden sich auch zwei rheinland-pfälzische Autobahnpolizisten bereit, an der Studie mitzuwirken. Das Staunen war groß, als wir im Vergleich zu allen anderen 156 untersuchten Autofahrern für beide Polizisten die höchsten Schläfrigkeitswerte ermittelten:

> **Beachtenswert**
> Diejenigen, die für die Sicherheit auf deutschen Autobahnen sorgen sollten, waren hinsichtlich ihrer Schläfrigkeitswerte der größte Risikofaktor.

In dem anschließenden Gespräch mit den beiden wurde sehr rasch deutlich, dass die beiden am Ende ihrer Schichtphase von Spät-, Früh- und Nachtschicht waren. Sie hatten über diese Zeit viel zu wenig Schlaf gehabt. Eine Fahrtüchtigkeit, wie wir objektiv belegen konnten, war infolge Schläfrigkeit nicht mehr gegeben.

Die Schichtmodelle der Polizei vernachlässigen arbeitszeitrechtliche Empfehlungen. Sie sind nicht gesundheits-, sondern freizeitorientiert. Sie basieren häufig auf mehrheitlichen Entscheidungen der noch jüngeren Polizisten, die noch nicht so große Probleme mit der Schicht haben. Die Wahl des

Schichtmodells ist in erster Linie dadurch gekennzeichnet, dass einem hohen Bedürfnis nach zusammenhängender Freizeit Rechnung getragen wird. Dabei kommen der Arbeitgeber, die jeweiligen Innenministerien der Länder, ihrer Fürsorgepflicht älteren Polizisten gegenüber nicht nach. So wird die Gesundheit vieler Polizisten gefährdet. Aber nicht nur die, auch die öffentliche Sicherheit, wie wir im Falle der beiden Autobahnpolizisten feststellen konnten.

Ein häufiges Schichtmodell, das viel Freizeit bietet, ist der „Dreisprung" oder das „starre Schichtmodell", wie es auf der Homepage der Bayerischen Polizei beschrieben wird. Es ist dadurch gekennzeichnet, dass drei Schichten in enger zeitlicher Abfolge innerhalb von 2 Tagen (!) ohne dazwischen Zeit für ausreichend Schlaf aufeinanderfolgen. Dafür hat der Beamte aber im Anschluss 2 Tage am Stück frei. Er arbeitet also genauso viele Tage, wie er auch frei hat. Dies gibt es in keiner anderen Branche.

„Der Dienst beginnt grundsätzlich mit einer Mittagsschicht (13–19 Uhr), am nächsten Tag folgt die Frühschicht (07–13 Uhr) und endet an diesem Tag mit der Nachtschicht (19–07 Uhr). Nach dieser Nachtschicht haben die Beamten 2 Tage frei und beginnen wieder mit der Mittagsschicht. Der Dienst ist somit für das ganze Jahr vorgeplant. Natürlich werden auch Beamte im sogenannten ‚Tagesdienst' verwendet. Hier stellt der Dienst an Wochenenden und außerhalb der täglichen Dienstzeit von ca. 07:00 Uhr bis ca. 16:30 Uhr die Ausnahme dar."
https://www.polizei.bayern.de/wir/beruf/bieten/index.html/172467

Bei diesem bei der Polizei weitverbreiteten Schichtmodell wird gegen mehrere arbeitsmedizinische Erkenntnisse verstoßen. Es handelt sich als erstes um ein arbeitszeitverdichtendes rückwärts rotierendes System. Auf eine Spätschicht folgt eine Frühschicht. Die Rückwärtsrotation mit langem Arbeiten am Abend und frühem Beginn der Frühschicht am nächsten Morgen fördert Ein- und Durchschlafstörungen. Der Polizeibeamte erscheint häufig zu seinem zweiten Dienst am Morgen übermüdet, da zwischen beiden Schichten nicht Zeit für ausreichend Schlaf bestand. Dies ist umso fataler, da jetzt insgesamt 18 Stunden Arbeit innerhalb der nächsten 24 Stunden anstehen. Der zweite Dienst dauert über 6 Stunden von 7 Uhr bis 13 Uhr und nach nur 6 Stunden Pause (!) am Nachmittag beginnt eine 12-Stunden-Schicht über die Nacht von 19 Uhr bis 7 Uhr am Morgen. Es wird also innerhalb von 24 Stunden mit einer Pause von 6 Stunden insgesamt 18 Stunden, und das überwiegend in der Nacht, gearbeitet. Vom Dienstbeginn der ersten Spätschicht bis zum Ende der letzten, dritten (Nacht-)Schicht um 7 Uhr sind innerhalb von 42 Stunden 24 Stunden Arbeitszeit angefallen. Viel mehr als 7 bis maximal 9 Stunden Schlaf hat während dieser Zeit nicht stattfinden können. Die körperliche und psychische Belastung ist enorm. Fehler am Arbeitsplatz infolge Übermüdung sind wahrscheinlich. Ein vergleichbarer Arbeiter arbeitet innerhalb von 48 Stunden durchschnittlich nur 16 Stunden, hat also deutlich mehr Zeit für die psychische und körperliche Erholung.

Dass das Schichtmodell der Polizei vor allem für diejenigen Beamten, die ein höheres Dienstalter aufweisen, gesundheitsgefährdend ist, zeigen die Statistiken: Laut einem Bericht der Tageszeitung DIE WELT ist bei der Polizei der Krankenstand doppelt so hoch wie bei vergleichbaren Arbeitnehmern. Pro Arbeitstag war im Jahr 2011 jeweils einer von zehn Berliner Polizeibeamten krankgemeldet und nicht im Dienst. 52 % der Berliner Polizisten klagen nach einem Dossier des TÜV Rheinland über Schlafstörungen. Untersuchungen des renommierten Arbeitswissenschaftlers Friedhelm Nachreiner haben gezeigt, dass Polizeibeamte nach 10 Jahren Schichttätigkeit, aber spätestens nach 20 Jahren Schichttätigkeit, eine hohe Wahrscheinlichkeit für Einschränkungen der Dienstfähigkeit aufweisen und häufig früher in Ruhestand gehen. Dieser hohe Krankenstand und die früh eintretenden Einschränkungen der Dienstfähigkeit lassen sich nicht allein mit den hohen Anforderungen des Polizeiberufs erklären, sondern haben vielmehr mit dem krankmachenden Schichtsystem zu tun.

Beachtenswert
Unter dem Schichtmodell der Polizeileidet leidet nicht nur der Beamte, sondern auch die öffentliche Sicherheit und nicht zuletzt der Steuerzahler, der die Kosten von hohem Krankenstand und Frühberentungen zu tragen hat.

Schlafstörungen bei Schichtarbeit: nicht nur ein Problem der Schicht

In einigen Studien gingen wir der Frage nach, inwieweit neben den bekannten chronobiologischen Ursachen noch weitere Faktoren für Schlafstörungen bei Schichtarbeit verantwortlich sind. Aus vielen Einzelgesprächen mit Schichtarbeitern hatte sich bei mir die Vermutung entwickelt, dass weitere psychologische Faktoren die Schlafstörungen bei Schichtarbeitern wesentlich mitbedingen würden. Gerade bei denjenigen, die schwere und chronische Schlafstörungen aufweisen. In vielen dieser Gespräche gewann ich den Eindruck, dass sie eine sehr ungünstige innere psychologische Haltung zusätzlich zu den chronobiologischen Problemen entwickelt hatten. Weiterhin verhielten sich diese Patienten auf der Verhaltensebene nicht unbedingt so, wie man es aus gesundheitlichen und schlafmedizinischen Überlegungen heraus für Schichttätigkeit als günstig erachten würde.

Es zeigte sich, dass gerade diejenigen, die besonders starke Schlafstörungen aufweisen, sich sehr intensiv mit ihren schichtbedingten Schwierigkeiten beschäftigt hatten. Ihre Gedanken kreisten bereits am Tag darum, wie es ihnen wohl in der Nacht gelingen würde zu schlafen. Lagen sie im Bett, war der Gedanke an Schlaf und der Wunsch einzuschlafen, um wieder frisch und erholt zu sein, sehr stark ausgeprägt. Sie beobachteten sich selbst sehr genau, verbunden mit dem intensiven Wunsch einzuschlafen. Gelang dies nicht in der gewünschten Zeit, stellten sich Ängste und Frustrationen ein. Typisch waren Sorgen dahingehend, ob sie mit so wenig Schlaf am nächsten Tag nicht verschlafen würden, ihre Aufgaben erledigen könnten, dem Arbeitsdruck standhalten und nicht zu viele Fehler machen würden. Nicht selten kamen aufgrund des Schlafmangels auch Gesundheitssorgen hinzu.

Wer schlafen will, bleibt wach! Sie fragen sich sicher, was ich damit meine. Wir wollen doch alle schlafen. Ich möchte damit zum Ausdruck bringen, dass, wer sich sehr anstrengt zu schlafen und quasi um den Schlaf ringt, angespannt ist. Wer gedanklich und emotional zu sehr um das Nichtschlafenkönnen kreist, hat Sorgen und Ängste und ist auch deshalb angespannt. Aber Anspannung ist der Feind des Schlafs! Anspannung macht wach! (▶ Kap. 6.2, S. 130).

Weiterhin hatte ich in vielen Gesprächen den Eindruck gewonnen, dass es Schichtarbeitern im Bett nicht gelingt abzuschalten. Sie sind zwar körperlich im Bett anwesend, gedanklich, emotional aber irgendwo auf der Welt. Es mag sich dabei um die gedankliche Beschäftigung mit Banalitäten des Alltags handeln oder auch um das Grübeln über ernsthaftere Probleme: Sollte ich einmal die Platten im Garten neu legen? Was steht denn morgen an Aufgaben an? Gehe ich zuerst einkaufen und koche dann, oder mache ich es umgekehrt? Wird mein Sohn die nächste Klausur gut bestehen? Was ziehe ich morgen an? Habe ich heute alles richtig gemacht? Diese nächtlichen Grübeleien führen ebenfalls zu Anspannung und verhindern dadurch das Schlafen (▶ Kap. 6.2, S. 130). Entspannung ist der Königsweg zum Schlaf.

Viele Schichtarbeiter entwickelten über die Dauer auch Verhaltensweisen, die ihre Schlafstörung verstärken. So waren Schlafen auf der Couch vor dem Fernseher, nächtliches Aufstehen und Arbeiten oder Surfen im Internet häufig zu beobachten. Viele tranken Alkohol, um besser einschlafen zu können, oder nahmen bereits Schlafmittel ein. Darüber hinaus war vielen Schichtarbeitern nicht bekannt, welche besonderen Verhaltensweisen die schichtbedingten Schlafprobleme reduzieren konnten (S. 117, 142, 147). Beispielsweise, dass das Tragen einer Sonnenbrille auf der Heimfahrt nach einer Nachtschicht dazu führt, dass Melatonin im Tageslicht nicht völlig unterdrückt wird und dadurch das spätere Einschlafen begünstigt wird.

In Studien, die wir zu diesem Thema durchführten, stellte sich sehr rasch heraus, dass unser klinischer Eindruck richtig war. Schlafgestörte Schichtarbeiter zeigten im Vergleich zu Mitarbeitern in Normalschicht nachts viermal so häufig schlafverhindernde Anstrengungen einzuschlafen und dreimal so häufig schlafstörende nächtliche Grübeleien. Darüber hinaus entwickelten viele Verhaltensweisen, die die Schlafprobleme eher begünstigten.

Schichtbedingte Schlafstörungen kann man behandeln

Basierend auf unseren klinischen Erfahrungen, die durch wissenschaftliche Studien Bestätigung fanden, entwickelten wir ein Schichtarbeiter-Programm, das es Schichtarbeitern ermöglichen sollte, ihre Schlafprobleme überdauernd zu bewältigen. In diesen Seminaren informieren wir Beschäftigte im Schichtdienst, welche Verhaltensweisen und auch Ernährungsgewohnheiten bei Schichtarbeit hilfreich und förderlich sind und welche eher vermieden werden sollen. Ganz bedeutsam ist aber, dass wir Schichtarbeiter – ebenfalls wie in unseren Seminaren für Patienten mit einer Schlafstörung (▶ Kap. 6.3, S. 154, 158) – über Methoden und Techniken informieren und diese mit ihnen einüben, die es ihnen wieder ermöglichen, entspannt und gelassen ins Bett zu gehen. Sie sollen dort nicht auf den Schlaf warten oder sich bemühen einzuschlafen, und sie sollen nächtliche Grübeleien, die anstrengend und anspannend sind, wieder sein lassen.

Beachtenswert
Mit diesem „Schlafschulungsprogramm" haben wir zwischenzeitlich Schichtarbeitern in einigen großen und auch international tätigen Firmen nachhaltig helfen können. In Wirksamkeitsstudien haben wir belegt, dass die Teilnehmer an den Seminaren nachhaltig besser schlafen konnten und Krankschreibungen oder Versetzungen in den Tagdienst weniger notwendig wurden.

Viele Teilnehmer, die zuvor über erhebliche Schlafstörungen und Einschränkungen im Leistungsvermögen am Arbeitsplatz oder Privatleben klagten, fühlten sich wieder ausgeschlafen und fit. Auf Schlafmittel konnte ebenso häufig verzichtet werden.

Optimale Schicht- und Arbeitsbedingungen

Wir haben uns in den vorausgehenden Kapiteln mit der Chronobiologie des Menschen beschäftigt. Vor der Industrialisierung, in der Agrargesellschaft, waren Wachen und Schlafen nicht streng getrennt. Gearbeitet wurde am Tag, dann, wenn man wach wurde. Einen Wecker gab es nicht. Wurde man tagsüber müde, hat man zwischendurch ein Nickerchen gemacht. Die unterschiedliche Taktung der inneren Uhr des Menschen führt zu einer Unterscheidung zwischen Lerchen und Eulen. Die einen gehen abends früh schlafen und wachen mit dem ersten Sonnenstrahl morgens auf, die anderen – und das ist eindeutig die Mehrheit – gehen am Abend eher spät zu Bett und schlafen mehr oder weniger bis in den Vormittag hinein. Mit der Industrialisierung war es das Ziel, die Produktionsstätten optimal auszulasten. Der Mensch sollte möglichst viel arbeiten, die Produktionsstätten nach Möglichkeit rund um die

Uhr ausgelastet sein. Aber der frühe Beginn von Arbeit und Schule und Schichtarbeit stehen im Widerspruch zur inneren Uhr der meisten Menschen: Schlafmangel, Müdigkeit und gesundheitliche Beeinträchtigungen sind die Folge. Dabei müssten diese Einschränkungen für den Menschen nicht so ausgeprägt und bedeutsam sein. Würden sich Wirtschaft und Schule an der Natur des Menschen besser orientieren, würden alle Beteiligten profitieren. Schüler wären wacher, aufmerksamer und würden leichter lernen. Beschäftigte wären am Arbeitsplatz ausgeschlafener, leistungsfähiger und produktiver. Fehlzeiten und Krankheiten würden sich reduzieren. Das Bruttosozialprodukt unserer Gesellschaft würde wachsen. Was wäre dafür notwendig?

> **Tipp**
> Bei Schichtarbeit sollten die einzelnen Schichten in kurzer Abfolge aufeinanderfolgen. Es wird als ungünstig bewertet, wenn die einzelnen Schichten über 5 oder 7 Tage andauern, da bei dieser Schichtdauer der Organismus und die innere Uhr beginnen, sich umzustellen. Bei diesem Vorgehen ist der menschliche Organismus in einer Dauerumstellungsphase, was ihn belastet und vermutlich die Gesundheitsrisiken der Schichtarbeit mitbedingt.

Die Situation wäre vergleichbar, wie wenn wir jeweils für 1 Woche im Wechsel in Tokio, Berlin, Denver, dann wieder Tokio usw. leben würden. Allen Orten ist gemein, dass sie wie die Schichtsysteme einen Abstand von 8 Stunden zueinander haben. Der Aufenthalt in Tokio würde für unsere innere Uhr der Frühschicht entsprechen, Berlin der Spätschicht und Denver der Nachtschicht. Es wird jedem rasch einsichtig, dass ein derartiges Leben mit den unterschiedlichen Außenzeiten eine Belastung für den Einzelnen darstellen würde. Lassen wir einmal für unser Beispiel die langen Flugzeiten außer Betracht und denken uns in die Welt von Raumschiff Enterprise, die uns ein sekundenschnelles Beamen an den jeweiligen Ort ermöglichen würde. Besser würden wir mit dem (Schicht-)Wechsel klarkommen, wenn wir uns 2 Tage in Denver, dann 2 Tage in Berlin und dann 2 Tage in Tokio aufhalten würden. Danach hätten wir 3 Tage frei in Berlin. Wir wären an 5 von 9 Tagen in Berlin, die innere Uhr würde sich nicht umstellen, da der Aufenthalt über 2 Tage in Denver und 2 Tage in Tokio mit einer Unterbrechung unserer gewohnten Zeit in Berlin jeweils viel zu kurz für eine Anpassung wäre. Aufgrund des überwiegenden Aufenthalts in Berlin wäre unsere innere Uhr einigermaßen stabil auf Berliner Zeit eingestellt geblieben.

Wichtig wäre in diesem Beispiel, wie auch im Rahmen der realen Schichtwelt, dass wir zuerst in Tokio, dann in Berlin und zuletzt in Denver arbeiten. Warum? Ganz einfach: Unter Berücksichtigung der Zeitverschiebung müssten wir beim Ortswechsel nie früher ins Bett gehen, sondern würden, um uns anzupassen, stets etwas länger wach bleiben, um uns am örtlichen Hell-Dunkel-Rhythmus anzupassen. Ein gutes Einschlafen verbunden mit ausreichend Schlaf wäre gewährleistet.

4 Wir leben in einer unausgeschlafenen Gesellschaft

> **! Tipp**
> So ist es auch bei der Schichtabfolge ratsam „vorwärts rotierende" Schichtsysteme mit einer Abfolge von Früh- auf Spät- und dann auf Nachtschichten einzuhalten.

So hat der Schichtarbeiter stets ausreichend Zeit, vor der nächsten Schichtart wach zu sein, ausreichend Schlafdruck aufzubauen und gut zu schlafen. Es fällt leichter, länger wach zu bleiben, um sich auf die nächste Schicht einzustellen.

> **! Tipp**
> Mit Ausnahme der ausgeprägten Lerchen ist für die meisten Schichtarbeiter ein möglichst später Beginn der Frühschicht von Vorteil. Dies gewährleistet geringere Schlaferwartungsängste am Abend, ein besseres Einschlafen und einen längeren Schlaf.
> Für die innere Uhr ist ein Arbeitsbeginn um 6 Uhr zu früh und fördert Schlafmangel und sogar Schlafstörungen.
> Im Rahmen der Nachtschicht ist ein frühes Nachtschichtende wünschenswert.

Nach einer Nachtschicht sollte nur wenig Kontakt mit dem Sonnenlicht bestehen. So wird die einschlaffördernde Melatoninproduktion nicht allzu sehr unterdrückt. Sie merken schon, dass sich zwischen Nachtschicht und Frühschicht kein optimaler Übergang finden lässt. Was ist die Lösung? Maschinen und Bänder könnten für 2 Stunden zwischen 5 Uhr und 7 Uhr still stehen, was aber Produktionsausfälle bedeuten würde. In öffentlichen Einrichtungen wie Krankenhäusern, Polizei oder Feuerwehr ist es aus offensichtlichen Gründen schlichtweg nicht möglich, die Arbeit für 2 Stunden einzustellen.

> **! Tipp**
> Der Übergang zwischen Nachtschicht und Frühschicht sollte flexibel gestaltet werden.

Ein Lösungsansatz könnte in einer flexiblen Arbeitszeitregelung am Übergang zwischen Nacht- und Frühschicht liegen. Diejenigen Mitarbeiter, die Morgentypen sind, kommen bei der Frühschicht früher zum Dienst und wechseln mit Morgentypen, denen die Nachtschicht naturgemäß schwerfällt. Eulen, die mit der Nachtschicht weniger Probleme haben und flexiblere Schlafzeiten aufweisen, arbeiten länger und wechseln später am Morgen mit anderen Eulen, die nicht gut früh aus dem Bett kommen.

> **! Tipp**
> Es sollten möglichst wenige Nachtschichten aufeinanderfolgen – maximal drei Nachtschichten sollte auf Freiwilligkeit beruhen.

Nachtschichten stellen die stärkste Belastung für den Organismus dar. Aus diesem Grund sollten sie stets freiwillig sein. Niemand, der sich mit Nachtarbeit schwertut, sollte dazu gezwungen werden können. Die kurze Dauer aufeinanderfolgender Nachtschichten verhindert die Adaptation an eine Tag-Nacht-Umkehr. Nach der letzten Nachtschicht sollen Arbeitnehmern mindestens 24 Stunden Ruhezeit zur Verfügung stehen. Regelhafte Arbeitszeiten sollten 8 Stunden nicht überschreiten, Mehrarbeitsstunden sind zu vermeiden, und dafür sollte eine ausreichende Personalstärke vorhanden sein. Arbeitszeiten sollten individualisiert werden, um den spezifischen Bedingungen des einzelnen Mitarbeiters Rechnung tragen zu können.

> **Tipp**
> Schichtarbeiter sollten im Umgang mit Schichtarbeit geschult werden.

Regelhafte Schulungen zum Umgang mit Schichtarbeit führen zu einer Verbesserung des Schlafvermögens und der Leistungsfähigkeit der Mitarbeiter. Versetzungen und Krankschreibungen werden reduziert. Dabei sollten sich die Schulungen nicht nur auf die Verhaltensebene beziehen, sondern auch innere Haltungen und Fehlhaltungen berücksichtigen. Schlaferwartungsängste und nächtliche Anspannung sind bei Schichtarbeitern häufiger. Die Schulung in selbstwirksamen Techniken zur Anspannungsreduktion verbessert das Schlafvermögen von Schichtarbeitern nachhaltig.

Arbeitsplatzgestaltung und Schlafvermögen

„Schatz, wie war denn das Wetter heute?" Wer beim Nachhausekommen von der Arbeit seine Partnerin oder Partner fragen muss, wie das Wetter am Tag war, hat nicht nur ein Stück Lebensqualität eingebüßt, sondern weist möglicherweise auch einen schlechten Schlaf, gedrückte Stimmung und reduziertes Leistungsvermögen auf.

Arbeitsplätze ohne natürliches Licht bringen den Biorhythmus des Menschen durcheinander, so zumindest die Ergebnisse einer ersten Studie, die in einer hochrangigen internationalen Fachzeitschrift im Jahr 2014 abgedruckt wurde. Demnach schlafen Beschäftigte ohne Fenster im Durchschnitt 46 Minuten weniger als diejenigen, die unter Tageslicht arbeiten. Darüber hinaus war deren Schlaf weniger erholsam. In der Folge war deren Wachheit am Tag geringer, was Fehler und Unfälle begünstigen kann. Bedienstete ohne Tageslicht neigten zu vermehrtem Appetit und höherem Gewicht.

4.2 Vernetzte Gesellschaft: Raubt uns das Internet den Schlaf?

Auf elektronische Medien können wir in unserem Leben nicht mehr verzichten. Sei es privat oder am Arbeitsplatz. In nahezu jedem Beruf und an jedem Arbeitsplatz ist die Nutzung von Computer oder Laptop unentbehrlich. In der Freizeit sind Handy, Smartphone, Tablet-PC, Fernseher, Spielekonsole und Computer ständige Begleiter. Sie bieten Informationen, Unterhaltung und den ständigen Kontakt zu Eltern, Freunden und auch oft ganz unbekannten Personen. Die Arbeitswelt und die Freizeitgestaltung haben sich dadurch rapide verändert. Eine Abgrenzung zwischen Beruf und Privatleben wird durch die Möglichkeit der ständigen Erreichbarkeit immer schwerer. Aufgrund der reduzierten Erholungsmöglichkeiten in der Freizeit nehmen stressbedingte Beschwerden zu.

Medienkonsum, Schlaf und Schulleistung bei Kindern und Jugendlichen

Jugendliche sind rund um die Uhr erreichbar und in sozialen Netzen im Austausch. Fast jeder der 12- bis 19-Jährigen besitzt ein eigenes Mobiltelefon (97 %), mit 88 % ist dies bei der Mehrheit ein Smartphone mit Touchscreen und Internetzugang. Neun von zehn Jugendlichen (92 %) können vom eigenen Zimmer aus auf das Internet zugreifen. Bei der Betrachtung der täglichen Nutzung steht das Handy als ständiger Begleiter mit 87 % an erster Stelle, dicht gefolgt vom Internet, das vier von fünf Jugendlichen täglich in ihrer Freizeit nutzen (81 %). Fernsehen und die Nutzung von MP3-Dateien spielen für knapp drei Fünftel der Jugendlichen im täglichen Mediengebrauch eine Rolle. Dadurch hat sich das Freizeitverhalten der Jugendlichen gravierend verändert. Sport, Lesen und Vereinsaktivitäten nehmen zugunsten von Computerspielen, Internet und Chatten in sozialen Medien ab. Der reduzierte Bewegungsmangel zeigt Konsequenzen: Es gibt klare Zusammenhänge zwischen der Dauer der täglichen Mediennutzung und Übergewicht.

Die hohe Daddel- und Chatleidenschaft von Kindern- und Jugendlichen führte uns zu der Frage, inwieweit Smartphone und Handy auch noch am Abend und in der Nacht genutzt werden und den Schlaf behindern. In unserer Studie an 148 Jugendlichen zwischen 14 und 20 Jahren gaben 69 % an, sich noch in den letzten 10 Minuten vor dem Zubettgehen mit ihrem Smartphone zu beschäftigen. 49 % schauten auch nach dem Lichtlöschen, also während der Nacht, noch auf ihr Smartphone bzw. ließen sich von Mitteilungen wecken. So verwundert es nicht, dass sich die nächtlichen Smartphone Nutzer am nächsten Tag deutlich weniger ausgeschlafen und müder fühlten als diejenigen, die ihr Gerät nachts ausgeschaltet ließen. Die Ergebnisse unserer Forschungen wurden in weiteren Untersuchungen bestätigt. In einer Studie des Instituts für Gesundheitsförderung und -Forschung Dillenburg konnte bei Auszubildenden zwischen 16 und 25 Jahren ebenfalls bei zwei Dritteln eine Handy- oder Smartphone-Nutzung im Bett festgestellt werden. Sie nutzen täglich ihr Smartphone 219 Minuten und verbrachten weitere 132 Minuten vor dem Fernsehbildschirm. Der tägliche aktive Gesamtmedienkonsum inkl. Radio, Computer, DVD-/MP3-Player sowie Spielekonsole summierte sich bei den befragten Jugendlichen auf 7 Stunden und 45 Minuten.

> **Beachtenswert**
> Jugendliche, die die digitalen Medien mehr als 6 Stunden am Tag nutzten, hatten eine schlechtere Schlafqualität, mehr Schlafstörungen, fühlten sich am Tag unausgeschlafener und konsumierten mehr coffeinhaltige Getränke als Auszubildende, die die digitalen Medien weniger nutzten.

Wie viel Zeit auf diese Weise bereits bei Viert- und Siebtklässlern vom Nachtschlaf „abgezwackt" wird, hat Jennifer Falbe aus Berkely, Californien mit ihrem Forscherteam für 2.048 Schüler aus 29 Schulen in Massachusetts statistisch ermittelt. Demnach verkürzen Handys die nächtliche Schlafdauer an Wochentagen im Schnitt um 20,6 Minuten, Fernsehgeräte um 18,0 Minuten. Die Zubettgehzeiten verzögerten sich allabendlich um durchschnittlich 37 Minuten bei Handynutzern und um 31,1 Minuten bei TV-Konsumenten. In einer nordeuropäischen Studie war der Effekt bei Jungen höher als bei Mädchen, was damit erklärt werden könnte, dass sich Jungs mit emotional anregenderen Spielen oder Fernsehfilmen vor dem Zubettgehen beschäftigen.

Als Fazit bleibt, dass Medienkonsum das Schlafverhalten bei Kindern, bei Jungen und bei Mädchen, beeinflussen kann.

> **Beachtenswert**
> Kinder mit reduziertem Medienkonsum bekommen mehr Schlaf, sind leistungsfähiger und ausgeglichener in der Schule und neigen zudem seltener zu Übergewicht oder gar Fettleibigkeit.

Unter dem Fokus der Wichtigkeit von Schlaf aufgrund regenerierender Prozesse und Gedächtnisbildung sollte demnach in Bezug auf den Medienkonsum bei Kindern das Augenmerk der Eltern auf Menge und Art des Konsums liegen.

Hoher Blaulichtanteil von Bildschirmen: ein Schlafräuber?

Viele Menschen, nicht nur Jugendliche, verbringen den Abend vor dem Fernseher oder dem PC. Nochmals die E-Mails checken, mit Freunden chatten, im Netz einkaufen oder einfach im Internet surfen sind häufige Tätigkeiten vor dem Einschlafen. Bei Jugendlichen ist dies deutlich ausgeprägter als bei Erwachsenen oder Älteren. (Diese anregenden Tätigkeiten können das Lichtlöschen hinauszögern und den Schlaf vermindern.) Aber auch die rein physikalischen Eigenschaften der Bildschirme, die mit LED-Technik (LED = Light Emitting Diodes) ausgestattet sind, stehen im Verdacht, den Schlaf zu stören. Wie das? Sie senden dreifach so viel Blaulicht aus, wie dies ältere Röhrenbildschirme tun. Dieses blaue Licht im Frequenzbereich von 446 bis 477 Nanometern ist theoretisch geeignet, den Spiegel des Schlafhormons Melatonin zu senken, und könnte in der Folge den Schlaf stören.

Im Jahr 2011 ließ eine Studie Basler Forscher um Christian Cajochen erstmals aufhorchen: Den Ergebnissen zufolge hatten Versuchspersonen, die abends 5 Stunden vor LED-Bildschirmen verbracht hatten, eine um bis zu 20 % schnellere Reaktionszeit als Probanden, die vor konventionell beleuchteten Computerbildschirmen saßen. Sie waren subjektiv und objektiv wacher und wiesen in einem Wortpaarlerntest auch die besseren Resultate auf. Bluttests zeigten darüber hinaus, dass bei ihnen das Schlafhormon Melatonin auch tatsächlich in geringerer Konzentration vorlag. Dieser aktivierende Effekt habe möglicherweise auch negative Auswirkungen: Er fördere zwar das kognitive Leistungsvermögen, anderseits behindere das fehlende Melatonin aber möglicherweise das anschließende Einschlafen und könne damit den Schlaf verschlechtern.

Tatsächlich konnte in weiteren Studien gezeigt werden, dass im Vergleich zu anderen Tätigkeiten das abendliche Surfen im Internet die Zubettgehzeit nach hinten verschieben kann. Aber ist damit der Beweis erbracht, dass die Bildschirme Schlafstörungen verursachen? Unberücksichtigt blieb in diesen Studien, dass es sich bei den abendlichen Tätigkeiten vor dem Bildschirm überwiegend um Aktivitäten handelt, die auch emotional aktivierende Eigenschaften aufweisen. Einkaufen im Internet, Chatten mit Freunden oder Computerspiele stellen allesamt Tätigkeiten dar, die interessant und motivierend wirken und in der Folge die Anspannung erhöhen. Eine erhöhte Anspannung verhindert Schläfrigkeit. Könnte es also sein, dass die Art der Tätigkeit am Bildschirm, aber nicht das ausgesendete blaue Licht den Schlaf raubt?

Auf diese Frage lieferte eine weitere Studie der Basler Kollegen eine Antwort. Im Jahr 2014 stellten sie in Köln auf dem Kongress der Deutschen Gesellschaft für Schlafforschung und Schlafmedizin eine Studie vor, die zeigte, dass die abendliche Aktivität vor LED-Bildschirmen im Vergleich zu herkömmlichen Röhrenbildschirmen den Melatoninspiegel senkt. Probanden vor LED-Monitoren erreichten 1 Stunde später die Melatoninkonzentration von Probanden mit Röhrenbildschirmen. Die Teilnehmer mit LED-Bildschirmen waren ebenfalls messbar wacher. Ihre Frontalhirnaktivität im Bereich zwischen 1 und 7 Herz war schwächer und in Gedächtnis- und Aufmerksamkeitstests schnitten sie deutlich besser ab. Blaues Licht macht also wach und helle, könnte man vermuten. Aber wirkte sich die blaulichtbedingte Unterdrückung des Schlafhormons Melatonin und die ausgeprägte mentale Aktivierung negativ auf den nachfolgenden Schlaf aus?

Nein, sowohl die Probanden vor den LED-Monitoren als auch die vor den Röhrenbildschirmen schliefen gleich schnell ein. Auch die Schlafqualität in der Nacht zeigte keine Unterschiede. So kann man schlussfolgern, dass es weniger die physikalischen Eigenschaften der Monitore als vielmehr die kognitiv-emotionale Anspannung infolge des Surfens den Schlaf raubt.

4.3 Auf der Straße und doch neben der Spur

Schlaf ist eine elementare biologische Funktion und hat eine entmüdende Wirkung. Schlaf macht wach. Wer nicht schläft oder zu wenig Schlaf bekommt, neigt zu Schläfrigkeit am Tag. Nach einer österreichischen Studie aus dem Jahr 2010 leiden zwischen 10 und 20 % der Gesellschaft an Schläfrigkeit am Tag. Dabei scheint es zwischen den Geschlechtern keine bedeutsamen Unterschiede zu geben. Allerdings spielt das Alter beim Auftreten von Schläfrigkeit eine nicht unwesentliche Rolle. Jüngere leiden weniger an den Symptomen von Schläfrigkeit als Ältere. So geben 15,7 % der 25- bis 34-Jährigen an, in monotonen Situationen gegen das Einschlafen zu kämpfen, wohingegen schon über 32 % der über 65-Jährigen Monotonie als Schläfrigkeitsstimulus erleben. Geben 4,2 % der 25- bis 34-Jährigen an, ungewollt einzuschlafen, tun dies bereits 25 % der über 65-Jährigen.

Die Deutschen fahren im Schlaf

In zwei eigenen Studien auf einer Bundesautobahn in Deutschland wollten wir einmal der Häufigkeit von Schläfrigkeit am Steuer nachgehen. Hintergrund war, dass es keine objektiven und verlässlichen Daten zu diesem Thema in der wissenschaftlichen Literatur gab. Viele Daten beruhten auf Schätzungen oder subjektiven Angaben von Fahrzeugführern. Dazu bauten wir eine Untersuchungsstation an einer Bundesautobahn mit hohem Nord-Süd-Verkehr im süddeutschen Raum auf. In vier abdunkelbaren Bürocontainern fanden die Schläfrigkeitsmessungen der Auto- und LKW-Fahrer statt. Mittels eines pupillografischen Schläfrigkeitstests erfassten wir die Schwankungen des Pupillendurchmessers im Dunkeln über einen Zeitraum von 11 Minuten. Dieses standardisierte Verfahren, das ursprünglich in der Augenheilkunde entwickelt wurde, ist dazu geeignet, objektive Werte zum Grad der Wachheit bzw. Schläfrigkeit zu ermitteln. Je höher die Schwankungen des Pupillendurchmessers, um so schläfriger ist der Mensch. Dieses Vorgehen ist nahezu einzigartig in der Schläfrigkeitsmessung von Verkehrsteilnehmern und besitzt eine hohe Aussagekraft, da die Werte keiner subjektiven Bewertung unterliegen.

Wir fanden bei 25 % der Verkehrsteilnehmer erhöhte Schläfrigkeitswerte, die ihm eigentlich die Fortsetzung der Fahrt nicht erlaubten. 10 % der Autofahrer schliefen sogar während der 11-minütigen Messung ihres Pupillendurchmessers im Sitzen ein. Besonders häufig fanden wir hohe Schläfrigkeitswerte bei LKW-Fahrern. Keiner der übermüdeten Fahrer nahm aber das Angebot für ein kurzes Nickerchen in einem bereitgestellten Ruheraum war. Alle waren der Meinung, noch ausreichend fahrtüchtig zu sein, was das geringe Gefahrenbewusstsein von Fahrzeugfahrern unterstreicht.

Fallbeispiel

Bei einem älteren Herren mit besonders ausgeprägten Schläfrigkeitswerten, der ebenfalls partout weiterfahren wollte, schlugen wir vor, er möge dann doch besser seine Frau ans Steuer lassen. Seine Antwort: „Schläfrig fahre ich immer noch besser, als meine Frau wach." Der deutsche Autofahrer neigt zur Überschätzung seiner fahrerischen Fähigkeiten …

Viele fühlen sich ja auch wie ein toller Hecht, wenn sie im Bekanntenkreis erzählen können, dass sie auf der Fahrt in den Urlaub von München nach Sizilien an einem Stück durchgefahren sind. Keiner scheint sich dabei bewusst zu sein, wie ein derartiges, im eigentlichen Sinne unverantwortliches Verhalten zur Gefährdung der eigenen Gesundheit und der anderer Verkehrsteilnehmer führen kann.

Um das spezielle Risiko im Urlaubsreiseverkehr zu erfassen, führten wir eine zweite Studie direkt zu Beginn der Ferien in einigen nördlichen Bundesländern durch. Viele Autofahrer fanden sich morgens bei uns zur Messung an der Autobahn ein, nachdem sie nachts vor Fahrantritt nur 2 oder 3 Stunden geschlafen hatten und dann um 2 oder 3 Uhr ins Auto stiegen. Aufgrund des hohen Anteils des Urlaubsreiseverkehrs stieg auch wie erwartet der Anteil der übermüdeten PKW-Fahrer in dieser Studie auf 45 % an. Ein eklatant hoher Wert, der verdeutlicht, wie gefährlich der Urlaubsreiseverkehr aufgrund des Schlafmangels der Verkehrsteilnehmer ist.

Schläfrigkeitsbedingte Unfälle sind häufiger als alkoholbedingte Unfälle

Schlafmangel und Schlafstörungen sind häufige Ursachen von Verkehrsunfällen. Allerdings werden schlafrigkeitsbedingte Unfälle von der Allgemeinheit und öffentlichen Institutionen in ihrer Häufigkeit deutlich unterschätzt. Schon bei der Unfallaufnahme durch die Polizei ist das Bewusstsein für Schläfrigkeit als Unfallursache häufig nicht vorhanden. In den entsprechenden Unfallberichten der Polizei findet sich selten Schläfrigkeit als Unfallursache. Unachtsamkeit und fehlende Aufmerksamkeit werden häufig anstelle der Übermüdung am Steuer als Unfallursache genannt. Die Zahlen in den offiziellen Unfallstatistiken unterschätzen das tatsächliche Vorkommen. Im Bericht des statistischen Bundesamts, Fachserie 8, Reihe 7, aus dem Jahr 2012 existieren schläfrigkeitsbedingte Unfälle gar nicht. Anders verhält es sich bei wissenschaftlichen Studien. Nach einer Studie des Deutschen Luft- und Raumfahrtzentrums (DLR) sind 18,5 % aller Unfälle müdigkeitsbedingt. 42 % der Unfälle in der Nacht sollen sogar durch Schläfrigkeit hervorgerufen werden. Eine vielzitierte Studie des HUK-Verbands aus dem Jahr 1994 legt bei 25 % aller tödlichen Autounfälle auf Autobahnen Übermüdung als Unfallursache nahe. Nach einer amerikanischen Studie berichten 37 % der Verkehrsteilnehmer, schon einmal schläfrig gefahren zu sein, was ungefähr 7,5 Millionen Amerikanern entspricht. Im Transportgewerbe schätzt man, dass zwischen 20 und 40 % aller Unfälle auf Müdigkeit zurückzuführen sind. Geschätzt finden in den USA jährlich 100.000 schläfrigkeitsbedingte Unfälle mit 1.500 Toten und einem geschätzten Schaden von 12,5 Billionen Dollar statt.

Nach einer Studie der AAA Foundation for Traffic sei jeder sechste Unfalltote in den USA auf Einschlafen am Steuer zurückzuführen. Nach Angaben des Deutschen Verkehrssicherheitsrats geht sogar jeder vierte Unfalltote auf Sekundenschlaf am Steuer zurück. Damit stellt die Schläfrigkeit eine häufigere tödliche Unfallursache im Straßenverkehr dar als das Fahren unter Alkohol. Im Jahr 2011 ist nur jeder zwölfte Unfalltote auf Alkohol am Steuer zurückzuführen.

Beachtenswert
Damit sterben auf unseren Straßen doppelt bis dreifach so viele Menschen durch schläfrige und übermüdete Fahrer als aufgrund von Alkohol.

Bedenken wir aber einmal, was unsere Gesellschaft und die Polizei an Aufwand betreiben, um Alkohol am Steuer zu vermeiden. Wenn wir dies mit den Anstrengungen vergleichen, Schläfrigkeit am Steuer zu erkennen und zu vermeiden, gibt es da noch viel Potenzial. Oder wurden Sie schon einmal wegen Übermüdung angehalten?

Ursachen fürs schläfrige Autofahren

Was sind die häufigsten Ursachen, und welche Autofahrer haben ein besonderes Risiko, am Steuer einzuschlafen (▶ Tab. 4-2)? Eine Studie der Deutschen Gesellschaft für Schlafforschung und Schlafmedizin und der Europäischen

Schlafgesellschaft gibt Antworten. Sie wurde in über 19 europäischen Ländern mit über 12.700 Befragungen von Verkehrsteilnehmern durchgeführt. 42,5 % der Befragten gaben an, in der vorausgehenden Nacht vor einem Unfall infolge Einschlafens am Steuer schlecht geschlafen zu haben. Weitere 34 % sahen sich als einen gewohnheitsmäßigen schlechten Schläfer. 15 % der Autofahrer mit Sekundenschlaf am Steuer waren Schichtarbeiter, und fast 13 % gaben an, zum Zeitpunkt des Unfalls üblicherweise gar nicht wach zu sein, sondern im Bett zu liegen und zu träumen. Diese Zahlen verdeutlichen, welche Bedeutung ein gesunder und ausreichender Schlaf für unsere Fahrtüchtigkeit hat. Auch wird deutlich, dass die Unfallhäufigkeit sich durch veränderte Schlafzeiten erhöht. Wer nachts fährt oder am Tag schlafen muss, läuft Gefahr, nicht ausgeruht genug zu sein, um ein Fahrzeug sicher zu führen – damit wären wir wieder bei den negativen Folgen der 24-Stunden-Nonstop-Gesellschaft. Bedenkt man, dass die LKW-Fahrer im Fernverkehr im Takt eines Schichtarbeiters Güter von A nach B transportieren, wird deutlich, welches Gefahrenpotenzial für Schläfrigkeit am Steuer bei ihnen entsteht. Aber es gibt noch weitere Ursachen für Übermüdung am Steuer. In der europäischen Studie gaben 16,2 % an, vorausgehend lange Strecken gefahren zu sein. Vielfahrer und Berufskraftfahrer mit hohen Jahreskilometerleistungen stellen eine besondere Risikogruppe dar. Hier sei auch wieder auf die LKW-Fahrer mit ihren langen Fahrstrecken hingewiesen. Gerade lange, über Stunden andauernde Fahrten auf Autobahnen bergen ein hohes Einschlafpotenzial. Gegenüber Stadt- oder auch noch Überlandfahrten sind die Bedingungen auf Autobahnen häufig einschläfernd. Muss man bei Stadtfahrten ständig bremsen, kuppeln, Gas geben, Spurwechsel vornehmen, sich im Verkehr orientieren, so ist das eintönige Fahren auf der Autobahn ein Schläfrigkeitsstimulus.

Tab. 4-2 Gründe für Einschlafen am Steuer (nach einer Studie der europäischen Schlafgesellschaft)

Angaben in Prozent	Einschlafgrund
42,5	Habe in der Vornacht schlecht geschlafen
34,1	Bin kein guter Schläfer
16,2	Zu lange Fahrzeit
15	Schichtarbeit
13	Üblicherweise zu diesem Zeitpunkt schlafend im Bett
8	Medikamenteneinnahme

Wie Aktivität und Stress am Steuer Schläfrigkeit verhindern kann, verdeutlicht das Beispiel eines unserer Patienten:

> **Fallbeispiel**
>
> Wir hatten vor einigen Jahren einen Patienten, der Sportwagen-Fahrer war. Wir gewannen rasch den Eindruck, dass er von der Sorte Fahrer war, der ständig auf der linken Spur mit hoher Geschwindigkeit, Dauerblinker gesetzt, drängelnd und mit häufigem Einsatz der Lichthupe unterwegs war. Solange er dieses Verhalten an den Tag legen konnte, war er wach und hatte keine Probleme mit Schläfrigkeit am Steuer. Allerdings führte sein Fahrstil zu einer Ansammlung von Punkten in Flensburg, deren Ausmaß es rasch nahelegten, dass er sich, wenn er seinen Führerschein nicht verlieren wollte, an die Geschwindigkeitsbeschränkungen hielt. Entsprechend fuhr er in der Folge angepasst, fand sich eher auf der rechten Spur wieder, und der Stress der Raserei wich der Entspannung der angepassten Fahrweise. Diese weniger stimulierende Fahrweise deckte rasch seine krankheitsbedingte chronische Schläfrigkeit auf, und er verursachte, glücklicherweise ohne Personenschaden, in kurzem Zeitraum mehrere Unfälle infolge Einschlafens am Steuer. Er war in der glücklichen Lage, sich stets einen neuen hochpreisigen Sportwagen anschaffen zu können. Doch irgendwann ist seine Schläfrigkeit auch ihm aufgefallen und er suchte professionelle schlafmedizinische Hilfe.

Unser Sportwagen-fahrender Patient hat sich durch seine Fahrweise selbst stimuliert und damit wach gehalten. Durch diese Fahrweise verdeckte er seine Schläfrigkeit. Ein derartiges selbststimulierendes Verhalten ist für Autofahrer, die zu Müdigkeit am Steuer neigen, nichts Ungewöhnliches. Nicht alle rasen, um wach zu bleiben. Viele öffnen das Fenster, stellen die Musik laut, singen oder führen andere stimulierende und damit wachmachende Handlungen aus. Aber alle diese Maßnahmen führen nicht zu mehr Wachheit am Steuer.

Auch Medikamente können müde und schläfrig machen und die Fahreignung einschränken. In der Untersuchung der Europäischen Schlafgesellschaft gaben 8 % der Befragten an, aufgrund von Medikamenten am Steuer eingeschlafen zu sein.

> **Beachtenswert**
>
> Rund 15 bis 20 % der auf dem deutschen Markt zugelassenen Medikamente können nach Angabe der Hersteller die Fahrtüchtigkeit beeinträchtigen. Man geht heute davon aus, dass an der Entstehung jedes vierten Verkehrsunfalls ein Arzneimittel beteiligt ist und jeder zehnte Unfalltote unter dem Einfluss von Psychopharmaka stand.

In einer Untersuchung in den USA fanden sich bei 13 % der Unfallverursacher Benzodiazepine im Blut. Diese Medikamente, die als Schlafmittel und Beruhigungsmittel eingenommen werden, sind auch in Deutschland weit verbreitet (▶ Kap. 6.3, S. 158). Darüber hinaus haben auch Antihistaminika zur Behandlung von Allergien und Schlafstörungen eine schläfrigkeitsfördernde Wirkung. Sie sind in Deutschland ohne Rezept in Apotheken erhältlich. Gemeinsam mit anderen Psychopharmaka zur Behandlung von Depressionen wird diesen Medikamenten das größte Gefährdungspotenzial im Straßenverkehr zugeschrieben (▶ Kap. 6.3). Kritisch sind insbesondere die ersten Tage der Anwendung oder Dosissteigerungen im Behandlungsverlauf. In diesen Situationen kann Schläfrigkeit besonders ausgeprägt auftreten.

Unfälle unterliegen auch zeitlichen Gesetzmäßigkeiten. Die meisten tödlichen Verkehrsunfälle auf Autobahnen finden nicht zu dem Zeitpunkt der höchsten Verkehrsdichte statt, also im Berufsverkehr. Vielmehr treten sie dann auf, wenn der menschliche Organismus am wenigsten auf Leistungsfähigkeit ausgerichtet ist und die größte Schläfrigkeit und Einschlafneigung aufweist. Dies ist, je nach Chronotyp (▶ Kap. 3.1), am frühen Morgen zwischen 4 und 7 Uhr und am Nachmittag zwischen 14 und 16 Uhr der Fall. Wöchentlich finden von Freitag auf Samstag die meisten Unfälle statt. Viele Wochenendpendler sind auf dem Heimweg von einer anstrengenden Arbeitswoche. Jugendliche fahren freitagnachts mit einem über die Woche aufgetürmten Schlafdefizit übermüdet von der Disco nach Hause. Hier dürften aber auch Alkohol und eine überhöhte Geschwindigkeit an der gehäuften Unfallentstehung eine Rolle spielen.

Beachtenswert
Interessant auch, dass jahreszeitlich gesehen die meisten Unfälle nicht im Winter, wenn es Schnee und Glatteis auf den Straßen gibt, stattfinden. Die höchste Unfallneigung ist im Sommer, im Monat August, wenn der Urlaubsreiseverkehr mit unter Schlafmangel leidenden Autofahrern maximal ist.

Ältere Autofahrer neigen eher am Tag zum Einschlafen am Steuer, was auf die reduzierte Erholungsfunktion des Nachtschlafs des Älteren zurückzuführen sein dürfte. Jugendliche Fahrer verursachen schläfrigkeitsbedingte Unfälle eher in der Nacht, was man mit der geringeren Flexibilität des Schlaf-wach-Rhythmus bei jüngeren Menschen erklärt. Übrigens, wie auch schon im entsprechenden Kapitel zur Zeitumstellung erwähnt und hier nur nochmals aus Gründen der Vollständigkeit aufgeführt: Auch die Zeitumstellung im Frühjahr mit nur 1 Stunde weniger Schlaf am Wochenende geht am Montag mit einer um 8 % erhöhten Unfallrate einher (▶ Kap. 3.2).

Eine häufige Ursache für Unfälle im Straßenverkehr sind Schlafstörungen und andere Erkrankungen. Patienten, die an einer Schlafapnoe leiden, zeigen je nach Studie ein zwei- bis dreifach erhöhtes Unfallrisiko. Die Schlafapnoe ist dadurch gekennzeichnet, dass die Betreffenden während des Schlafens Atemaussetzer assoziiert mit Schnarchen haben (▶ Kap. 7). Wer an einer Narkolepsie leidet (▶ Kap. 10), eine Schlafstörung mit besonders ausgeprägter Schläfrigkeit am Tag bis hin zum zwanghaften Einschlafen in Alltagssituationen, hat ein bis zu siebenfach erhöhtes Risiko. Psychische Störungen wie Depressionen und Angststörungen (▶ Kap. 6.2) sind in der Lage, die Fahrtüchtigkeit zu vermindern. Bei den organischen Erkrankungen sind es vor allem neurologische Erkrankungen mit Beteiligung des zentralen Nervensystems, wie z. B. die Demenz, die Parkinson-Erkrankung oder der Schlaganfall, die die Neigung zu Unfällen erhöhen. Aber auch nach einem Herzinfarkt ist das Risiko verdoppelt.

Nicht zuletzt ist die Fahrsituation entscheidend, ob sich ein erhöhtes Risiko für Schläfrigkeit am Steuer und für Unfälle ergibt. Fährt ein Mann, ist das Risiko statistisch gesehen doppelt so hoch wie wenn eine Frau am Steuer sitzt. Ist ein Beifahrer anwesend, vermindert sich das Risiko. Schläft der Beifahrer allerdings, erhöht sich die Wahrscheinlichkeit, dass der Fahrer ebenfalls einschläft, drastisch.

Zusammenfassend kann man ein Risikoprofil für Schläfrigkeit am Steuer erstellen. Folgende Faktoren beeinflussen das Risiko für schläfrigkeitsbedingte Unfälle:

Jahreszeit, Wochentag, Tageszeitpunkt, Stadt oder Autobahn, Geschlecht, Alter des Fahrers, zurückgelegte Wegstrecke, vorausgehende Schlafmenge, Schlafstörungen, körperliche und psychische Erkrankungen, Medikamenteneinnahmen und Fahrsituation.

Schläfrig am Steuer ist wie alkoholisiert am Steuer

Ein Patient berichtete uns einmal von seiner großen Überraschung, als er nach einem Unfall dem Polizeibeamten erklärte, er sei am Steuer eingeschlafen und könne nichts dafür. Daraufhin sei er nach dem alten Punktesystem mit 3 Punkten und einem Monat Fahrverbot belegt worden.

Im Strafgesetzbuch § 315c Gefährdung des Straßenverkehrs heißt es:
(1) Wer im Straßenverkehr ein Fahrzeug führt, obwohl er
  a.) infolge des Genusses alkoholischer Getränke oder anderer berauschender Mittel oder
  b.) infolge geistiger oder körperlicher Mängel nicht in der Lage ist, ein Fahrzeug sicher zu führen
und dadurch Leib und Leben eines anderen Menschen oder fremde Sachen von bedeutendem Wert gefährdet, wird mit **Freiheitsstrafe bis zu fünf Jahren oder mit Geldstrafe** *belegt.*

Zu den geistigen und körperlichen Mängeln werden auch Schläfrigkeit und Übermüdung gezählt.

Beachtenswert

Jeder Fahrer hat vor Fahrantritt selbst kritisch und eigenverantwortlich zu prüfen, ob sein psychischer und körperlicher Zustand das sichere Führen eines Fahrzeugs erlaubt. Fährt er trotz Übermüdung, macht er sich strafbar und verliert möglicherweise auch seinen Kaskoschutz.

Fallbeispiel

Vor nicht allzu langer Zeit erhielt ich einen Anruf eines Rechtsanwalts aus Stuttgart, der den Fall seines Mandaten schilderte und um fachliche Unterstützung bat. Sein Mandant habe in einer Baustelle mit Gegenverkehr auf einer Bundesautobahn die Fahrspur verlassen und sei auf der Gegenspur frontal mit einem Fahrzeug kollidiert. Der Fahrer des entgegenkommenden Fahrers sei am Unfallort noch verstorben. Die untersuchende Polizei konnte keine Bremsspuren entdecken, wie es bei schläfrigkeitsbedingten Unfällen häufig der Fall ist. Weiterhin konnte sie dem Fahrer nachweisen, dass er in den zwei vorausgehenden Nächten mit jeweils 2 und 3 Stunden Schlaf deutlich zu wenig geschlafen habe, und demzufolge habe er den Unfall infolge Übermüdung fahrlässig verursacht.

In derartigen Fällen kann man dem Unfallverursacher keine entlastenden Informationen geben. Er hätte sich in diesem Zustand nicht hinter das Steuer setzen dürfen.

Es gibt zahlreiche Gerichtsurteile zu Schläfrigkeit am Steuer. Die Gerichte und Versicherer werden für das Thema Schläfrigkeit am Steuer sensibler, und für Versicherer bietet sich eine weitere Möglichkeit, im Zweifelsfall den Versicherungsfall zu verweigern. In Einzelfällen haben Gerichte, wie das Bayerische Oberlandesgericht, das Verhalten eines Autofahrers bei wahrgenommener Schläfrigkeit mit Unfallfolge als Straftat gewertet und verurteilten den Unfallverursacher zu 18 Monaten Haft. Auch bei bekannten Erkrankungen darf der Patient nicht weiter aktiv am Straßenverkehr teilnehmen, es sei denn, er hat nach einer entsprechenden (schlaf-)medizinischen Untersuchung eine ärztliche Bescheinigung, die ihm Fahrtüchtigkeit attestiert. In Einzelfällen wurden Patienten nach einem schläfrigkeitsbedingten Unfall auch von ihrer Verantwortung freigesprochen, wenn ihre Schläfrigkeit auf eine noch nicht bekannte Erkrankung zurückgeführt werden konnte. So wurde ein Patient mit einer Schlafapnoe bei einem Unfall mit Todesfolge freigesprochen, obwohl er als LKW-Fahrer am Steuer einschlief und ungebremst auf ein Stauende auffuhr.

Beachtenswert

Wie lauten die gesetzlichen Bestimmungen für Berufskraftfahrer?
Täglich darf der Fahrer nur 9 Stunden am Steuer sitzen, maximal zweimal in der Woche bis zu 10 Stunden. Nach 4,5 Stunden am Lenkrad ist eine Pause von 45 Minuten fällig. In der Woche maximal 56 Stunden und in der Doppelwoche 90 Stunden. Es gilt eine Ruhezeit von mindestens 11 Stunden.

4.4 Schläfrig über den Wolken

Piloten sind Schichtarbeiter. Ihre Schichten wechseln ständig. Sie müssen zu unterschiedlichsten Zeiten arbeiten und schlafen. Schlafen können sie nicht immer zu Hause in ihrem gewohnten Bett. Sie schlafen in Hotels, an unterschiedlichen Orten auf der Welt. Sie müssen zu unterschiedlichen Tageszeiten auf Kommando schlafen können: Vormittags, nachmittags, abends oder nachts. Dabei ist es nicht immer ruhig. Sowohl zu Hause als auch im Hotel pulsiert das Leben, während sie Ruhe und Entspannung zum Schlafen benötigen. In Zeiten, in denen geschlafen werden könnte, gelingt es oft nicht, da der eigene Schlafrhythmus anders getaktet ist, als der Flugplan es vorsieht. Langstreckenpiloten benötigen zusätzlich die Fähigkeit, sich rasch an unterschiedliche klimatische Bedingungen anzupassen. Die Arbeitszeiten von Piloten sind deutlich länger als die üblichen 8 Stunden. Auch sind sie nicht mit den Lenkzeiten von Berufskraftfahrern vergleichbar. 10 bis 13 Stunden Arbeit im Cockpit sind keine Seltenheit. Wachphasen am Stück von 20 Stunden und mehr sind nicht die Ausnahme. Nach den neuen Regelungen der Cockpitzeiten ist es möglich, dass ein Pilot nach 22 Stunden Wachzeit landet. Phasen von intensiver Anstrengung und Konzentration bei Starts und Landungen wechseln mit einschläfernder Monotonie und Langeweile während des Flugs. Trotzdem müssen Piloten stets hellwach sein, um auf Unvorhergesehenes rasch und adäquat reagieren zu können. Dieses Leben belastet Psyche und Körper. Schlafmangel, Schlafstörungen und Schläfrigkeit sind die ständigen Begleiter von Piloten und auch ihrer Flugbegleiterinnen.

Schlaf im Cockpit

Der Berufsverband der deutschen Piloten führte im Herbst 2011 eine Umfrage durch. 37 % der Piloten gaben dabei an, während eines Flugs schon einmal ungewollt eingeschlafen zu sein. 93 % gestanden, dass ihnen aus Übermüdung schon einmal ein Fehler im Cockpit unterlaufen sei. Und 14 % gaben anonym zu, aufgrund von Übermüdung schon einmal tatsächlich in einen sicherheitskritischen Vorfall verwickelt gewesen zu sein. Im Jahr 2013 erschien eine portugiesische Studie, nach der 89,3 % der Langstreckenpiloten und 94,1 % der Kurz- und Mittelstreckenpiloten in dem Zeitraum von 2 Wochen vor ihrer Befragung sich übermüdet gefühlt hätten. Mehr als 65 % gaben an, sie hätten sich schon mehr als einmal oder regelmäßig im Cockpit zu müde gefühlt, um am Steuer eines Flugzeugs zu sitzen. Neun von zehn Piloten gaben an, dass sie aufgrund von Übermüdung bereits Arbeitsfehler gemacht hätten.

4 Wir leben in einer unausgeschlafenen Gesellschaft

Beachtenswert
Schlafstörungen und Müdigkeit sind ein Tabuthema in der Luftfahrt. Der Passagier soll sich sicher fühlen. Bei Flugzeugunglücken wird selten von Übermüdung der Piloten gesprochen, wenn, dann eher von Pilotenfehlern.

Aber die Wahrscheinlichkeit für Pilotenfehler steigt, sobald Schlafmangel infolge häufig wechselnder Einsatzzeiten auftritt oder einfach nur nachts geflogen wird. Zusätzlich erhöhen die langen Flugzeiten das Risiko für Fehler und Versagen. Arbeitsmedizinische Studien belegen, dass nach 8 Stunden Arbeit Arbeitsfehler zunehmen.

Fallbeispiel
Eine bemerkenswerte und mutige Ausnahme stellte der Notruf zweier Piloten einer Air-Berlin-Maschine am 5. Mai 2012 dar. Sie waren übermüdet und befürchteten einzuschlafen und baten um eine Notlandung am Münchner Flughafen.

Am 20. September 2012 in der Nähe von Kreta (Griechenland) verließ nach 2,5 Stunden Flugzeit der Kapitän einer in den Niederlanden registrierten Boeing 737–800 das Cockpit, um die Toilette aufzusuchen. Als er kurze Zeit später ins Cockpit zurückkehren wollte, reagierte der Copilot nicht auf seine Anrufe über das Bordtelefon, um ihn wieder ins Cockpit zurückzulassen. Als es ihm schließlich gelang, die Kabinentür zu öffnen, fand er den Copiloten schlafend im Cockpit vor. Das Flugzeug war in der Zwischenzeit minutenlang führerlos.

Am 1. März 2013 meldete die Nachrichtenagentur AFP, wonach der Pilot einer Boing 777 der neuseeländischen Fluggesellschaft Air New Zealand im Cockpit auf dem Flug von London nach Los Angeles mehrmals eingeschlafen sei. Der Pilot berichtete, dass er in der Vornacht nicht gut geschlafen habe.

In persönlichen Gesprächen mit Piloten der Vereinigung Cockpit berichten diese, dass es keine Seltenheit sei, dass sowohl der Pilot als auch der Copilot im Flugzeug aufgrund von Übermüdung einschlafen. So ist es kein Wunder, dass bei genauer Betrachtung zahlreiche Flugzeugunglücke mit hunderten von Toten zumindest teilweise auch die Übermüdung der Piloten für die Entstehung der Unfälle verantwortlich gemacht werden müssen.

Flugzeugunfälle durch Übermüdung

David Schöne, Lufthansapilot und Mitglied der Vereinigung Cockpit, berichtet in einem gemeinsam von mir und einer Kollegin organisierten wissenschaftlichen Symposion der Deutschen Gesellschaft für Schlafforschung und Schlafmedizin und der Vereinigung Cockpit im Dezember 2014 von insgesamt 26 müdigkeitsbedingten Flugzeugunfällen innerhalb der letzten 10 Jahre.

> **Beachtenswert**
> Das US-Department of Transportation, eine Art nationale Überwachungsbehörde, schätzte im Jahr 2005, dass sogar 21 % aller kritischen Ereignisse in der Luftfahrt schläfrigkeitsbedingt entstanden sind.

Beim schwersten Flugzeugunglück in Indien seit 10 Jahren sind mindestens 158 Menschen ums Leben gekommen. Eine Maschine von Air India Express stürzte bei starkem Regen während der Landung auf dem Flughafen von Mangalore ab. Nach einem Bericht des Untersuchungsausschusses hat der Pilot das Flugzeug zu spät auf der Landebahn aufgesetzt. Laut den Berichten der Flugunfallbehörde habe der Pilot während mehr als der Hälfte des 3,5-stündigen Flugs von Dubai nach Mangalore geschlafen. Auf den Tonaufzeichnungen aus dem Cockpit seien neben langer Stille schweres Atmen und Schnarchen zu hören. Er sei zudem „desorientiert" gewesen, als die Maschine den Landeanflug begann.

Bei dem Absturz eines Airbus A320 der Fluggesellschaft Armavia am 3. Mai 2006 beim zweiten Landeanflug auf den russischen Badeort Sotschi um 2.15 Uhr nachts sind 113 Menschen ums Leben gekommen. Im Abschlussbericht heißt es, dass der mentale Zustand der Crew aufgrund von Übermüdung mitten in der Nacht weitab des Optimums gewesen sei und dieser für die vielen Fehlhandlungen beim Landeanflug verantwortlich zu machen sei.

Am 1. Juni 2009 stürzte ein Air-France-Flugzeug auf dem Nachtflug von Rio nach Paris über dem Atlantik in einer Unwetterzone ab – 228 Menschen an Bord starben, darunter 28 Deutsche. Aus dem 2012 veröffentlichten Abschlussbericht der Luftfahrtermittlungsbehörde (BEA) ging bereits hervor, dass die Flugzeugkatastrophe maßgeblich durch Pilotenfehler verursacht wurde. Der Pilot schlief zum Zeitpunkt des Unglücks und wurde vermutlich von seinen beiden übermüdeten Copiloten zu spät geweckt. Laut eines Berichts der Bildzeitung sei der Pilot Marc Dubois noch vorher auf dem Flugschreiber mit der Aussage zu hören: „Ich habe letzte Nacht nicht genügend geschlafen, vielleicht eine Stunde. Das reicht einfach nicht." Nach Informationen der britischen Zeitung Daily Mail waren die Piloten ein paar Stunden vorher noch mit ihren Frauen in Rios Nachtleben unterwegs.

In einem Bericht der Untersuchungsbehörde zum Unglück des Schweizer CrossAir im Jahr 2001 mit 24 Toten kommt man zu dem Schluss: „Das Konzentrations- und Entscheidungsvermögen des Kommandanten sowie seine Fähigkeit zur Analyse komplexer Vorgänge waren aufgrund von Übermüdung beeinträchtigt."

Europäische Flugzeitenregelung fördert Übermüdung im Cockpit

Der Absturz des American-Airlines-Flugs am Abend des 1. Juni 1999 um 23.50 Uhr Ortszeit bei der Landung in Little Rock, Arkansas, mit 50 Toten infolge Übermüdung der beiden Piloten führte zu einer strengeren Flugzeitenregelung in den USA. Europäische Piloten schielen neidisch auf die Bedingungen ihrer amerikanischen Kollegen. Denn die aktuellen europäischen Regelungen ließen moderne wissenschaftliche Erkenntnisse bei ihrer Festlegung außen vor, so zumindest der Vorwurf der Vereinigung Cockpit. Piloten werfen der Europäischen Flugbehörde vor, sie hätte einseitig die wirtschaftlichen Interessen der Fluggesellschaften zuungunsten der Flugsicherheit berücksichtigt. Seit dem Jahr 2014 gilt in Europa eine neue Flugzeitenregelung, die den deutschen Piloten mehr Zeiten im Cockpit abfordert und weniger Ruhezeiten bietet, als dies bei ihren amerikanischen Kollegen der Fall ist. Nach der aktuellen europäischen Gesetzeslage darf die maximale Flugzeit 13 Stunden nicht überschreiten, bei Nacht in Zeiten zwischen 22 Uhr und 4.59 Uhr maximal 11 Stunden und 45 Minuten betragen. Ruhezeiten zwischen den Flügen müssen am Heimatort mindestens 12 und unterwegs mindestens 10 Stunden betragen.

Damit haben die EU-Parlamentarier die Erkenntnisse des von ihnen in Auftrag gegebenen Gutachtens aus dem Jahr 2009 (Moebus Report) nicht umgesetzt. Schließlich, so die Wissenschaftler in dem Bericht, steige das Unfallrisiko bei einer Dienstzeit von 10 bis 12 Stunden um das 1,7-fache, bei 13 Stunden und noch länger sogar auf das 5,5-fache. Daher sollten die Crews bei Nachtflügen nicht länger als 10 Stunden aktiv sein. Das Europäische Parlament folgte dieser Empfehlung nicht.

Beachtenswert
Wenn man die Cockpitzeiten mit den Lenkzeiten von LKW-Fahrern vergleicht, die am Tag maximal 9 Stunden fahren dürfen und pro Woche nur maximal an 2 Tagen 10 Stunden am Lenkrad sitzen können, ergibt sich für Piloten eine deutlich höhere Belastung und daraus resultierend ein deutlich höheres Risiko für Unfälle.

Ein Vertreter der Vereinigung Cockpit beklagt, dass die neuen Cockpitzeiten die schläfrigkeitsbedingten Flugzeugunfälle der Vergangenheit auch nicht verhindern würden und auch zukünftig mit weiteren Unfällen infolge Übermüdung im Cockpit zu rechnen sei.

4.5 Kosten der schlaflosen Gesellschaft

Wer zu wenig schläft, ist müde und macht Fehler. Schlafmangel ist das Ergebnis unserer 24-Stunden-Nonstop-Gesellschaft. Schichtarbeit, der frühe Arbeitsbeginn am Morgen, die neuen digitalen Medien, ständige Erreichbarkeit, die Zeitumstellung, fehlende Zeiten für Erholung, die mangelnde Berücksichtigung unserer inneren Uhr und zunehmend auch Schlafstörungen rauben uns den Schlaf. Wir leben in einer unausgeschlafenen Gesellschaft. Rund um die Uhr wach und aktiv zu sein und den inneren Biorhythmus zu vernachlässigen, ist aus wirtschaftlicher Sicht attraktiv. Es führt zu vermeintlich mehr Produktivität in unserer Gesellschaft, erhöht das Bruttosozialprodukt und verschafft uns einen Wettbewerbsvorteil. Auch die Arbeitnehmer, die in Schicht arbeiten, haben einen höheren Verdienst und mehr Geld im Portemonnaie. Wir lassen es uns aber auch etwas kosten, rund um die Uhr online, immer erreichbar und produktiv zu sein.

> **Beachtenswert**
> Die gesundheitlichen Kosten sind Schlafmangel, körperliches und psychisches Unwohlsein, Krankheiten und eine Verkürzung der Lebenserwartung. Vermehrte Unfälle, Katastrophen und Fehlentscheidungen infolge Übermüdung sind in einer unausgeschlafenen Gesellschaft die Regel. Die finanziellen Kosten des Schlafmangels und der daraus verursachten Unfälle und Fehlentscheidungen sind schwer zu schätzen, vermutlich aber viel höher, als sich dies die meisten Menschen vorstellen können.

Nach dem Deutschen Institut für Luft- und Raumfahrt wird der jährliche Schaden durch Unfälle im Straßenverkehr, je nach Art der Statistik, auf 20 bis 40 Milliarden Euro geschätzt. Gehen wir nur von der unteren Schadensschätzung von 20 Milliarden aus und schätzen den Anteil der schläfrigkeitsbedingten Unfälle im Straßenverkehr sehr vorsichtig auf 20 %, so ergibt sich daraus ein volkswirtschaftlicher Schaden in Höhe von 4 Milliarden Euro jährlich.

Zahlreiche Katastrophen fanden nachts, nach überlangen Arbeitstagen oder unter Schlafmangel der verursachenden Personen statt. Nicht immer wird in den Unfallberichten der Katastrophen die Übermüdung der Verursachenden explizit benannt. Schläfrigkeit und Übermüdung als Ursache sind Tabuthemen. Diese wären ja vermeidbar. Unsere Gemeinschaft verschleiert, wie fahrlässig wir mit unserem Schlaf umgehen. Häufig werden als Ursache „menschliches Versagen" oder „Unaufmerksamkeit" der Verantwortlichen genannt. Als Beispiele für schläfrigkeitsbedingte Katastrophen werden immer wieder das Unglück von Tschernobyl, das Tankerunglück der Exxon Valdez, der Absturz der Challenger Raumfähre, die Havarie der „Harald of Free Enterprise", in jüngerer Vergangenheit der Absturz der Air-France-Maschine auf dem Flug von Rio nach Paris oder das schwere Zugunglück in Santiago de Compostela im

Juli 2013 in Spanien genannt. Allein das Tankerunglück der Exxon Valdez hat mit seiner Verseuchung der Natur bis heute mehrere Milliarden US-Dollar gekostet. Der Super-GAU in Tschernobyl infolge überlanger Arbeitszeit und Übermüdung der Sicherheitsmannschaft in der Nacht hat bis zum Jahr 2015 zu geschätzten Kosten von 450 Milliarden weltweit geführt. Allein für die Ukraine wird der Schaden auf 180 Milliarden US-Dollar beziffert. Bei allen Angaben sind die gesundheitlichen Kosten der Einzelnen unberücksichtigt. Auch das menschliche Leid ist nicht in Zahlen ausdrückbar.

Kosten durch müdigkeitsbedingte Fehler am Arbeitsplatz und in Unternehmen beziehen sich auf Arbeitsunfälle und Fehler in der Produktion. In vielen Studien konnte der Nachweis erbracht werden, dass gerade bei Nachtarbeit die Fehlerhäufigkeit um ein Vielfaches im Vergleich zur Tagarbeit ansteigt. Darüber hinaus werden Krankheitstage infolge von Schlafmangel und Schlafstörungen berücksichtigt.

In einer kanadischen Studie wurden die volkswirtschaftlichen Kosten für Ein- und Durchschlafstörungen ermittelt: Es ergaben sich für einen Patienten mit behandlungsbedürftigen Schlafstörungen jährliche Kosten in Höhe von 5.010 kanadischen Dollar (entspricht im Jahr 2015 ungefähr 3.657 €), diejenigen, die nur gelegentlich Schlafprobleme äußerten, hatten immerhin noch 1.431 kanadische Dollar (1.045 €), wohingegen diejenigen ohne Schlafstörungen nur 421 kanadische Dollar (307 €) Kosten verursacht hatten. Dabei entfiel mit 76 % der größte Kostenblock auf Ausfalltage am Arbeitsplatz und auf den Produktivitätsverlust.

Obwohl Kanadas Gesundheitssystem mit dem Deutschen nicht vergleichbar ist und auch die Produktivität von Kanada mit der von Deutschland nur bedingt übereinstimmt, kann eine grobe orientierende Schätzung für Deutschland vorgenommen werden: Demnach würde ein Arbeitnehmer mit Schlafstörungen pro Jahr einen volkswirtschaftlichen Verlust infolge Fehlzeiten am Arbeitsplatz und Produktivitätsausfall von 2.779 € (76 % der Gesamtkosten) verursachen. Das entspräche nahezu einem monatlichen Durchschnittsgehalt.

Beachtenswert
Volkswirtschaftlich gesehen würde der deutschen Wirtschaft bei 6,6 Millionen Arbeitnehmern mit einer Schlafstörung (Bundesanstalt für Arbeitsschutz und Arbeitsmedizin 2012) ein Gesamtschaden in Höhe von 18,34 Milliarden € entstehen. Dies entspräche 0,7 % des Bruttoinlandsprodukts.

Der renommierte Münchner Chronobiologe Roenneberg schätzt die Kosten für die Wirtschaft sogar auf bis zu 1 % des Bruttosozialprodukts.

Die sozialen und gesellschaftlichen Kosten der 24-Stunden-Nonstop-Gesellschaft sind am schwersten zu erfassen. Wie soll man z. B. die Kosten durch die Zersplitterung der Gesellschaft infolge der Flexibilisierung der Arbeitszeit nicht nur auf die Nacht, sondern auch auf das Wochenende beziffern? Wie z. B. die höhere Scheidungsrate bei Schichtarbeitern?

Auch die Höhe der Ausgaben des Gesundheitswesens, die dem Einzelnen und der Solidargemeinschaft entstehen, sind nur schwer zu schätzen. Nach Daten der oben zitierten kanadischen Studie würden in Deutschland Behandlungskosten pro Fall in Höhe von insgesamt 878€ entstehen. Damit würden sich die gesamten Behandlungskosten für alle 4,8 Millionen Deutschen mit Ein- und Durchschlafstörungen auf insgesamt 4,2 Milliarden € belaufen (▶ Tab. 4-3).

Wir haben bislang nur über die Kosten von Unfällen, Ausfallzeiten am Arbeitsplatz und Behandlungskosten gesprochen. Wie verhält es sich aber mit Kosten infolge schläfrigkeitsbedingter Fehlentscheidungen von Politikern und Führungskräften, die auf Übermüdung, Schlafmangel und Schlafstörungen zurückzuführen sind? Bereits 24 Stunden Wachheit führt zu Einschränkungen im Entscheidungsverhalten: Müde Menschen neigen zu Realitätsverlust und zu risikofreudigerem Verhalten. Gefahren und Risiken werden im Zustand der Übermüdung unterschätzt. Moralische Wertvorstellungen, die sowohl wirtschaftliche als auch politische Entscheidungen nachhaltig bedingen, werden bei Schlaflosigkeit und Tagesschläfrigkeit eher vernachlässigt. Dabei gilt es als hipp bei den Entscheidungsträgern in Politik und Industrie, wenig Schlaf zu benötigen. In der im Kapitel 4.1 benannten Studie des Allensbacher Instituts gaben 61 % der Politiker an, sich regelmäßig unausgeschlafen zu fühlen, bei den Top-Managern war dies bei fast jedem zweiten der Fall. 57 % der Befragten gaben an, dies habe schon einmal zu entscheidenden Konsequenzen geführt.

> **Beachtenswert**
> Vor diesem Hintergrund ist es fraglich, ob Politiker und Manager mit wenig Schlaf tatsächlich dynamisch, produktiv und effizient in ihren Entscheidungen sind. Wie viele Fehlentscheidungen werden im Zustand der Übermüdung getroffen? Manch politische Nachtsitzung mit Einigung am frühen Morgen erscheint vor diesem Hintergrund in einem neuen Licht.

Tab. 4-3 Kosten der schlaflosen Gesellschaft

Kosten infolge schläfrigkeitsbedingter Unfälle im Straßenverkehr	4 Milliarden
Produktivitätsausfall infolge Fehlzeiten und Fehler am Arbeitsplatz	18,34 Milliarden
Immaterielle Kosten: Wochenendarbeit, Nachtarbeit, private Einschränkungen, Krankheiten, Fehlentscheidungen …	Nicht schätzbar
Behandlungskosten für Ein- und Durchschlafstörungen	4,2 Milliarden

Hat sich eventuell nur derjenige mit seiner Position und seinem Willen durchgesetzt, der sich von allen noch am ehesten wachhalten konnte und die größere Ausdauer und das größere Stehvermögen besaß? Haben die anderen nur kapituliert, weil sie nur noch ins Bett und schlafen wollten? Ihnen alles andere zunehmend egal wurde? Wäre es nicht ratsam, dass wir unsere Haltung zum Schlaf einmal gründlich überdenken? Wie wirtschaftlich und politisch sinnvoll sind diese im Zustand der Übermüdung getroffenen Entscheidungen? Wie viele Millionen oder Milliarden von Euro entstehen an Schaden infolge müdigkeitsbedingter Fehlentscheidungen? Es kann nur spekuliert werden; tatsächliche Zahlen lassen sich nicht ermitteln.

Beachtenswert
Wir leben in einer Gesellschaft, in der jeder allseits leistungsfähig, dynamisch und ausgeschlafen sein möchte. Wachsein ist hipp! Schläfrig sein ist uncool und wird mit Faulheit und Erfolglosigkeit assoziiert. Diese Haltung führt zu einer unausgeschlafenen Risikogesellschaft.

So ist es kein Wunder, dass wir versuchen, uns aufzuputschen, wann immer uns die Müdigkeit zu übermannen droht. Über dieses Thema möchte ich im nächsten Kapitel sprechen.

4.6 Allseits wach und fit: Wachmacher in der 24-Stunden-Gesellschaft

Fallbeispiel
Ein Chirurg stellte sich mit einer massiven Schlaf-wach-Rhythmus-Störung vor. Er nahm seit mehr als 2 Jahren vor der Arbeit Aufputschmittel, um seinen Anforderungen im Beruf nachzukommen. Egal ob er Früh-, Spät- oder Nachtschicht hatte. Die Anforderungen im Krankenhaus werden immer höher, so seine Erklärung. Man müsse in immer kürzerer Zeit mehr Patienten operieren. Für OP-Säle gebe es zwischenzeitlich Schichtpläne, um sie optimal auszulasten. Operationen am Tag und auch in der Nacht seien zwischenzeitlich üblich. Das seien die Vorgaben der Verwaltung. Diesen Anforderungen würde er ohne pharmakologische Unterstützung nicht mehr gerecht werden. Lange Zeit konnte er mit Wachmachern sein Leistungsvermögen aufrechterhalten. Er sei konzentriert gewesen und hätte routiniert und schnell arbeiten können. Pausen waren nicht notwendig. Nach der Arbeit war er häufig immer noch auf- und überdreht. Die antriebssteigernden Medikamente stoppten ihre Wirkung nicht an der Stechuhr. Schlafstörungen waren vorprogrammiert. Um in den Schlaf zu finden, nahm er dann Schlafmittel ein. Manche spritzte er sich sogar selbst. Versetzte sich in eine „Kurzzeitnarkose". Es waren dieselben Medikamente, die er auch bei seinen Patienten bei kleineren Eingriffen für die

> Kurzzeitnarkose verwendet. Je länger er aber die Medikamente einnahm, umso unwohler fühlte er sich an arbeitsfreien Tagen ohne Medikamente: Kopfschmerzen, Gereiztheit und eine gedrückte Stimmung waren an der Tagesordnung. Er war zwischenzeitlich von den Medikamenten abhängig, und wenn er sie nicht mehr nahm, befand er sich im Entzug.

Ein klarer Fall von (Hirn-)Doping. Um den Anforderungen unserer 24-Stunden-Gesellschaft mit zunehmender Arbeitsverdichtung nachzukommen, suchen immer mehr Menschen nach dem „Viagra für das Gehirn", der medikamentösen Möglichkeit, ihr körperliches und kognitives Leistungsvermögen zu steigern oder sich mit Medikamenten in ihrem emotionalen Befinden so stabil zu halten, dass sie die Belastungen nicht aus der Bahn werfen. Neuroenhancement nennt es der Fachmann.

Laut einer Studie des Robert Koch-Instituts aus dem Jahr 2011 sind 1,5 % der deutschen Bevölkerung abhängig, Tendenz steigend! Laut dem DAK-Gesundheitsbericht aus dem Jahr 2015 gab es bereits einen Anstieg um 2 Prozentpunkte unter den Beschäftigten zu verzeichnen. In amerikanischen Studien werden bis zu 35,5 % der Arbeitnehmer angegeben, die bereits mindestens einmal „Hirndoping" vorgenommen haben.

Beachtenswert
Zu den Risikogruppen zählen all diejenigen, die kognitiv stark beansprucht sind, lange Arbeitszeiten haben und rund um die Uhr zur Verfügung stehen müssen. Dies betrifft insbesondere Personen im Management, der Finanzbranche, dem Journalismus, der Medizin und der Politik. Studenten nehmen ebenfalls häufig Medikamente ein, um Prüfungsstress und Prüfungsängste bewältigen zu können. Neuerdings scheinen auch Schichtarbeiter zunehmend zum Psychostimulanz zu greifen, um mit ihren Arbeitsbelastungen besser umgehen zu können.

Eingenommen werden sowohl illegale Drogen als auch verschreibungspflichtige Medikamente. Vernachlässigt wird, dass die Wirkung der einzelnen Substanzen oft begrenzt ist und sie aufgrund der Nebenwirkungen der Medikamente zumindest auf lange Sicht krank und abhängig machen können.

Wachmacher und Stimmungsaufheller werden am häufigsten zur Leistungssteigerung verwandt. Zu den Wachmachern gehören vor allem Medikamente, die bei starken Schlafstörungen mit Tagesschläfrigkeit (Methylphenidat, Modafinil) und bei demenziellen Erkrankungen (Donepezil) gegeben werden. Häufige Nebenwirkungen sind Schlaflosigkeit, Kopfschmerzen, innere Unruhe, Persönlichkeitsveränderungen, Appetitlosigkeit und paradoxerweise auch Konzentrationsstörungen. Zu den Risiken und Nebenwirkungen des Gebrauchs von Stimulanzien zählt auch die Gefahr, die eigenen Körpersignale zu übersehen und Überforderungen nicht mehr rechtzeitig zu erkennen.

> **Fallbeispiel**
> Prominentes Opfer war bereits 1967 der Radrennfahrer Tom Simpson, der bei der Tour de France unter einem Mix von Amphetaminen und Alkohol seine eigenen Grenzen auf der Steigung zum Mont Ventoux nicht mehr erkannte. Er fiel infolge Überforderung vom Rad. Kurz vor seinem Tod waren angeblich seine letzten Worte: „Setzt mich wieder aufs Rad."

Zu den Stimmungsaufhellern werden vor allem Antidepressiva, Benzodiazepine und β-Rezeptoren-Blocker gezählt. Sie werden vermehrt von Frauen eingenommen. Gewünscht sind eine Verbesserung des psychischen Wohlbefindens sowie der Abbau von Stress und Nervosität. So gelingt es in alltäglichen Belastungssituationen, Versagensängste, Stress, Lampenfieber, Herzklopfen und Ängste besser zu überwinden. Vorträge, lange Sitzungen und Prüfungen sollen so besser gemeistert und das Leistungsvermögen und die Ausdauer erhöht werden. Stimmungsaufheller können auch bei Gesunden teilweise nicht unerhebliche Nebenwirkungen wie Gewöhnung, Abhängigkeit, Unruhe, Schlaflosigkeit, Appetitverlust, Herzrasen, Durchblutungsstörungen, Erektionsstörungen und einiges mehr verursachen.

Aber auch illegale Substanzen wie Amphetamine werden zur Leistungssteigerung verwandt. Sie haben ebenfalls nicht unerhebliche Nebenwirkungen: Unruhe, Anspannung, Bluthochdruck, Herzrhythmusstörungen und psychotische Zustände. Bei regelmäßiger Einnahme können sogar Nervenzellen absterben. Cocain kann bei dauerhaftem Gebrauch ebenfalls das Nervensystem schädigen und zu Persönlichkeitsveränderungen führen.

Zwar ist das Neuroenhancement keine Erfindung der Neuzeit. Menschen haben schon immer versucht, ihr Leistungsvermögen, ihre Stimmung oder soziale Interaktionsfähigkeit zu verbessern. Sei es mit Alkohol, Tabak, Cannabis, Kaffee, Schokolade, Ginkgo, Guarana, Rosenwurz, um nur ein paar weitere Substanzen zu nennen. Auch mentale Techniken wie Gehirn-Jogging, Coaching oder Meditation werden eingesetzt. Die Grenze sollte aber immer dort gezogen werden, wo ein mäßiger Gebrauch nicht mehr gewährleistet ist und die Gesundheit des Einzelnen gefährdet wird. Diese Grenze erscheint mir dann überschritten, wenn rezeptpflichtige Medikamente eingenommen werden und damit die Gesundheit von Gesunden gefährdet wird. Es wäre ein zweifelhafter Fortschritt, wenn der Erfolg der Gesellschaft auf dem Rücken der Gesundheit des Einzelnen ausgetragen wird. Vor diesem Hintergrund warnt auch die Deutsche Gesellschaft für Psychiatrie, Psychotherapie und Nervenheilkunde in einer Stellungnahme aus dem Jahr 2009 vor den bisher nicht absehbaren Nebenwirkungen beim Gebrauch von Neuroenhancern:

"Auch wenn als Neuroenhancer genutzte Medikamente für klinische Indikationen wie z. B. ADHS oder Narkolepsie zugelassen sind, wäre es vor ihrer Anwendung bei Gesunden mit dem Ziel der Leistungssteigerung unumgänglich, umfangreiche und langfristig angelegte klinische Studien zu Wirkungsprofil und Sicherheit in diesem Einsatzfeld durchzuführen. Ob der Einsatz im Sinne der Menschen und der Gesellschaft überhaupt sinnvoll ist, mag bezweifelt werden."

DGPPN 2009

Trotzdem wird es in bestimmten Bereichen immer das Interesse geben, „Viagra fürs Gehirn" einzusetzen. Gesellschaftlich könnte sich bald ein gewisser Druck für den Einzelnen entwickeln. Es existieren Studien, die belegen, dass Piloten unter einem Antidemenzmittel (Donepezil) bessere Leistungen in fliegerischen Krisensituationen erbringen, Chirurgen nach einer Nachtschicht unter Modafinil besser operieren und Studenten unter Amphetaminen bessere Leistungen in Prüfungen aufweisen und andere abhängen. Müssen wir unser Hirn bald dopen, um gesellschaftlich mithalten zu können? Verschaffen wir uns in Prüfungen bald einen Nachteil, wenn wir nicht zu „Hirndopern" werden? Erreichen unsere Kinder im Vergleich zu ihren dopenden Mitschülern schlechtere Schulnoten?

Noch ist der Nutzen des Hirndopings zweifelhaft, da die zur Verfügung stehenden Medikamente zu viele – auch leistungshemmende – Nebenwirkungen haben. Es wird aber diese Chancendiskussion auf unsere Gesellschaft zukommen. Für die Industrie ist die Entwicklung von nebenwirkungsarmen Neuroenhancern attraktiv. Es würde sich ein gigantischer Absatzmarkt auftun. Die daraus drohende „pharmakologische Aufrüstung" der Gesellschaft würde sie vor eine schwer zu lösende ethische Diskussion führen. Noch ist es nicht soweit …

5 Plädoyer für eine ausgeschlafene Gesellschaft

Was kann der Einzelne, die Wirtschaft und die Politik verändern, damit jeder von uns mit den gesundheitlichen und gesellschaftlichen Risiken einer 24-Stunden-Nonstop-Gesellschaft besser zurechtkommt. Einige sehen die Lösung darin, das Rad einfach wieder zurückzudrehen. Schicht- und Akkordarbeit aufgeben. Manche Sozialromantiker fordern gar die Rückentwicklung in die Zeit der Agrargesellschaft, die vorindustrielle Zeit ohne elektrischen Strom, Licht, Maschinen und Computertechnologie. Mit einem Schlag wären alle gesellschaftlichen und gesundheitlichen Risiken der Erfindungen der Neuzeit gebannt. Aber ebenso deren Vorteile. Das will ich nicht, und ich vermute, Sie auch nicht. Auf all die Vorteile verzichten, die uns die moderne Gesellschaft gebracht hat: hohe Mobilität, umfangreiche Informations- und Kommunikationsmöglichkeiten, materieller Wohlstand, hohe medizinische Standards und soziale Absicherungen. Trotz all der propagierten Unfall- und Gesundheitsrisiken der 24-Stunden-Nonstop-Gesellschaft: Die Lebenserwartung steigt und steigt. Gesundheitlich geht es uns immer besser.

Beachtenswert
Wir können und wollen das Rad der Zeit nicht zurückdrehen und auf die vielen Vorteile der menschlichen Entwicklung verzichten. Was wir aber können, ist, einen vernünftigen Umgang mit den Vor- und Nachteilen der 24-Stunden-Gesellschaft zu erlernen.

Dazu ist es notwendig, die in den vorausgehenden Kapiteln dargestellten Risiken zu identifizieren und wissenschaftlich basierte Lösungsstrategien zu deren Bewältigung zu entwickeln. Wie immer im Leben gibt es keine optimalen Lösungen. Es gilt, Kompromisse zu schließen, Argumente und Risiken abzuwägen und rationale Entscheidungen zu fällen. Die Welt ist dialektisch: Entscheidungen für eine Sache stellen auch immer Entscheidungen gegen eine Sache dar. Nicht alle vorgeschlagenen Strategien mögen alle Probleme lösen, manche vorgeschlagene Veränderung mag ein Übel ablösen, aber auch neue Probleme mit sich führen. So ist es im Leben. Wer handelt und sich bewegt, läuft Gefahr, Fehler zu machen. Nichtstun aber führt zu Stillstand und Rückschritt.

Vor diesem Hintergrund möchte ich nachfolgende Thesen auf- und zur Diskussion stellen. Sie sind meiner Ansicht nach in der Lage, der Menschheit der modernen Industriegesellschaft ein Stück mehr Gesundheit, Sicherheit, Wohlbefinden und vielleicht auch etwas mehr persönliches Glück zu bieten:

- Gebt den Leuten mehr Schlaf!
  Mit Entwicklung der Industriegesellschaft, der Einführung von Schichtarbeit, der Elektrifizierung und Entwicklung der Glühbirne, der zunehmenden Arbeitsverdichtung und ständigen Erreichbarkeit durch die neuen Medien ist der Mensch in der Lage, die Nacht zum Tag zu machen. Die natürlichen Schlafenszeiten werden in der Folge immer mehr bedrängt und verkürzt. Der moderne Mensch der 24-Stunden-Gesellschaft schläft in Bezug auf seine eigene Geschichte so wenig wie noch nie. Neuere wissenschaftliche Studien belegen die hohe Bedeutung des Schlafs für die Gesundheit, das psychische Wohlbefinden und das Leistungsvermögen des Menschen. Trotzdem hat der Schlaf, eigentlich die schönste Sache der Welt, seine Faszination und Bedeutung in der modernen Industriegesellschaft verloren. In der westlichen Welt gilt Schlaf als Produktionshemmnis und menschliche Schwäche. Entscheidungsträger in Politik und Wirtschaft brüsten sich mit ihrem geringen Schlafbedarf.
  Es muss eine neue Schlafkultur entwickelt werden, die der elementaren Bedeutung des Schlafs gerecht wird:
    - Menschen sollten zuungunsten von Freizeitaktivitäten und Arbeit wieder mehr schlafen.
    - Das Wissen über die Bedingungen eines gesunden Schlafs sollte bereits in der Schule vermittelt werden und fester Bestandteil der Gesundheitserziehung werden.
    - Schlaf am Tag und am Arbeitsplatz sollte eine positive Bewertung erfahren. Unternehmen sollten sich an der asiatischen Kultur orientieren und die positive Wirkung von kurzem (Mittag-)Schlaf auf das Leistungspotenzial und die Gesundheit ihrer Mitarbeiter erkennen. Entsprechende Schlafmöglichkeiten in Unternehmen könnten unterstützend wirken (▶ Kap. 2.6).
    - Der Schlaf ist elementar für die menschliche Entwicklung und Reifung des Gehirns (▶ Kap. 2.5). Aus diesem Grund sollten auch in Kindergarten und Schule eine entsprechende Schlafkultur entwickelt werden. Diese darf ruhig so weit gehen, dass ein kurzes Nickerchen im Unterricht nicht verpönt ist, sondern vom Lehrer positiv bewertet wird.
- Nicht der frühe Vogel fängt den Wurm! Sondern wenn man zu früh aufsteht, kann der Wurm drin sein!
- Gesellschaftliche Zeiten müssen an die chronobiologisch begründeten Schlafenszeiten des Menschen angepasst werden (▶ Kap. 3.2).
    - Für mehr als zwei Drittel unserer Gesellschaft ist der regelhafte Arbeitsbeginn zwischen 6 und 8 Uhr am Morgen zu früh. Die Folge sind für die Mehrheit der Bevölkerung Schlafmangel, unausgeschlafene Mitarbeiter und vermehrte Krankheiten. Diesen sozialen Jetlag gilt es abzubauen. Die Wirtschaft sollte erkennen, dass ausgeschlafene Mitarbeiter leistungsfä-

higer, kreativer und produktiver sind und deren höhere Gesundheit zu weniger Krankschreibungen führt. Der Arbeitsbeginn sollte sich an der Biologie des Menschen orientieren und regelhaft später stattfinden.
- Der Arbeitsbeginn sollte flexibler gestaltet werden, um Lerchen und Eulen die Möglichkeit zu bieten, ihrem individuellen Schlaf-wach-Rhythmus nachzukommen.
- Der Schulbeginn am Morgen sollte (mindestens für Schüler mit Beginn der Pubertät) später beginnen (▶ Kap. 3.2).
- Um bessere Leistungen in Klausuren und Prüfungen zu erreichen und auch aus Gründen der Chancengleichheit zwischen Lerchen und Eulen sollten diese nicht in den ersten Schulstunden stattfinden (▶ Kap. 3.2).

- Schichtarbeit muss in Industrie und im Dienstleistungsbereich humaner werden und sich moderner wissenschaftlicher Erkenntnisse bedienen!
- Nahezu jeder fünfte Arbeitnehmer arbeitet in Schicht oder schichtnahen Arbeitsverhältnissen. Schichtarbeit in ihrer gegenwärtigen Form kann eine Belastung für die Gesundheit und das psychische Wohlbefinden darstellen. In manchen Bereichen unserer Gesellschaft, wie bei der Polizei, der Feuerwehr und im Gesundheitswesen, ist die Gestaltung der Schichtarbeit nicht auf wissenschaftlichen Erkenntnissen begründet. Die Folge sind Krankheiten, ein hoher Krankenstand, Frühberentungen, eine hohe Fehlerrate und geringe Produktivität.
  - Vorwärts- und kurzrotierende Schichten sind gesünder als lang dauernde und rückwärtsrotierende Schichten (▶ Kap. 4.1).
  - Nachtschichten sind aufgrund ihrer Belastung auf ein Minimum zu reduzieren und sollten zumindest ab einem gewissen Lebensalter, wo immer möglich, nur auf freiwilliger Basis erfolgen.
  - Für die Auswahl der Schichtarbeiter auf die jeweiligen Schichten ist der Chronotypus zu berücksichtigen: Lerchen sollten vorzugsweise in Frühschichten, Eulen eher in Spät- und Nachtschichten arbeiten.
  - Frühschichten sollten möglichst spät beginnen und Nachtschichten möglichst früh enden. Dieses Dilemma kann nur dadurch aufgelöst werden, dass die Schichtgrenze zwischen Nacht und Frühschicht sich am Chronotypus orientiert. Lerchen lösen sich wechselseitig zu einem frühen Zeitpunkt ab. Lerchen fallen Nachtschichten schwerer und ein früher Schichtbeginn am Morgen im Vergleich zu Eulen leichter. Eulen haben weniger Probleme mit einer Nachtschicht, aber vielmehr erhebliche Schwierigkeiten mit einem frühen Schichtbeginn am Morgen. Aus diesem Grund lösen sich Eulen später ab. In der Praxis könnte es so aussehen, dass sich Lerchen gegen 5 Uhr und Eulen gegen 7 Uhr nach einer Nachtschicht ablösen (▶ Kap. 4.1).
  - Die Entscheidung zur Schichtarbeit sollte erst nach einer sorgfältigen medizinischen Eignungsdiagnostik stattfinden. Chronobiologisch ausgebildete Betriebsärzte sollten den Arbeitnehmer in seiner Entscheidung

für eine Tätigkeit im Schichtdienst auf Basis der medizinischen Ergebnisse beraten. So ist gewährleistet, dass sowohl der Arbeitnehmer als auch das Unternehmen eine für ihre jeweiligen Interessen sinnvolle Entscheidung treffen.
- Arbeitgeber haben bei der Auswahl von Schichtsystemen und Schichtmodellen ihre Fürsorgepflicht zu erfüllen. Die Bestimmung des Schichtmodells durch die Mehrheit der Arbeitnehmer kann zu Arbeitszeitregelungen führen, die für einen nicht unerheblichen Teil der Belegschaft ungesund sind. Krankheiten, ein hoher Krankenstand, Dienstunfähigkeiten und Frühberentungen können die Folge sein. Als Negativbeispiel sei an dieser Stelle das Schichtsystem der Polizei aufgeführt.
- Schichtplaner sollten in chronobiologischen Erkenntnissen zur Schichtplangestaltung ausgebildet sein. So kann vermieden werden, dass besonders belastende Schichtfolgen festgelegt werden. Dies wurde am Beispiel des Gesundheitswesens im öffentlichen Dienst verdeutlicht (▶ Kap. 4.1).
- Wo immer möglich, sollte Schichtarbeit aufgrund der besonderen Belastung bei älteren Arbeitnehmern nicht auf Lebenszeit erfolgen.
- Schlafstörungen bei Schichtarbeit sind behandelbar und nicht nur schichtbedingt (▶ Kap. 4.1, 6.3). Viele Schichtarbeiter zeigen Fehlverhaltensweisen und ungünstige innere Haltungen, wie sie auch bei nicht schichtbedingten Schlafstörungen auftreten. Verhaltensmedizinische Maßnahmen und verhaltenstherapeutische Interventionen in Form von betrieblichen Gesundheitsmaßnahmen reduzieren schichtbedingte Schlafstörungen und Krankschreibungen (▶ Kap 4.1, 6.3, S. 154, 158). Weiterhin sind sie geeignet, die Schichtfähigkeit zu steigern und das Leistungsvermögen am Arbeitsplatz zu verbessern.
• Dem hohen Gefährdungspotenzial von Schläfrigkeit und Sekundenschlaf in der Arbeitswelt, dem Luft- und Straßenverkehr (▶ Kap. 4.3, 4.4) muss begegnet werden!
• Schläfrigkeit und Sekundenschlaf stellen ein unterschätztes Potenzial für Unfälle dar. Sei es am Arbeitsplatz oder im Verkehr (▶ Kap. 4.1, 4.3, 4.4). Gesellschaftlich gilt ein müder Autofahrer als ungefährlich, ein alkoholisierter als Zeitbombe. Dabei entsprechen bereits 17 Stunden Wachheit einem Reaktionsvermögen von 0,5 Promille und 22 Stunden Wachheit einem Reaktionsvermögen von 1,0 Promille. Zahlreiche Katastrophen sind auf Übermüdung, Nachtarbeit und zu lange Arbeitszeiten zurückzuführen (▶ Kap. 4). Gesellschaftlich wird dem hohen Gefährdungspotenzial von Müdigkeit nicht Rechnung getragen. Schläfrigkeitsbedingte tödliche Unfälle im Straßenverkehr sind mehr als doppelt so häufig wie infolge Alkohol am Steuer (▶ Kap. 4.3). Trotzdem existiert Schläfrigkeit als Unfallursache in den Unfallstatistiken quasi nicht. Würde man nur einen ähnlichen hohen Aufwand wie bei der Verhinderung alkoholbedingter Unfälle betreiben, könnte die Anzahl tödlicher Unfälle im Straßenverkehr deutlich reduziert werden.

Zahlreiche Flugzeugunglücke sind auf Übermüdung der Piloten, verbunden mit Nacht- und Schichtarbeit, zurückzuführen. Schätzungen gehen davon aus, dass 20 % aller kritischen Ereignisse in der Luftfahrt auf Müdigkeit zurückzuführen sind (▶ Kap. 4.4).

- Gesellschaftlich muss ein Umdenken stattfinden, das dem hohen Gefährdungspotenzial durch Schläfrigkeit gerecht wird. Dafür sind Aufklärungskampagnen notwendig, ähnlich wie diese für alkoholbedingte Gefährdungen in Industrie und Verkehr stattfinden.
- Schulungen zur Erkennung und Vermeidung von Schläfrigkeit sollten fester Bestandteil der Führerscheinausbildung werden. Dies insbesondere bei Risikogruppen, die Personentransporte vornehmen oder im Schwerlastverkehr tätig sind.
- Lenkzeitenregelungen für LKW- und Busfahrer, aber auch die Cockpitzeiten im Flugverkehr müssen individualisiert und flexibilisiert werden (▶ Kap. 4.3, 4.4). Sie sollten sich am Chronotypus und dem Tageszeitpunkt der Tätigkeit orientieren. Bei Nachttätigkeiten sind geringere Einsatzzeiten zu fordern als bei Tätigkeiten am Tage.
- Cockpit-Zeitenregelungen müssen sich an den wissenschaftlichen Erkenntnissen orientieren. Sie sind derzeit zu sehr an den wirtschaftlichen Interessen der Fluggesellschaften orientiert. Ein Pilot darf deutlich länger fliegen als ein LKW-Fahrer am Steuer sitzen (▶ Kap. 4.4).
- Ein schläfriger Pilot kann nicht kurz anhalten und ein Nickerchen machen. Deshalb ist eine ausreichende Zahl an Piloten mitzuführen.
- Fliegerärzte sind in der Erkennung von Schlafstörungen wenig geschult. Sie bedürfen spezieller schlafmedizinischer Ausbildungen, um die hohe Zahl an Piloten mit schichtbedingten Schlafstörungen medikamentös, aber vor allem nichtmedikamentös behandeln zu können.
- Im Flugverkehr müssen Regelungen getroffen werden, die es Piloten erlauben, ohne Angst vor Arbeitsplatzverlust, Schlafstörungen bekanntzugeben und behandeln zu lassen.

Teil II

Schlafstörungen – Wie helfe ich mir selbst?

Schlafstörungen sind häufig und weit verbreitet. Sie haben den Status einer Volkskrankheit. Interessanterweise werden aber viele von ihnen in unserem Gesundheitssystem nicht als solche „behandelt". Sie werden häufig bagatellisiert und nicht ernst genommen. „Schlafen tun wir doch alle schlecht", sagte vor Kurzem eine Mitarbeiterin einer großen Gesundheitskasse in Deutschland. Deswegen muss man doch nicht gleich ins Krankenhaus. Tatsächlich führen Schlafstörungen zu enormen gesundheitlichen Belastungen und volkswirtschaftlichen Kosten (▶ Kap. 2.6, 4.5, 6.1). Sie können schwere Erkrankungen herbeiführen und die Lebenserwartung verkürzen.

Ein ganz wesentlicher Aspekt dieses zweiten Teils des Buchs ist die verständliche und ausführliche Darstellung von Schlafstörungen. Dabei möchte ich Ihnen die neuesten Erkenntnisse zu den jeweiligen Diagnose- und Behandlungsmöglichkeiten erläutern. Zur besseren Veranschaulichung führe ich zu den einzelnen Punkten viele Patientenbeispiele aus meiner täglichen Praxis an. Ganz wichtig ist mir die Vermittlung von selbstwirksamen Behandlungsmöglichkeiten. Was kann jeder Einzelne tun, um seine Schlafstörung erfolgreich selbst zu behandeln, seine „eigene Schlaftablette" zu werden? Dort, wo das nicht geht, möchte ich das Für und Wider der verschiedenen schlafmedizinischen Behandlungsoptionen verständlich erläutern. Mein Ziel ist es, Sie zum „Experten in eigener Sache Schlaf" zu machen. Nur so können Sie die bestmögliche Therapiestrategie gemeinsam mit Ihrem Arzt ermitteln und die bestmögliche Behandlung bekommen.

Bei der Darstellung der Schlafstörungen stehen die „großen Drei" im Vordergrund:
- Ein- und Durchschlafstörungen,
- Schlafapnoe-Syndrome (krankhaftes Schnarchen) und
- die unruhigen Beine (Restless-legs-Syndrom).

Weniger häufige Störungen des Schlafs, wie z. B. nächtliche Albträume, Schlafwandeln oder die chronischen Müdigkeitssyndrome sollen ebenfalls nicht zu kurz kommen. Auch das gutartige Schnarchen, kein Thema der Medizin, aber eines des genervten und häufig schlaflosen Bettpartners, soll hinsichtlich seiner Ursachen und Behandlungsmöglichkeiten beschrieben werden.

Dieses Buch würde nicht „Die schlaflose Gesellschaft" heißen, wenn ich Ihnen nicht auch zeigen würde, wie unsere Gesellschaft und insbesondere unser Gesundheitssystem die Entstehung und Chronifizierung von Schlafstörungen fördert. Schlafstörungen müssten bei veränderten „Rahmenbedingungen" nicht notwendigerweise in dieser Häufigkeit in unserer Gesellschaft auftreten. Deswegen stelle ich am Ende des zweiten Teils meines Buchs Maßnahmen vor, die in der Lage sind, uns von der Folter „Schlafstörung" zu befreien.

6 Ein- und Durchschlafstörungen

Nichtschlafenkönnen kann quälend sein und hat schon manchen an den Rand der Verzweiflung gebracht. Ein prominentes Beispiel ist Michael Jackson, der an einer chronischen und schweren Schlafstörung litt und mit zunehmender Verzweiflung über sein fehlendes Schlafvermögen im Verlauf seiner Todesnacht seinen behandelnden Arzt immer wieder zur Gabe von Schlaf- und Beruhigungsmitteln gedrängt hat. Zuletzt – am Morgen – nach einer Nacht mit verzweifeltem Ringen um den Schlaf und vielen Medikamenten wurde ihm von seinem Arzt sogar ein Narkosemittel gespritzt. Der über die Nacht hinweg verabreichte Medikamentencocktail hat dann – so die naheliegende Vermutung – zu Herzversagen und Tod geführt.

Aber es gibt weitere prominente Beispiele: Lady Gaga berichtet von Schlafstörungen ebenso wie die Popsängerin Rihanna. Enrique Iglesias nannte eines seiner Alben Insomnia (Schlaflosigkeit), weil er während der Tonaufnahmen so belastet war, dass er keinen Schlaf bekam. Jennifer Aniston berichtete in einer amerikanischen Gesundheitssendung, dass fehlender Sport zu ihren Schlafstörungen beigetragen habe und eine starke Grübelneigung sie ebenso schlaflos mache. Viele Stars haben ihre eigenen Mittel gegen Schlafstörungen: Jonny Depp benötigt angeblich einen Wollpyjama. Andie MacDowell hat sie mit Yoga überwunden und der Moderator Domian trinkt Kräutertees und heiße Milch mit Honig.

Viele unserer verzweifelten Patienten leiden schon viele Jahre an Schlafstörungen. Liegen nachts wach, starren an die Zimmerdecke, verrichten Hausarbeiten, kochen vor, bügeln, putzen oder sitzen im Homeoffice, vor dem Fernseher oder surfen im Internet, um sich die Zeit zu vertreiben oder selbige „sinnvoll" zu gestalten. Am Tag quälen sie sich müde und abgeschlagen durch den Beruf, schlafen im Straßenverkehr fast ein und sind in der Familie und Partnerschaft wenig belastbar und häufig gereizt. Abends richten sie ihr ganzes Verhalten zum Leidwesen ihrer Mitmenschen auf ein möglichst optimales Einschlafen aus. Weggehen, sich mit Freunden treffen, gemeinsame Gespräche und Diskussionen, Vereinsaktivitäten, Kinobesuche werden zunehmend gemieden. Viele isolieren sich sozial. Selbst ein spannender Film, der klassische „Tatort" am Sonntagabend, wird weggeschaltet, darf nicht mehr angesehen werden, da er das Einschlafen erschweren könnte.

Viele versuchen sich von störenden Geräuschen mittels Ohrstöpseln, schalldichten Türen und Fenstern von jeglicher schlafunterbrechenden Störquelle zu „verrammeln". Ein sich bewegender und atmender Partner wurde dabei schon längst aus dem gemeinsamen Schlafzimmer verbannt oder man ist selbst in ein Einzelzimmer geflüchtet.

Nach vielen Jahren zermürbender Schlaflosigkeit steigt dann schließlich das Risiko für körperliche Erkrankungen und psychische Störungen wie Depressionen deutlich an.

Verzweifelt haben viele in den unterschiedlichen Sparten der Medizin, bei Haus- und Fachärzten, Kur-, Reha- und Privatkliniken nach Hilfe gesucht. Psychosomatische Behandlungen, ambulante Psychotherapien und zahlreich angebotene IGEL-Leistungen (selbst zu bezahlen!) zur Bestimmung von Hormonen, Melatonin und anderen Botenstoffen wurden aus eigener Tasche bezahlt. Hypnosetherapien und Akupunktur wurden ebenfalls meist frustran und mit viel (finanziellem) Aufwand ohne Erfolg bemüht.

Ganze Industriezweige scheinen von der Schlaflosigkeit der Menschen zu leben. Die Bettenbranche wirbt mit neuen Betten und Matratzen, die garantiert den Schlaf wieder erholsam machen. Teure Soundkissen, Audio-CDs und Selbsthilfebücher bieten den optimalen Schlaf. Schwingbetten suggerieren Erlösung von jahrelanger Qual. Die Magnetfeldtherapie in der Bettdecke wurde bereits angeschafft. Der Wünschelrutengänger hat nach Wasseradern gesucht, Elektrosmog wurde identifiziert und beseitigt. Alle pflanzlichen Schlafmittel, die von der Pharmaindustrie geschickt in den wenigen Minuten vor der Tagesschau hoch werbewirksam beworben werden, haben sie gekauft und zuhauf meist ohne Erfolg geschluckt.

Doch weder im Gesundheitswesen, der Industrie noch in pseudomedizinischen Kreisen scheinen die Patienten die gewünschte Hilfe zu finden. Dabei liegt die Hilfe manchmal so nahe, wie Sie im Verlauf dieses Kapitels sehen werden.

Zur Veranschaulichung der Leiden vieler Menschen mit Schlafstörungen habe ich Ihnen nachfolgend einmal eine Sammlung typischer Aussagen meiner Patienten aufgelistet. Die getroffenen Aussagen sollen die Qualen mancher Schlaflosen verdeutlichen. Sollten auch Sie schon einmal schlecht geschlafen haben oder regelmäßig unter Schlafstörungen leiden, kann ich mir vorstellen, dass Sie sich in so mancher Aussage wiederfinden.

Fallbeispiel
- „Schon am Morgen, wenn ich nach einer schlechten Nacht aufwache, kreisen meine Gedanken darum, wie ich es wohl schaffen könnte, in der Folgenacht endlich wieder einmal besser zu schlafen."
- „Oft bin ich am Abend todmüde, doch sobald ich ins Bett gehe, ist es so – wie wenn man einen Lichtschalter umschaltet – ich bin plötzlich, von einem Moment auf den anderen, wieder hellwach."
- „Nachts schaue ich immer wieder auf den Wecker, oft bin ich dann verzweifelt, wenn ich feststelle, wie früh ich schon wieder wach wurde oder mir ausrechne, wie wenig Zeit zum Schlafen mir noch bleibt."

6 Ein- und Durchschlafstörungen

- „Wenn ich im Bett liege, gelingt es mir einfach nicht, abzuschalten. In meinem Kopf kreisen die Gedanken, oft nur über Banalitäten, aber es gelingt mir einfach nicht, an nichts zu denken."
- „Sonntags, wenn die Arbeitswoche wieder bevorsteht, schlafe ich häufig besonders schlecht ein und durch."
- „Oft habe ich das Gefühl, die ganze Nacht wachzuliegen, es klappt einfach nicht mit dem Einschlafen. Aber dann, kurz bevor der Wecker klingelt, dann würde es plötzlich klappen. Leider muss ich dann raus."
- „Oft gehe ich zur Arbeit, obwohl ich mich aufgrund meiner Schlaflosigkeit nicht leistungsfähig fühle."
- „Es ist paradox, vor dem Fernseher schlafe ich besser als in meinem Bett."
- „Je mehr ich mich anstrenge einzuschlafen, um so wacher werde ich."
- „Wenn ich nachts wachliege und nicht schlafen kann, wird meine Verzweiflung oft riesengroß. Manchmal ärgere ich mich auch so sehr über meine Schlaflosigkeit, dass gar nichts mehr geht."
- „Wenn ich wachliege und mein Partner neben mir selig schlafend liegt, könnte ich ihn manchmal vor Neid erwürgen."
- „Wenn ich nachts nicht geschlafen habe, bin ich am Tag einfach kein Mensch. Meine Stimmung ist wechselhaft, ich fühle mich müde und unausgeschlafen und habe das Gefühl, meinen Aufgaben nur mit Mühe nachkommen zu können."
- „Sobald ich einmal gut geschlafen habe, fühle ich mich wie ein neuer Mensch: Am Tag leistungsfähig und fit und meine Stimmung ist gut."
- „Oft habe ich am Abend Angst vor dem Zubettgehen. Angst, wieder nicht einschlafen zu können. Je näher die Bettzeit kommt, umso unruhiger und wacher werde ich."

6.1 Volkskrankheit Ein- und Durchschlafstörung

Ein- und Durchschlafstörungen, im Fachterminus „Insomnien" genannt, sind weitverbreitet. Aufgrund ihrer Häufigkeit stellen sie eine Volkskrankheit dar. In einer Studie des Robert Koch-Instituts aus dem Jahr 2013 wird von 5,7 % der deutschen Bevölkerung mit behandlungsbedürftigen Ein- und Durchschlafstörungen berichtet. Vergleicht man die Insomnie mit der Zuckerkrankheit (Diabetes), die ebenfalls als Volkskrankheit gilt und nur ungefähr 2 % der Bevölkerung betrifft, dann wird die weite Verbreitung der Insomnie deutlich. In machen Boulevard-Zeitschriften findet man noch höhere Angaben für die Häufigkeit der Ein- und Durchschlafstörungen. Das liegt aber meist darin begründet, dass in den dortigen Häufigkeitsangaben auch Menschen eingeschlossen wurden, die nur gelegentlich, an wenigen Tagen in der Woche oder im Monat, schlecht schlafen. Oft werden in diesen Untersuchungen auch diejenigen Menschen mit aufgenommen, die am Tag gar keine Einschränkungen in ihrem Befinden oder Leistungsvermögen aufweisen.

> **Beachtenswert**
> Es sollte keine Schlafstörung diagnositiziert werden, wenn es keine Einschränkungen im Befinden oder Leistungsvermögen am Tag gibt.

Dies wird aber für eine Diagnosestellung im medizinischen Sinne dringend gefordert. Würde man die Einschränkungen am Tag nicht berücksichtigen, würden auch all diejenigen die Diagnose Insomnie erhalten, die aufgrund ihres Alters oder anderweitiger Bedingungen nachts auch einmal wachliegen können, ohne dass dies negative Konsequenzen auf Befinden, Leistungsvermögen oder Gesundheit hat.

> **Beachtenswert**
> Insomnien haben eine hohe Chronifizierungsneigung und können über viele Jahre andauern.

In einer Studie an Patienten in Hausarztpraxen konnte bei über 80 % eine Erkrankungsdauer länger als 1 Jahr und bei über 25 % eine Erkrankungsdauer länger als 10 Jahre festgestellt werden. Dies hat insbesondere mit fehlenden adäquaten Behandlungsmöglichkeiten in unserem Gesundheitssystem zu tun (▶ Kap. 12, S. 130, 147). Interessanterweise wusste in dieser Befragung der Hausarzt nur in der Hälfte der Fälle von der Schlafstörung seiner Patienten. Sie scheinen ihren Hausarzt nicht zu informieren. Möglicherweise, weil sie wissen, dass er außer Schlafmittel wenig therapeutische Möglichkeiten hat.

Risikogruppen

Es gibt Gruppen in unserer Bevölkerung, die besonders häufig an Schlafstörungen leiden. An erster Stelle ist das weibliche Geschlecht aufzuführen.

> **Beachtenswert**
> Frauen leiden häufiger an Ein- und Durchschlafstörungen als Männer.

Je nach wissenschaftlicher Studie und der verwendeten diagnostischen Kriterien leiden Frauen doppelt bis dreimal so häufig an Schlafstörungen als Männer. Zwei Faktoren sind als Ursache dabei besonders hervorzuheben: Zum einen die Sozialisation der Frau, die nächtliche Grübeleien und ein damit einhergehendes erhöhtes Anspannungsniveau in der Bettsituation begünstigt (▶ Kap. 6.2, S. 51, 130), und zum anderen spezifische körperliche Veränderungen und psychische Herausforderungen im Zusammenhang mit der Menses und vor allem der Menopause (▶ Kap. 2.9, 6.2).

> **Beachtenswert**
> Grundsätzlich gilt die Insomnie als eine Erkrankung der zweiten Lebenshälfte. Mit zunehmendem Lebensalter werden körperliche Erkrankungen und psychische Belastungen und Störungen häufiger, was das Auftreten von Schlafstörungen begünstigt.

Tatsächlich können bestimmte körperliche Erkrankungen, wie z. B. Herz-Kreislauf-Erkrankungen oder Schilddrüsenfehlfunktionen, einen besonderen Risikofaktor für Schlafstörungen darstellen. Psychische Störungen, wie z. B. die Depressionen oder die Angsterkrankungen, gehen, je nach Studie, mit einem bis zu fünffach höheren Erkrankungsrisiko im Vergleich zu psychisch gesunden Menschen einher (▶ Kap. 2.6, S. 126). Es wird aber häufig der Fehler gemacht, dass man reaktive Fehlverhaltensweisen und Fehleinstellungen, die eine festgestellte organische oder psychische Ursache der Insomnie verstärken, übersieht. Dies ist fatal, weil dann eine befriedigende Behandlung der Insomnie nicht mehr möglich ist. Der Auslöser ist beseitigt, die Insomnie bleibt aber trotzdem, da man die aufrechterhaltenden Faktoren nicht behandelt. Der Chronifizierung von Ein- und Durchschlafstörungen wird damit Vorschub geleistet.

Bestimmte Berufs- und Bevölkerungsgruppen haben ein besonderes Risiko für die Entwicklung von Ein- und Durchschlafstörungen. An erster Stelle sind dabei die Schichtarbeiter zu nennen (▶ Kap. 4.1). Sie benötigen besondere Behandlungsangebote und kommen dann erstaunlicherweise häufig sehr gut mit den speziellen Belastungen der Schichtarbeit zurecht (▶ Kap. 4.1, S. 154, 158). Die Polizei ist mit ihrem besonders gesundheitsgefährdendem Schichtsystem dabei besonders hervorzuheben (▶ Kap. 4.1). Aber auch Selbstständige und Menschen in Führungspositionen neigen zur Entwicklung von Schlafstörungen. Ebenso Menschen mit einem geringen Familieneinkommen oder gar von Arbeitslosigkeit Betroffene haben vermehrt schlechten Schlaf. Ebenso Singles, verwitwete und aus anderen Gründen alleinstehende Menschen leiden öfter an Wachphasen in der Nacht als Menschen in einer Paarbeziehung. Dies gibt uns Hinweise darauf, dass auch psychosoziale Faktoren einen Auslöser für Schlafstörungen darstellen können. Grundsätzlich scheint der Mensch auf das Alleinsein nicht so gut vorbereitet zu sein. Wer sich in einer festen Beziehung befindet, schläft nicht nur besser, sondern scheint auch gesünder zu sein und länger zu leben.

Sogar der Wohnort kann das Schlafvermögen beeinflussen. Das Leben in Großstädten scheint tendenziell eher Ein- und Durchschlafstörungen zu begünstigen, interessanterweise aber auch – was man nicht vermuten würde – das Leben in einem kleinen und abgeschiedenen Dorf. Möglicherweise stellen die vielen Reize der Großstadt, aber auch die wenigen Reize in einem abgelegenen Dorf einen Stressor für den Menschen dar. Es liegt auf der Hand, dass all diejenigen, die in lauter Umgebung leben und schlafen müssen, häufiger zu Schlafstörungen neigen. Wer z. B. an vielbefahrenen Straßen, an einer Bahnlinie oder in der Einflugschneise eines Flughafens ohne Nachtflugverbot lebt, hat tendenziell häufiger Schlafstörungen. Aber nicht nur das, wie neuere Studien zeigen: Nächtlicher Lärm scheint auch das Auftreten von Herz-Kreislauf-Erkrankungen zu begünstigen, selbst bei denjenigen, die sich durch den Umweltlärm subjektiv gar nicht so belastet fühlen.

Interessant dürfte ebenfalls sein, dass entgegen der öffentlichen Aufmerksamkeit der Bahnlärm im Vergleich zum Straßenlärm und dem Fluglärm am meisten schlafstörend erlebt wird. Gegen Fluglärm gibt es die meisten öffentlichen Kampagnen und Widerstände. Nebenbei angemerkt und nicht zwingend zu unserem Thema gehörend: Wussten Sie eigentlich, dass der Luftverkehr die einzige der drei Verkehrsarten ist, die aus eigenen finanziellen Mitteln versuchen muss, den verursachten Lärm einzudämmen? Lärmschutzmaßnehmen an Bahntrassen oder Straßen bezahlen Sie als Steuerzahler.

Tabelle 6-1 fasst die Risikofaktoren zusammen.

Menschen mit einer Schlafstörung schlafen mehr als sie denken

Szenen einer Ehe mit einem Partner mit Schlafstörungen am Frühstückstisch: „Ich habe heute Nacht wieder kein Auge zugetan! Ich bin völlig kaputt." „Hmmm, aber immer wenn ich wach war, hast du friedlich vor dich hingeschnarchelt." „Wenn ich es dir aber sage: Jede Stunde habe ich die Kirchturmuhr gehört! Ich wusste es schon immer, du hast keinerlei Verständnis für mich"… Der Ehestreit nimmt seinen Anfang.

Tab. 6-1 Risikofaktoren für Ein- und Durchschlafstörungen

- Weibliches Geschlecht
- Körperliche Erkrankungen, wie z. B. Herz-Kreislauf-Erkrankungen, Stoffwechselerkrankungen
- Psychische Störungen
- Schichtarbeit
- Selbstständigkeit und Führungspositionen
- Geringes Familieneinkommen
- Arbeitslosigkeit
- Leben ohne Partner, z. B. Singles, verwitwete oder geschiedene Menschen
- Leben in Ballungszentren und auf dem Land

Im Sekretariat unseres interdisziplinären Schlafzentrums im Pfalzklinikum im pfälzischen Klingenmünster gehen regelmäßig Anrufe von Patienten ein, die um einen vorgezogenen Termin bitten, da ihre Schlafstörung so schwer sei, dass sie die „letzten 3 Wochen kein Auge zugetan" hätten und jetzt demnächst krank werden würden.

Schlafgesunde können ihr Schlafvermögen relativ gut einschätzen. Menschen mit Schlafstörungen hingegen nicht. Sie neigen dazu, ihr tatsächliches Schlafvermögen zu unterschätzen: Sie schlafen deutlich mehr, als sie denken. Jeder kennt selbst die Situation oder hat schon einmal Menschen in seinem Umfeld erlebt, die berichtet haben, dass sie eine oder mehrere Nächte kein Auge zugetan hätten. Dass dies nicht möglich ist, der Betroffene einer (Selbst-)Täuschung unterliegt, sagt einem der gesunde Menschenverstand. Auch die Beispiele von Randy Gardner in den 60er-Jahren des letzten Jahrhunderts und von Joey Kelly in unserem Schlafzentrum unterstreichen die enormen Qualen nach nur wenigen Nächten ohne Schlaf (▶ Kap. 1, 2.4).

Alan Rechtschaffen, renommierter amerikanischer Schlafforscher, war einer der ersten, der in den 60er-Jahren des vergangenen Jahrhunderts berichtete, dass Patienten mit Ein- und Durchschlafstörungen ihre Schlafzeit im Vergleich zu Schlafgesunden unter- und ihre Wachzeit während der Nacht überschätzen. Dies hängt – so zeigten Forschungsarbeiten in den folgenden Jahrzehnten – mit einer komplexen Anzahl an Faktoren zusammen. Grundsätzlich scheint das erhöhte psychophysiologische Anspannungsniveau von Patienten mit Ein- und Durchschlafstörungen eine wichtige Rolle bei der Fehlwahrnehmung des eigenen Schlafvermögens zu spielen. Je höher die abendliche Anspannung vor dem Zubettgehen, umso eher wird das eigene Schlafvermögen unterschätzt. Aber auch die Schlafqualität selbst spielt eine Rolle. Je höher der Anteil von Weckreaktionen während des Schlafs und je höher der Anteil des oberflächlichen Schlafstadiums 1 (▶ Kap. 2.2), desto geringer die Fähigkeit, das eigene Schlafvermögen richtig einzuschätzen. Insbesondere wenn wenig Zeit zusammenhängend und wenn viele Weckreaktionen im Schlafstadium 2 (▶ Kap. 2.2) auftreten, neigen Patienten dazu, das Schlafvermögen zu unterschätzen. Dies zeigen die Ergebnisse einer Studie von der Pennsylvania State University im Jahr 1981.

Einer unserer Patienten mit Ein- und Durchschlafstörungen schätzte sein tatsächliches Schlafvermögen nach einer Untersuchungsnacht in unserem Schlafzentrum auf ungefähr 1 Stunde. Unsere Computer hatten in seinem Hirnstrombild aber gezeigt, dass er tatsächlich mehr als 5 Stunden schlafend verbracht hatte. Er unterschätzte seine Schlafdauer um mehr als 4 Stunden. Die Analyse seines Schlafs zeigte uns jedoch auch, dass er eine sehr hohe Zahl an Arousalreaktionen (Weckreaktionen kleiner zeitlicher Dauer, meist nur wenige Sekunden andauernd; blauer Pfeil, ▶ Abb. 6-1) aufwies und in der Folge ganz selten einen zusammenhängenden Schlaf zeigte. Tiefschlaf fehlte dem Patienten im Vergleich zu dem Schlafprofil des Gesunden in der oberen Hälfte der Abbildung 6-1 nahezu komplett. Lediglich zwischen 2 Uhr und 3 Uhr hat-

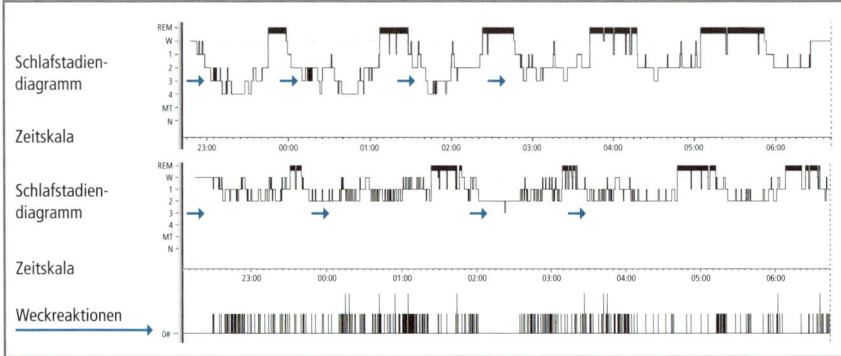

Abb. 6-1 Schlafprofil eines Patienten mit Ein- und Durchschlafstörungen (unten) im Vergleich zu einem Schlafgesunden (oben). Gut zu erkennen ist, wie die Weckreaktionen (blauer Pfeil) das Hypnogramm verändern: Die blauen Pfeile in der oberen Abbildung markieren den Tiefschlaf, in der unteren Abbildung markieren sie diejenigen stellen, wo Tiefschlaf auftreten müsste: Tiefschlaf fehlt in der unteren Abbildung der Person mit einer Schlafstörung. Schlafstadien Wach, 1 und 2 sind überrepräsentiert. Der Schlaf ist oberflächlich und unerholsam.

te er 1 Stunde Schlaf ohne Weckreaktionen. Und genau diese Zeitspanne gab er uns an, in der er 1 Stunde geschlafen hätte.

Mit diesen Informationen zur Fehlwahrnehmung ihres tatsächlichen Schlafvermögens können wir – egal ob in Einzeltherapien oder Gruppentherapien – unsere schlafgestörten Patienten von der Bürde des „Unbedingt-Schlafenmüssens" zumeist schon etwas entlasten. Entlastung bedeutet Entspannung. Und Entspannung ist der Königsweg zum Schlaf. Ein weiterer Schritt in Richtung erfolgreiche Behandlung.

> **Fallbeispiel**
> „Herr Doktor, seit ich weiß, dass ich vermutlich viel mehr schlafe als ich denke, habe ich gar nicht mehr so viele Ängste über die Auswirkungen meiner Schlafstörungen."

Natürlich ist die Schlafmenge nicht ausreichend für Lebensglück und Lebensqualität. Aber doch ausreichend, dass übertriebene Sorgen um die Gesundheit vertrieben werden können.

6.2 Ursachen

Ein- und Durchschlafstörungen haben in vielen Fällen nicht nur eine, sondern häufig mehrere Ursachen, die erst im Wechselspiel zur Ausbildung einer Insomnie führen. Organische und psychische Faktoren vermischen sich und subjektive kompensatorische Verhaltensweisen entpuppen sich oft als schlafstörungsverstärkend oder aufrechterhaltend. Gerade aber, wenn nach nur einer Ursache gesucht wird, kann man der Ursache der Insomnie selten gerecht werden. Es kommt zur Chronifizierung, und die Betroffenen leiden über Jahre, sowohl Patient als auch Arzt sind hilflos und sehen oft in Schlafmitteln den einzigen Ausweg.

Ein- und Durchschlafstörungen können organischer oder psychischer Natur sein, aber auch durch Medikamente oder Fehlverhaltensweisen ausgelöst und aufrechterhalten werden. Dass man keine Ursache findet, im Fachbegriff es sich um eine *idiopathische* Ein- und Durchschlafstörungen handelt, ist eher selten. Aus meiner klinischen Erfahrung weiß ich, dass sowohl der Patient als auch der Arzt zur Überbewertung von organischen Auslösern von Insomnien neigen. Psychische Faktoren werden hingegen häufig vernachlässigt.

> **Fallbeispiel**
> Viele Teilnehmer in unseren verhaltenstherapeutischen Gruppenangeboten enden mit der Aussage: „Ich wusste gar nicht, dass Schlafen so einfach sein kann. Hätte ich nur schon früher erfahren, wie bedeutsam eine veränderte innere Haltung und Veränderungen in meinem Verhalten im Alltag zu einem gesunden Schlaf beitragen. Wenn mir das mein Arzt nur schon vor 10 Jahren gesagt hätte."

Temporäre oder akute Schlafstörungen stellen eine natürliche Reaktion unseres Körpers und unserer Psyche auf kritische Lebensereignisse dar. In aller Regel sind diese Schlafstörungen mit ihren Auswirkungen auf das Tageserleben und das Leistungsvermögen am Tag von kurzfristiger Natur und hinzunehmen. Nehmen diese Einschränkungen allerdings ein solches Ausmaß an, dass sowohl die psychische als auch körperliche Gesundheit und das Leistungsvermögen bis zur Arbeitsunfähigkeit am Tag leiden, ist die Konsultation des Arztes notwendig. Bei derartigen akuten Schlafstörungen kann – nach einer exakten Diagnosestellung unter Ausschluss organischer Ursachen – die kurzfristige Einnahme eines Schlafmittels durchaus sinnvoll sein (▶ Kap. 6.3, S. 158). Genauso wirkungsvoll können auch selbstwirksame verhaltenstherapeutische Techniken sein, die wir am Pfalzklinikum in Klingenmünster unseren Patienten vermitteln (▶ Kap. 6.3, S. 154).

Aus einer akuten Schlafstörung kann jedoch eine chronische Schlafstörung werden. Hier spielen meist psychische Faktoren und Fehlverhaltensweisen eine nicht unwesentliche Rolle.

13 Regeln für einen erholsamen Schlaf

Fehlverhaltensweisen können Schlafstörungen verstärken oder gar aufrechterhalten. Eine Veränderung des schlafstörenden Verhaltens kann schon der Grundstein für eine Verbesserung des Schlafs darstellen. Schlafforscher sprechen in diesem Zusammenhang von Schlafhygiene. Damit ist jedoch nicht gemeint, dass der Patient stets gut geduscht ins Bett gehen sollte. Nein, es geht darum, dass der Patient wieder ein Verhalten an den Tag legt, das mit Schlaf vereinbar ist. Dazu zählen alle Maßnahmen und Verhaltensweisen, die einen erholsamen Schlaf begünstigen. Wichtig ist, dass jeder seine eigenen für ihn individuell wirksamen Strategien herausfindet. Aber eines sei gesagt: Je mehr Regelmäßigkeit und regelrecht Rituale am Abend eingeführt werden, umso wirksamer können diese für den Schlaf sein. Und noch etwas: Die Regeln für einen gesunden Schlaf sind die Voraussetzungen dafür, dass wieder ein gesunder und erholsamer Schlaf gelernt wird. Aber sie stellen nur einen Therapiebaustein und nicht die ganze Therapie dar. Ich erwähne das nicht ohne Grund. Ich habe die Erfahrung gemacht, dass sowohl Patienten als auch gelegentlich Ärzte meinen, dass Veränderungen im Verhalten bereits die gesamte Therapie darstellen würden. Das Erstaunen und die Hilflosigkeit sind dann oft groß, wenn trotz aller trick-und ideenreichen Verhaltensänderungen sich – wenn überhaupt – nur ein kleiner Teilerfolg einstellt.

Nachfolgend stelle ich Ihnen die Regeln für einen gesunden Schlaf ausführlich dar. Positives oder auch negatives Verhalten versuche ich dabei anhand von Patientenbeispielen zu veranschaulichen.

Regel 1:
Regelmäßige Zubettgeh- und Aufstehzeiten fördern das Schlafvermögen!

Fallbeispiel
Ein 20-jähriger junger Mann kam mit massiven Schlafproblemen in unsere Klinik. Abends gelang es ihm nicht einzuschlafen. Er sah lange fern, surfte bis in die frühen Morgenstunden im Internet. Um 5 Uhr früh gelang es ihm endlich einzuschlafen. Er schlief dann bis 13, 14 gelegentlich sogar 15 oder 16 Uhr. Damit war klar, dass er an dem darauffolgenden Abend nicht müde sein würde. Sein falsches Verhalten hat dazu beigetragen, dass er nachts nicht mehr schlafen konnte. Zuerst musste er sein Studium aufgeben, dann auch eine Lehrstelle nach nur wenigen Monaten.

Gehen Sie regelmäßig zu Bett. Analysieren Sie vorher Ihren Chronotyp. Sind Sie eher Lerche oder Eule (▶ Kap. 3.1)? Wählen Sie sich dann entsprechend ein früheres oder späteres Zeitfenster zum Schlafen aus, zu dem Sie auch müde sein werden, ohne jedoch Ihren toten Punkt übergangen zu haben. Ohne Müdigkeit ins Bett zu gehen, ist sinnlos. Stehen Sie am Morgen stets zur selben Zeit auf. Unabhängig davon, wie viel oder wenig Sie nachts geschlafen haben. Bitte holen Sie nach einer „schlechten" Nacht keinen Schlaf am Morgen oder gar bis in den Vormittag hinein nach. Das wäre fatal, wie mein einführendes Beispiel zeigt. Zwar können viele morgens – kurz bevor der Wecker klingelt –

am besten schlafen, und die Versuchung ist groß, den fehlenden Schlaf am Morgen oder gar Vormittag nachzuholen. Aber Sie tun sich nur vordergründig etwas Gutes. Denn die Zeitspanne vom späteren Aufstehen bis zum kommenden Abend ist möglicherweise viel zu kurz. Es bleibt nicht genügend Wachzeit, um ausreichend Schlafdruck aufzubauen, damit das Einschlafen am kommenden Abend problemlos gelingen kann.

Viele, auch Schlafgesunde, erfahren dieses Phänomen stets sonntagabends: Nachdem sie sonntagmorgens wieder einmal so richtig gut ausgeschlafen haben, sind sie dafür abends zur gewohnten Zubettgehzeit gar nicht müde. Die Folge sind Einschlafstörungen, „Montagsautos" aufgrund von Schlafmangel und nicht selten auch der Montagsblues. Statistisch gesehen schläft Deutschland im Vergleich zu allen anderen Wochentagen von Sonntag auf Montag am schlechtesten, und das lange Ausschlafen am Sonntag ist einer von zwei Gründen dafür. Den zweiten nicht minder wichtigen Grund erzähle ich Ihnen im Kapitel „Wie entsteht eine chronische Schlafstörung" (S. 130).

> **Regel 2:**
> Zu lange Bettzeiten fördern Schlafprobleme!

Fallbeispiel
Ein knapp 40-jähriger Bankangestellter mit Ein- und Durchschlafstörungen ging am Abend oft vor seiner 8-jährigen Tochter um 19 Uhr ins Bett, obwohl er am kommenden Morgen erst gegen 7 Uhr aufstehen musste. Denn er glaubte, dass wenn man schon nicht schlafen könne, dann dem Körper doch trotzdem viel Ruhe zur Erholung geben könne. Selbstverständlich konnte er nicht 12 Stunden schlafen. Die meisten Menschen benötigen ja nur zwischen 6 und 8 Stunden. Also verbrachte er zwangsweise viel Zeit im Bett wach, grübelte über Privates und Berufliches nach. Das Bett verlor komplett seinen Charakter als Schlafstatt.

Schlaflose neigen dazu, viel zu lange im Bett zu sein. Dies häufig deshalb, weil sie die Chancen auf Schlaf erhöhen wollen, frei nach dem Motto: „Wenn ich hier nur lange genug liege, wird der Schlaf schon irgendwann kommen." Andere meinen wiederum, dass, wenn sie schon nicht schlafen können, sie dann wenigstens ausreichend lange ruhen müssten. Zu lange Bettzeiten führen aber dazu, dass das Bett von unserem Unterbewusstsein gar nicht mehr mit Schlaf und Entspannung, sondern vielmehr mit Wachsein, Grübeln und Um-den-Schlaf-Ringen assoziiert wird. Letzteres führt aber zu Anspannung, und Anspannung ist der Feind des Schlafs!

> **Regel 3:**
> Eine angenehme Schlafzimmeratmosphäre wirkt schlafunterstützend!

Fallbeispiel

Ein junger Mann, beruflich ehrgeizig und aufstrebend, hatte in seinem Schlafzimmer einen zweiten Schreibtisch und auf seinem Nachttisch stets alle wichtigen und aktuellen Berufsunterlagen. Vor dem Lichtlöschen studierte er noch in seinen Geschäftsunterlagen, der Laptop und weiterführende Fachliteratur waren ebenfalls auf dem Schreibtisch stets greifbar. Nachts wach, griff er erneut zu seinen Unterlagen, um die wache Zeit dann wenigstens sinnvoll zu nutzen.

Schlaf kann nur unter völlig entspannten Bedingungen stattfinden. Wichtig ist, dass sich der Mensch körperlich und psychisch wohlfühlt. Dabei wirkt eine angenehme Schlafzimmeratmosphäre, die nichts mit Alltag, Beruf und Problemen zu tun hat, unterstützend.

Gegenstände, die an den Alltag erinnern, möglicherweise an die Arbeit oder andere belastende Gegebenheiten, sollten aus dem Schlafzimmer verbannt werden. Ebenso der Fernseher. Subjektiv angenehme Farben und Möbel können hilfreich sein.

Tipp

Sollten Sie jetzt tatsächlich Ihr Schlafzimmer neu streichen wollen, orientieren Sie sich bitte nicht an der schlafphysiologischen Farbenlehre, die meint, dass blau entspannend und damit schlaffördernd und rot anregend und damit schlafstörend wirke. Bitte wählen Sie diejenige Farbe aus, die auf Sie individuell angenehm und beruhigend wirkt.

Der Mensch soll sich in seinem Schlafzimmer sicher und geborgen fühlen. Problemgespräche und heiße Diskussionen mit dem Partner sind an diesem Platz No-Gos. Sexualität allerdings hat eine entspannende und beruhigende Wirkung und gilt als einschlaffördernd.

Die Schlafumgebung sollte ausreichend ruhig sein. Ein schnarchender Partner kann Quell von Schlafstörungen sein und in diesen Fällen sind getrennte Schlafzimmer vonnöten.

> **Regel 4:**
> Die Temperatur im Schlafzimmer sollte nicht zu hoch und nicht zu niedrig sein. Temperaturen um die 18 Grad Celsius sind optimal.

Extreme Temperaturen stellen einen Stressor für den Körper dar. Jeder hat schon die Erfahrung gemacht, wie ein zu warmes oder auch zu kaltes Schlafzimmer den Schlaf verhindern kann. Gerade in heißen Sommernächten ist es gelegentlich besonders schwierig, gut zu schlafen. Der Pyjama aus dem Kühlschrank, nur ein Bettlaken als Zudecke, eine warme Dusche vor dem Zubettgehen, warme Getränke, das feuchte Leintuch vor dem Fenster und Eiswasser in der Bettflasche stellen da meist auch nur kleine Einschlafhilfe dar. Manche

Bettgenossen wiederum meinen, je tiefer die Temperatur im Schlafzimmer, umso tiefer sei auch der Schlaf. Im Winter herrschen dann Temperaturen im Schlafzimmer, die beim Ausatmen Nebelschwaden entstehen lassen. Auch solche extrem kühle Temperaturen sind für den Körper im eigentlichen Sinne Stress. Er muss ja Arbeit verrichten, um die Luft anzuwärmen. Arbeit ist Anspannung, und Sie wissen schon: Anspannung ist der Feind des Schlafs …

> **Regel 5:**
> Schlaf am Tag kann Schlafstörungen begünstigen.

Fallbeispiel
„Herr Doktor, aufgrund meiner Schlafstörung bin ich am Tag überhaupt kein Mensch mehr, nachts kann ich nur 3 bis 4 Stunden schlafen. Am Tag fühle ich mich dann so müde und schlapp. Oft schlafe ich dann schon am Vormittag wieder ein und auch nachmittags muss ich mich hinlegen. Gott sei Dank gelingt es mir so, über den Tag verteilt, noch mal 1,5 bis 2,5 Stunden zu schlafen", so eine 50-jährige Dame, die unter anderem wegen ihrer Schlafstörungen vorzeitig ihren Beruf aufgegeben hatte.

Wenngleich der Mittagschlaf eine gesundheitsförderliche und leistungssteigernde Wirkung hat (▶ Kap. 2.6), gilt für Menschen mit Schlafstörungen, dass sie nach Möglichkeit Schlaf am Tag vermeiden sollen. Schlaf am Tag vermindert den Schlafdruck für den Abend und fördert somit Ein- und Durchschlafstörungen als auch deren Chronifizierung. Im dargestellten Beispiel kann man im eigentlichen Sinne schon gar nicht mehr von einer Schlafstörung sprechen. Zählt man nämlich alle Schlafperioden zusammen, hatte die Patientin mit in der Summe bis zu 6,5 Stunden Schlaf pro 24-Stunden-Tag, eine ausreichende Schlafmenge. Es müsste ihr nur gelingen, durch Verhaltensänderungen allen Schlaf wieder in die Nacht zu packen.

> **Regel 6:**
> Fernsehschlaf ist der Einschlafkiller Nummer 1!

Fallbeispiel
„Oft fallen mir am Abend auf der Couch vor dem Fernseher die Augen zu! Wenn ich dann nach einer Stunde aufstehe, den Fernseher ausschalte und ins Bett gehe, kann ich dort nicht mehr einschlafen. Es kann sein, dass bis zu 2 oder 3 Stunden vergehen, bis ich wieder einschlafen kann."

Es schläft zwar ganz Deutschland auf der Couch vor dem Fernseher am besten, aber der Fernsehschlaf am Abend ist der Einschlafkiller Nummer 1! Der erste Schlafdruck wird abgebaut und das spätere Einschlafen im Bett wird aufgrund fehlender Schläfrigkeit verhindert. Weiterhin wird nach dem Schlaf auf der Couch mit der sich anschließenden körperlichen und psychischen Aktivität, wie z. B. dem Verrichten der Abendtoilette, das für Aktivität zuständige sympathische Nervensystem wieder aktiviert, dem Körper das Signal für Wachheit gegeben. Er kann sich dann im Anschluss im Bett nicht so rasch wieder erneut auf Schlaf umstellen. Der Schläfer ist jetzt erst einmal wach.

> **Regel 7:**
> Fernsehschlaf ist nicht erholsam!

> **Fallbeispiel**
> „Wenn ich im Bett nicht einschlafen kann, schalte ich den dortigen Fernseher an. Meinen Partner nerve ich damit zwar häufig, aber anders gelingt es mir einfach nicht einzuschlafen. Ich wache dann oft auf, nachdem der Sleeptimer den Fernseher nach 45 Minuten ausgeschaltet hat. Um wieder einschlafen zu können, muss ich dann häufig erneut den Fernseher einschalten. So geht es dann oft durch die Nacht. Fernseher an-, Fernseher aus, -Fernseher an ... Am Morgen bin ich dann oft gerädert und fühle mich gar nicht ausgeschlafen."

Viele Patienten haben die Erfahrung gemacht, dass sie vor dem Fernseher gut abschalten können. Der Alltag tritt in den Hintergrund, das Fernsehprogramm selbst ist oft wenig stimulierend oder anregend und es setzt Entspannung ein. Wenn man dann lange genug wach war – und das ist man in der Regel abends – hat sich genügend Schlafdruck aufgebaut und der Schlaf tritt unbewusst und für viele auch unbemerkt ein. Viele Menschen, die nicht gut abschalten und entspannen können, machen sich diesen Effekt zunutze und nehmen den Fernseher mit ins Schlafzimmer. Allerdings ist der Schlaf vor dieser Geräuschkulisse nicht tief und fest. Fernsehgeräuschbedingt ist der Schlaf durch viele und große und kleine Weckreaktionen zerstückelt. Erholsame Schlafstadien, wie Tief- und Traumschlaf, werden erst gar nicht erreicht. Am Tag fühlen sich die Betreffenden müde, schlapp, gereizt und unausgeschlafen.

> **Regel 8:**
> Körperliche und sportliche Aktivität mit genügend zeitlichem Abstand zum Zubettgehen!

> **Fallbeispiel**
> Ein 64-jähriger Patient in unserer Schlaftherapiegruppe begab sich bei Durchschlafstörungen nachts auf seinen Fahrradergometer, um sich wieder müde zu machen.

Viele meinen, wenn sie sich am Tag nur ausreichend auspowern, dann müsse der Schlaf zwangsläufig auftreten. Dies ist aber nicht so, vor allem wenn die sportliche Aktivität zu nahe an der Bettzeit ist. Unser Körper ist noch angespannt. 1, besser 2 Stunden Abstand zwischen sportlicher Aktivität und dem Zubettgehen aktivieren den für den Schlaf wichtigen Parasympathikus und lassen den Einfluss des für das Wachen zuständigen Sympathikus abklingen.

> **Regel 9:**
> Alkohol ist kein gutes Schlafmittel!

Fallbeispiel

Der Radiomoderator eines privaten Senders hatte an 5 von 7 Tagen pro Woche die Frühsendungen von 4.30 Uhr bis 11 Uhr vormittags zu moderieren. Dafür war es notwendig, nachts um 3 Uhr aufzustehen. Um auf ausreichend Schlaf zu kommen, ging er sommers wie winters um ca. 20 Uhr ins Bett. Nach vielen Jahren ohne bedeutsame Einschlafprobleme, trotz dieses chronobiologisch sehr ungünstig frühen Zubettgehzeitpunkts, konnte er im Rahmen einer Erkältung plötzlich nicht mehr gut einschlafen. Die Erkältung war vorüber, da er aber immer noch weiter ängstlich-besorgt war, ob er abends einschlafen könne, blieb die Anspannung, die das Einschlafen weiterhin verhinderte. Der Druck, schlafen zu müssen, wurde für ihn immer schlimmer. Von Tag zu Tag war er unausgeschlafener, weniger konzentrationsfähig, und er befürchtete, dass viele tausend Radiohörer diesen unausgeschlafenen Zustand bald immer mehr bemerken würden. Er hatte auch Angst um seinen Job. Da bemerkte er eines Abends, dass wenn er ein Bier trank, er gelassen und müde wurde. Das Einschlafen gelang besser. Also trank er abends ein Bier. Allerdings verlor dieses eine Bier rasch seine entspannende und müde machende Wirkung. Trank er zwei Bier, war der Effekt aber wieder da und das Einschlafen klappte. Sie ahnen es schon, nach einiger Zeit wirkten auch zwei Bier nicht mehr ausreichend und er musste weiter die Dosis steigern: Drei, vier, fünf Bier ... Bald konnte er die notwendige Menge Flüssigkeit, um auf seinen (einschlaf-)wirksamen entspannenden Alkoholpegel zu kommen, gar nicht mehr in so kurzer Zeit vor dem Zubettgehen zu sich nehmen. Also stieg er um auf Cognac. Der Moderator schlief über die ganze Zeit zwar wieder besser ein, aber er fühlte sich am nächsten Tag nicht besser. Er war weiter müde und unausgeschlafen, so als ob er gar nicht richtig geschlafen hätte. Das Unausgeschlafensein nahm sogar mit der Alkoholmenge zu.

Alkohol hat eine müdemachende und psychisch entspannende Wirkung. Eigentlich ein optimales Mittel, um den Schlaf zu begünstigen. Aber: Alkohol unterdrückt in zu hohen „Dosen" den Tiefschlaf, fördert Albträume und erhöht nächtliche Weckreaktionen und Wachphasen. Deswegen ist Alkohol – nicht nur bei Schlafstörungen – kein guter Ratgeber.

Tipp

- Für den Mann gilt: Nicht mehr Alkohol als er in einem Viertel Liter Wein enthalten ist. Und für die Frau gilt sogar nur die Hälfte.

Nicht weil man der Frau weniger gönnt, sondern weil die Leber der Frau den Alkohol im Vergleich zum Mann schlechter verstoffwechselt.

> **Regel 10:**
> Nachts nicht auf den Wecker schauen.

> **Fallbeispiel**
> Ein Ingenieur hatte sich einen Projektionswecker gekauft und das Ziffernblatt mit einem Durchmesser von fast 1 Meter an die Wand projiziert. So war es ihm leicht möglich, nachts wach liegend sein Schlafvermögen zu kontrollieren und auch zu protokollieren (Ingenieure lieben Messprotokolle, um einen Sachverhalt zu beobachten oder zu analysieren): „Wie viel habe ich bereits geschlafen?" „Wenn ich jetzt gleich einschlafen würde, wie viel Zeit zum Schlafen bliebe mir noch?" „Wie viel Schlaf hatte ich insgesamt?"

Die gedankliche Beschäftigung mit dem Schlaf, dem (fehlenden) Schlafvermögen, kann nicht unwesentlich die innere Entspannung im Schlafzimmer stören. Negative Gedanken über die Schlaflosigkeit, Befürchtungen, zu früh in der Nacht aufgewacht zu sein und nicht wieder einschlafen zu können, führen zu einer verstärkten inneren Anspannung und Unruhe, die die Schlafstörung weiter verstärkt. Ein erster Hinweis im Rahmen der verhaltenstherapeutischen Behandlungen unserer Patienten ist darauf ausgerichtet, nachts den Wecker aus dem Sichtfeld zu verbannen und nachts nicht mehr auf die Uhr zu schauen. Gerade für Patienten mit Ein- und Durchschlafstörungen, die von ihrer Persönlichkeitsstruktur bereits ein hohes Kontrollbedürfnis aufweisen, sind ein gelassener Umgang mit dem Schlaf von therapeutischer Wichtigkeit und ein erster Schritt in Richtung gesunder Schlaf. Nur wer loslassen und entspannen kann, erfährt Schlaf. Zu starke nächtliche Kontrolle ist anspannungserhöhend und damit schlafstörungsverstärkend.

> **Regel 11:**
> Kein Coffein nach 15 Uhr, besser kein Coffein nach 13 Uhr!

> **Fallbeispiel**
> Ein Zahnarzt stellte sich mit massiven Schlafstörungen in unserer Klinik vor. Er hatte einen anstrengenden Beruf, kämpfte sehr mit seiner Müdigkeit und seinem seiner Meinung nach schlechteren Konzentrationsvermögen. Trotz intensiver diagnostischer Bemühungen mittels Polysomnografie im Schlaflabor, umfangreichen neurologischen und internistischen Untersuchungen gelang es uns nicht, eine Ursache für seine Schlafstörung zu finden. Erst als wir ihn baten, doch einmal über einige Wochen ein Schlaftagebuch zu führen, entdeckten wir die Ursache seiner Schlafstörung: Er hatte es sich zur Gewohnheit gemacht, zwei bis drei Kannen Schwarztee über den Tag hinweg zu trinken.

Schwarzer Tee kann genauso wie Kaffee wirken. Allerdings beinhaltet eine Tasse Schwarztee (150 ml) etwa halb so viel Coffein (30–60 mg) wie eine vergleichbare Tasse Kaffee (50–150 mg). Allerdings nur, wenn der Tee nicht länger als 2 bis 3 Minuten gezogen hat. In erster Linie werden innerhalb der ersten 2 Minuten die coffeinähnlichen Substanzen Theobromin und Theophyllin freigesetzt, die die anregende Wirkung verursachen. Aufgrund der Gerbstoffe wird das Coffein langsamer in den Blutkreislauf aufgenommen und die stimulierende Wirkung hält im Gegensatz zum Kaffee länger an. Ein täglicher Konsum von 400 mg Coffein wird von der EFSA (European Food Safety Authority; Europäische Behörde für Lebensmittelsicherheit) für Erwachsene als gesundheitlich unbedenklich eingestuft. Bei empfindlichen Menschen kann Coffein bis zu 11 Stunden wirken, deshalb sollten diese ab der Mittagszeit keinen Kaffee mehr trinken. Anderseits gibt es genügend Menschen, die trotz Coffeingenuss – auch direkt vor dem Schlafengehen – gut schlafen können. Aus diesem Grund sollte jeder sein eigener Experte werden und selbst feststellen, wie Coffein auf ihn wirkt. Im Zweifelsfall sollte es jedoch gemieden werden.

> **Regel 12:**
> Schwere und späte Mahlzeiten sind kein gutes Betthupferl!

> **Fallbeispiel**
> Ein Beamter und ehrenamtlich sehr engagierter Lokalpolitiker fand sich in unserer Ambulanz mit Einschlafstörungen ein. Die Verhaltensanalyse ergab, dass er an fast jedem Abend in der Woche eine politische Sitzung hatte. Am Ende der Sitzung, meist zwischen 22 und 23 Uhr, saß man dann noch in der jeweiligen Lokalität, überwiegend Restaurants, zusammen und aß zu Abend: Braten mit Soße und Spätzle, Schnitzel mit Pommes oder ähnlich schwere Gerichte. Direkt danach ging es nach Hause ins Bett. Das Einschlafen gelang aber nicht.

Schwere Mahlzeiten, noch dazu fett- und kohlenhydratreich, wie z. B. Schweinshaxe mit Knödel, sollten direkt vor dem Zubettgehen vermieden werden. Wenn ein Teil des Körpers, der Magen, Schwerstarbeit verrichtet, während der Rest des Körpers entspannt schlafen soll, passt dies nicht zusammen. Aber auch Hunger ist kein gutes Ruhekissen. Gegen eine kleine Mahlzeit am Abend, auch in der Nähe der Bettzeit, ist wenig zu sagen. Schließlich schläft der Löwe ja auch, nachdem er das Gnu aufgefressen hat.

> **Regel 13:**
> Nicht nur Kinder profitieren von einem Einschlafritual! Führen Sie (vorübergehend) ein Einschlafritual ein.

> **Fallbeispiel**
> Die Teilnehmerin einer 2-tägigen Schlaftherapiegruppe kam am zweiten Tag der Behandlung mit einem Strahlen im Gesicht morgens an. Sie hatte so gut geschlafen, wie schon seit Jahren nicht mehr. Alle übrigen Teilnehmer waren hoch gespannt, wie sie es gemacht habe. Sie berichtete von einem ausführlichen Einschlafritual am Abend vor dem Zubettgehen. Erst habe Sie mit Musik und Kerzenlicht ein warmes Rosenbad mit frischen Rosenblättern aus dem Garten genommen, danach ausführlich mit Bodylotion und Ähnlichem eine wohltuende Körperpflege betrieben um anschließend mit Musik, Kerzenlicht und Lieblingsbettwäsche sich ins Schlafzimmer zu begeben. Dort habe sie ebenfalls die Rosenblätter über dem Bett verstreut und das Kopfkissen mit ihrem Lieblingsparfüm noch zuvor eingesprüht.

Ein Einschlafritual hat die Funktion, zwischen Alltag und Bettsituation einen Puffer herzustellen. Dieser Puffer dient dem Schläfer dazu, sich von den anspannenden Aufgaben und Anforderungen des Alltags zu distanzieren und die für das Einschlafen notwendige Entspannung sowohl auf körperlicher als auch psychischer Ebene herzustellen.

Finden Sie Ihr individuelles Schlafritual, das Sie persönlich am besten entspannt. Es muss nicht immer so aufwendig sein, wie in meinem Fallbeispiel dargestellt. Dies kann das abendliche Lesen einer leichten Lektüre, Musik hören oder ein entspannender Abendspaziergang sein. In der deutschen Durchschnittsbeziehung wird sehr wenig Persönliches am Tag miteinander gesprochen. Vielleicht nutzen Sie die Gelegenheit und nehmen Ihren Partner mit auf den Spaziergang, reden sich wechselseitig die Dinge des Alltags von der Seele und fördern gleichzeitig die Intimität in Ihrer Beziehung. Oder Sie setzen sich in Ihrer Wohnung an einen ruhigen Ort und erzählen Ihrem Tagebuch, was den Tag über alles passiert ist.

> **! Tipp**
> Für manche ist es auch hilfreich, den Tag gedanklich abzuschließen und den folgenden Tag schon einmal vorzuplanen. So können diese Personen am besten loslassen. Ziehen Sie sich dafür zurück, schreiben auf, was heute gut und schlecht war, was liegenblieb und am nächsten Tag noch erledigt werden muss. So gelingt es manchmal besser, innerlich Feierabend zu machen.

Psychische Störungen als Ursache von Schlafstörungen

Schlafstörungen, die bei körperlichen oder psychischen Störungen auftreten, werden als sekundäre Schlafstörungen bezeichnet. Die zugrunde liegende Erkrankung gilt als Auslöser für die Schlafstörung.

Von den psychischen Störungen ist die Depression am häufigsten. Das Risiko, im Laufe des Lebens an einer Form der Depression zu erkranken (Lebenszeitprävalenz), liegt sowohl in Deutschland als auch in den meisten anderen Ländern bei 16 bis 20 %. Jede vierte Frau und jeder achte Mann erleiden im Laufe ihres Lebens eine Depression. Während eine depressive Verstimmtheit, wie sie jeden mehrmals im Laufe des Lebens betrifft, vorübergeht, legt sich eine Depression häufig wie ein Schatten über das ganze Leben der Betroffenen.

Depressionen können jeden Menschen treffen: Hochleistungssportler und Karrieristen genauso wie Rentner oder Studenten. Belastende Lebensereignisse, familiäre Veranlagung, körperliche Erkrankungen sowie chronische Schlafprobleme, das zeigen neuere Studien, können das Entstehen einer Depression begünstigen. Meist spielen mehrere Faktoren zusammen.

Zu jedem beliebigen Zeitpunkt sind in unserer Gesellschaft zwischen 3 und 6 % der Bevölkerung von einer Depression betroffen (Punktprävalenz). Statistiken der Krankenkassen und Rentenversicherungsträger deuten darauf hin, dass es immer öfter zu Frühverrentungen und Arbeitsausfällen aufgrund psychischer Krankheiten wie Depressionen komme. Depressionen sind eine der häufigsten Gründe für Krankenhausaufenthalte.

Die Berichterstattung über den Suizid des depressiven Nationaltorhüters Robert Enke hat das Stigma der Erkrankung Depression positiv beeinflusst. Die Deutschen sind aufgrund der positiven Berichterstattung und der Verknüpfung der Depression mit dem Begriff Burnout eher bereit, bei Depression professionelle Hilfe in Anspruch zu nehmen. Dies zeigen Bevölkerungsumfragen im Rahmen eines internationalen Forschungsprojekts zur Aufklärung über Depression und unter Leitung von Professor Dr. Ulrich Hegerl, Vorstandsvorsitzender der Stiftung Deutsche Depressionshilfe und Direktor der Klinik für Psychiatrie und Psychotherapie der Universität Leipzig.

Der erweiterte Suizid des Germanwings-Piloten hat das mit einer Depression einhergehende Suizidrisiko unserer Gesellschaft nachhaltig verdeutlicht. In Deutschland begehen ca. 30 Menschen pro Tag einen Suizid. Der Anteil der Depressiven dürfte dabei hoch sein. Durch die bessere Erkennung und Behandlung von Depressionen hat sich die Zahl der Suizidtoten in Deutschland in den letzten 20 bis 30 Jahren von 15.000 auf 10.000 pro Jahr reduziert. Die meisten der jährlich etwa 10.000 Suizide erfolgen nach einer nicht optimal behandelten Erkrankung.

Untersuchungen im Schlaflabor zeigten, dass bei depressiven Erkrankungen der gesamte Schlafverlauf gestört sein kann. Zudem sind manchmal die Tiefschlafphasen vermindert, und der REM-Schlaf läuft heftig und unkontrolliert ab. Frühmorgendliches Erwachen mit einem ausgeprägten Stimmungstief und Grübelneigung, innere Unruhe und rastlose körperliche Aktivität sind für Depressionen typisch. Niedergeschlagenheit, Schuldgefühle, Antriebsmangel, Müdigkeit, Lustlosigkeit, fehlende Freudfähigkeit und sozialer Rückzug sind weitere charakteristische Beschwerden bei depressiven Störungen. Dazu kommen Aufmerksamkeits- und Gedächtnisstörungen, die die Leistungsfähigkeit am Tag deutlich einschränken können. Weiterhin zeigen viele Patienten körperliche Beschwerden, was bei zu starker Ausrichtung auf körperliche Symptome dazu führen kann, dass Depressionen nicht oder erst spät erkannt werden. Typische körperliche Symptome sind Kopfschmerzen, Magen-Darm-Beschwerden, Herzbeschwerden oder einfach auch nur stärkeres Schwitzen.

Bei Schlafstörungen und Depressionen ist es ein wenig so, wie mit der Henne und dem Ei. Es gibt überlappende Symptome. Für die Behandlung ist es aber oft entscheidend, ob die chronische Insomnie zu einer Depression geführt hat (S. 126) oder die Insomnie Symptom einer bestehenden Depression ist.

Es gibt weltweit 21 Langzeitstudien, die belegen, dass bereits innerhalb weniger Jahre chronische Schlafstörungen mit einem durchschnittlich doppelt so hohen Risiko für die Entwicklung von Depressionen einhergehen, wie dies bei Schlafgesunden der Fall ist. Chronische Schlafstörungen stellen einen starken Stressfaktor dar, sie verstärken ein Gefühl der Hilflosigkeit und können so depressive Stimmungen auslösen. Deshalb sollte man chronische Schlafstörungen nicht auf die leichte Schulter nehmen.

Anderseits können Schlafstörungen auch der „Vorbote" einer Depression sein. Bei depressiven Störungen geht das Symptom Schlafstörung der Depression manchmal um Monate voraus und ist beim Abklingen der Störung nicht selten das letzte Symptom, das wieder verschwindet. Aus diesem Grund kann eine frühzeitige und effiziente Behandlung einer Schlafstörung auch als Depressionsprophylaxe verstanden werden.

Aber auch Angststörungen zeigen eine Lebenszeitprävalenz von 25 % der Bevölkerung und sind sehr häufig mit Schlafstörungen assoziiert. Suchterkrankungen wie Alkoholismus, Essstörungen, Persönlichkeitsstörungen, Schizophrenien und demenzielle Erkrankungen sind weitere Ursachen von Schlafstörungen.

Ängste treten oft zusammen mit einer Depression auf. Sie können aber auch allein auftreten und so ausgeprägt sein, dass diese eine Angststörung begründen. Die ängstliche Anspannung, in der sich die Betroffenen dauerhaft oder phasenweise befinden, wirkt auch im Schlaf noch weiter. Häufige Angsterkrankungen sind die Generalisierte Angststörung sowie die Panikstörung und die Phobien (die Angst vor etwas, einer Situation, einem Tier und Ähnlichem), die oft mit Panikattacken einhergehen.

In Tabelle 6-2 sind die psychischen Erkrankungen als Ursache von Schlafstörungen aufgelistet.

Nach Alkoholkonsum ist die Erholungsfunktion des Schlafs trotz einer Erleichterung beim Einschlafen vermindert. Der Schlaf ist fragmentiert, das heißt aufgrund vieler Aufwachreaktionen zerstückelt. In der zweiten Schlafhälfte wird er durch Albträume, Schwitzen und Wachphasen unterbrochen, vor allem gegen morgen, wenn der Alkohol abgebaut ist und Entzugserscheinungen auftreten. Zum anderen verkürzt die nervenschädigende Wirkung des Alkohols auch die Tiefschlafanteile (▶ Tab. 6-3). Die Folgen zeigen sich besonders ausgeprägt, wenn jemand alkoholabhängig ist. Für einen erfolgreichen

6 Ein- und Durchschlafstörungen

Tab. 6-2 Psychische Erkrankungen als Ursache von Schlafstörungen

- Depressionen
- Angststörungen
- Süchte, wie z. B. Alkoholabhängigkeit
- Essstörungen
- Persönlichkeitsstörungen
- Schizophrenien
- Demenzielle Syndrome und andere neurodegenerative Erkrankungen, wie z. B. Parkinson

Tab. 6-3 Die Wirkungen von Alkohol auf den Schlaf

- Tiefschlafunterdrückung
- Albträume
- In der zweiten Schlafhälfte vermehrt:
  - Weckreaktionen
  - Schwitzen
  - Wachphasen

Ausstieg aus der Sucht ist die Einsicht des Betroffenen grundlegend. Mit einer Entzugstherapie in einer Suchtklinik und der Teilnahme an Selbsthilfegruppen kann es gelingen, dauerhaft die Sucht zu überwinden.

Psychosomatische Erkrankungen wie Tinnitus, Magen- und Darmbeschwerden oder Kopfschmerzen, denen fehlgesteuerte Nervensignale zugrunde liegen, lassen die Betroffenen häufig nachts ebenfalls nicht zur Ruhe kommen. Körperliche Beschwerden, wie im Falle des Tinnitus, die ständigen Töne und Geräusche in Ohr und Kopf, erweisen sich vor allem nachts als besonders störend.

Körperliche Erkrankungen und Medikamente als Ursache von Schlafstörungen

Daniel Taylor von der North Texas Universität in Denton konnte im Jahr 2007 in einer größeren Studie zeigen, dass Patienten mit Ein- und Durchschlafstörungen im Vergleich zu Schlafgesunden häufiger körperliche Erkrankungen aufweisen. 21,9 % der untersuchten Patienten mit Ein- und Durchschlafstörungen litten an Herzerkrankungen, bei den Schlafgesunden nur 9,5 %. Bluthochdruck hatten 43,1 % (Schlafgesunde 18,7 %), neurologische Erkrankungen 7,3 % (Schlafgesunde 1,2 %), Erkrankungen der Atemwege 24,8 %

(Schlafgesunde 5,7 %), Nierenerkrankungen 19,7 % (Schlafgesunde 9,5 %), chronische Schmerzerkrankungen 50,4 % (Schlafgesunde 18,2 %) und Magen-Darm-Erkrankungen 33,6 % (Schlafgesunde 9,2 %).

Anderseits berichteten Patienten mit Herzerkrankungen in 44,1 % der Fälle von chronischen Insomnien, vergleichbare Menschen ohne Herzerkrankungen berichteten dies in nur 22,8 % der Fälle. Ebenso verhielt es sich bei Krebserkrankungen. 41,4 % der Krebserkrankten berichteten von chronischen Insomnien, ohne Krebs hingegen nur 24,6 %. Bluthochdruck ging in 44 % mit chronischen Schlafstörungen einher, ohne Bluthochdruck nur in 19,3 % der Fälle. Bei neurologischen Erkrankungen waren es 66,7 % mit Schlafstörungen und ohne neurologische Erkrankungen nur 24,3 %.

Es zeigte sich in all diesen Fällen, dass eine Therapie der Schlafstörung trotz zugrunde liegender chronischer Grunderkrankung möglich war und die Lebensqualität der Betroffenen gesteigert werden konnte.

Ungefähr 20 % aller in Deutschland zugelassenen Medikamente können als Nebenwirkungen Schlafstörungen mit sich bringen. Ein Medikament, das als Nebenwirkung Schlafstörungen verursachen kann, muss dies aber nicht zwingend bei jedem Patienten tun. Aus diesem Grund sind sowohl der Patient als auch der Arzt und Therapeut bei der Neuverordnung eines Medikaments aufgefordert zu beobachten, ob sich das neu eingenommene Präparat negativ auf das Schlafvermögen auswirkt. Ist dies der Fall, sollte nach Rücksprache mit dem behandelnden Arzt der Versuch unternommen werden, das Medikament wieder abzusetzen und durch ein anderes gleichwertiges Medikament zu ersetzen. Sollte dies aufgrund mangelnder medikamentöser Alternativen nicht möglich sein, kann auch ein anderes Einnahmeverhalten in Form einer Einnahme mit einem größeren zeitlichen Abstand zu den Abend- und Nachtstunden zu einer Besserung des Schlafs beitragen. Dies sollte aber stets mit dem behandelnden Arzt besprochen sein.

Wie entsteht eine chronische Schlafstörung?

Neben chronischen körperlichen Erkrankungen, Fehlverhaltensweisen und psychischen Störungen können sich im Verlauf zusätzlich schlafstörungserhaltende psychische Fehlhaltungen entwickeln. Sie sind häufig die eigentliche Ursache für die Entstehung der chronischen Schlafstörung. Sie tragen mehr als die auslösenden körperlichen oder psychischen Ursachen zur Chronifizierung bei. Bleiben sie unberücksichtigt und unbehandelt, wird dem Patienten nicht geholfen. Er leidet über Jahre oder gar Jahrzehnte an Schlafstörungen. Im folgenden Kapitel sollen die Entstehungsmechanismen der chronischen Insomnie verdeutlicht werden. Ein grundlegendes Verständnis der Krankheitsentwicklung ist sowohl für den Therapeuten als auch für den Patienten von großem therapeutischen Nutzen.

Nächtliches Gedankenkarussell

Eben noch todmüde, doch kaum liegt der Kopf auf dem Kissen, ist man wieder hellwach! „Herr Doktor, irgendwann am Abend fühle ich mich todmüde. Ich denke: „Heute werde ich endlich mal wieder schlafen können. Aber sobald ich im Schlafzimmer bin, ist alle Müdigkeit – gerade so, wie wenn man einen Lichtschalter umstellt – verflogen, und ich bin wieder hellwach! Plötzlich geht das Gedankenkarussell in meinem Kopf los: Hast du heute auch alles erledigt? Was steht denn morgen an? Wirst du das auch alles schaffen?" Wer schlafen wollte, muss plötzlich – ohne, dass er sich dagegen wehren könnte – auf einmal an den Ärger von gestern und an die Sorgen von morgen denken, an die Steuererklärung, den nervigen Chef, die ungeputzte Wohnung, die Probleme mit den Kindern oder dem Partner – und kann vor lauter Grübeln nicht einschlafen. Oder den Betreffenden gelingt das Einschlafen noch, aber dann, wenn sie nachts einmal wach werden, geht das beschriebene Gedankenkarussell los. Viele fühlen sich ihren Gedanken und Sorgen dann hilflos ausgeliefert.

Belastende Lebensereignisse gehören zum Leben dazu. Kein Mensch kann diese umgehen. Sei es ein Streit am Abend, eine anstehende Prüfung, ein Arbeitsplatzwechsel, eine Scheidung oder der Tod einer nahestehenden Person, was einen um den Schlaf bringt. Auch körperliche Erkrankungen, wie eine Schilddrüsenfehlfunktion, ein Schmerzsyndrom nach einer OP oder nach einem Bandscheibenvorfall (S. 129), können kritische Lebensereignisse darstellen, worauf der Mensch mit Schlafstörungen reagiert. Aber nicht nur negative Ereignisse stören den Schlaf. Auch positive Erlebnisse, wie die Vorfreude auf einen Urlaub oder eine Hochzeit, bei Kindern die Vorfreude auf Weihnachten, den Osterhasen oder den Geburtstag. Auch ein Lottogewinn oder eine neue Liebe können über eine erhöhte (freudige) Erregung die psychophysiologische Anspannung verstärken und eine (kurzfristige) Schlafstörung mit Wachphasen in der Nacht hervorrufen.

Derartige Schlafprobleme gehören zum Leben des Menschen dazu und sind in gewisser Weise normal. Jeder erlebt solche Situationen im Laufe seines Lebens hin und wieder. Eine oder ein paar schlechte Nächte sind zwar quälend, aber noch nicht so schlimm. Eine schlechte Nacht muss auch nicht zwangsläufig zu einem schlechten Tag führen: Man kann sich trotzdem am nächsten Tag noch einigermaßen gut fühlen und vor allem aber seine Leistung erbringen.

Wer gelegentlich einmal aufwacht und nicht gleich wieder einschlafen kann, ist ebenfalls erst einmal nicht krank. Aufwachen ist sogar überlebenswichtig für die Spezies Mensch gewesen: Als wir noch in unbeschützten Behausungen, auf dem freien Feld, hinter Büschen oder in Höhlen geschlafen haben, mussten wir immer wieder aufwachen, um zu prüfen, ob wir noch sicher sind: dass das Feuer noch brennt, die Tiere noch da oder schon der Löwe mit schmatzender Zunge neben uns steht. Aufwachen gehört zu einem gesunden Schlaf dazu. Das hat die Evolution so vorgesehen. Selbst wer früher immer schlief wie ein

Stein, macht ab einem Alter von 40 oder 50 Jahren auf einmal Erfahrungen mit gelegentlichem Erwachen und einer geringeren Schlafqualität. Wachphasen und oberflächlicher Schlaf werden häufiger. Denn mit zunehmendem Alter verändert sich der Schlaf. Im Jahr 2004 hat Maurice Ohayon, ein renommierter Epidemiologe und Schlafforscher von der Stanford Universität, in einer Übersicht über insgesamt 65 wissenschaftliche Studien an insgesamt 3.577 gesunden Schläfern zwischen 5 und 102 Jahren zeigen können, dass Tiefschlafphasen mit zunehmendem Lebensalter ab-, dafür die oberflächlicheren Schlafstadien 1 und 2 (▶ Kap. 2.1) als auch Wachphasen (▶ Kap. 2.2) mit dem Alter zunehmen. So wird schon natürlicherseits die Nachtruhe mit dem Alter insgesamt störanfälliger (▶ Kap. 2.2). Dinge, die den gesunden Schläfer früher nie gestört haben, die er gar nicht hörte, wie etwa ein lauter Nachbar oder die Amsel am frühen Morgen, lassen ihn auf einmal wachliegen (▶ Kap. 2.3, S. 29).

Wie aus einer akuten eine chronische Schlafstörung werden kann

Bei chronisch schlafgestörten Patienten klingen akute Schlafstörungen auf ein belastendes Ereignis nicht mehr ab. Der Schläfer „gewöhnt" sich an seine Schlafstörung. Sie chronifiziert! Wie kann das passieren? Sie fragen sich sicher, wie kann man sich an eine Schlafstörung gewöhnen? Ich will es erklären:

Es existiert eine Vielzahl an wissenschaftlichen Theorien, die sich damit beschäftigen, wie eine Chronifizierung von Schlafstörungen, deren Loslösung vom ursprünglichen Auslöser hin zur chronischen Schlafstörung entsteht. Der Fachmann spricht in diesem Falle von einer Verselbstständigung der Schlafstörung, da sie sich von ihrem ursprünglichen Auslöser abkoppelt und scheinbar von allein fortbesteht. In den Forschungsarbeiten zur Entstehung chronischer Insomnien werden die nachfolgenden Faktoren als aufrechterhaltende Bedingungen beschrieben.

> **Beachtenswert**
> Körperliche Gewöhnung: Unser Organismus gewöhnt sich an Wachphasen.

Viele Lebewesen, so auch der Mensch, haben eine hochpräzise innere Uhr, die im Nucleus suprachiasmaticus, einem kleinen Nervenzellbündel mit ungefähr 10.000 Nervenzellen, in unserem Gehirn lokalisiert ist. Dort werden Informationen abgespeichert, wann Zeiten für Wachsein, d. h. für Aktivität, und Zeiten für Erholung, d. h. Schlaf sind. Der menschliche Organismus ist ein Gewohnheitstier. Er gewöhnt sich recht schnell, egal ob sinnvoll oder nicht, an spezifische Wach- und Schlafenszeiten. Das können wir bereits während eines längeren Urlaubs bemerken. Innerhalb weniger Tage gewöhnen wir uns an spätere Zubettgeh- und morgendliche Aufstehzeiten. Schon nach relativ kurzer Zeit werden wir scheinbar automatisch später müde und wachen morgens später auf. Auch der Bäcker mit seinen frühen Aufstehzeiten ist ein gutes Beispiel:

Fallbeispiel

Ein Bäcker muss nachts stets um 2 Uhr aufstehen und in die Backstube. Schon nach wenigen Wochen wacht er nahezu selbstständig, ohne Wecker, um diese Uhrzeit auf. Auch am Wochenende oder in den Ferien, wenn er frei hat. Wenn er lange genug als Bäcker arbeitet und immer um diese Uhrzeit aufstehen muss, ist es nicht unwahrscheinlich, dass er nach Beendigung seiner Tätigkeit, weil er vielleicht den Beruf wechselt oder in Rente geht, noch Monate oder gar Jahre um diese Uhrzeit aufwacht. Je länger die Zeitspanne, in der er nachts um 2 Uhr aufstehen musste, umso länger die Zeitspanne, bis der Körper und das Unbewusste das automatische Wachwerden wieder „löschen" und er wieder durchschlafen kann. Oder verhaltenstherapeutisch formuliert: Die Konditionierung (Gewöhnung) oder „Bahnung" dieses Verhaltens ist umso stärker ausgeprägt, je länger es zeitlich überdauernd vorlag. Irgendwann bemerkt der Organismus, dass dieses eventuell über Jahre oder Jahrzehnte sinnvolle Verhalten, in unserem Beispiel nachts um 2 Uhr aufzuwachen, nicht mehr erforderlich ist, da keine Aktivität mehr auf das Aufwachen um diese Zeit erfolgt. Dann wird der ehemalige Bäcker wieder durchschlafen.

In der akuten Phase der Schlafstörung entwickelt der Patient zusätzliche schlafstörungsverstärkende Verhaltensweisen, die die Verselbstständigung der Schlafstörung und ihre Abkoppelung vom ursprünglichen Auslöser begünstigen. Sie chronifiziert.

Typischerweise werden vom Schläfer im Rahmen seiner Schlafstörung ungewollt Aktivitäten und Tätigkeiten eingeführt, die dem Körper und der Psyche dann unterstützend vermitteln, dass das nächtliche Wachsein eine Notwendigkeit darstellt. Dabei scheinen der Art der nächtlichen Tätigkeiten keine Grenzen gesetzt zu sein: Es wird ferngesehen, im Homeoffice gearbeitet, im Internet über Stunden gesurft, die Wäsche gebügelt, für die nächsten Tage vorgekocht, es werden endlich mal die Schränke ausgewaschen und alles neu einsortiert, der Backofen musste auch schon lange einmal wieder gründlich gereinigt werden, es wird gejoggt, um sich vermeintlich müde zu machen, oder auch schon einfach mal die Nacht beendet und vorzeitig auf die Arbeit gegangen.

All diese Tätigkeiten sind vordergründig sinnvoll, wenn man nicht schlafen kann. Aber sie führen „Schichtarbeit" ein. Der Körper und die Psyche lernen rasch, dass jetzt nachts Aktivität und Arbeit, wie bei unserem Beispiel des Bäckers, angesagt ist. Nach nur kurzer Zeit der Adaptation an dieses Verhalten wird der Schläfer jetzt nachts geweckt, um seinen Aktivitäten wieder nachzugehen: Fernsehen, Grübeln, Waschen, Kochen, Bügeln etc. Diese Fehlverhaltensweisen werden auch, wie im Kapitel „Regeln für erholsamen Schlaf" (S. 117) als fehlende Schlafhygiene bezeichnet.

Es erfolgt aber nicht nur im körperlichen Sinne eine „Gewöhnung" an nächtliche Wachphasen: Bei der chronischen Schlafstörung ist die unbewusste, psychische Kopplung zwischen Schlafzimmer und Entspannung in der akuten Phase der Schlafstörung aufgelöst worden. Diese ist aber notwendige Voraussetzung, dass der Schlaf auftreten kann:

> **Beachtenswert**
> Psychische Gewöhnung: Der gestörte Schläfer hat sich daran „gewöhnt", im Bett wachzuliegen und zu grübeln.

Beim gesunden Schläfer stellt das Schlafzimmer ein Signal (Stimulus) für Ruhe, Entspannung und Entpflichtung von Alltagsaufgaben dar. Der Schläfer geht quasi für 8 Stunden „in Urlaub". Im Rahmen dieser psychischen Entpflichtung vom Alltag und seinen Aufgaben und Anforderungen kommt es auf psychophysiologischer Ebene zu einer Entspannung des Organismus auf drei wichtigen Ebenen.

- Auf der kognitiven oder gedanklichen Ebene beschäfig sich der gesunde Schläfer im Schlafzimmer nur noch mit schönen und angenehmen Dingen.
- Auf emotionaler Ebene stellt sich eine Wohlfühlatmosphäre, häufig getragen von dem Gefühl von Sicherheit und Geborgenheit, ein.
- Auf motorischer bzw. körperlicher Ebene entspannt der Körper, das parasympathische Nervensystem drängt das sympathische Nervensystem in den Hintergrund, der Organismus und die Muskulatur entspannen.

Viele gesunde Schläfer kuscheln sich in ihr Kissen und fühlen sich mit sich und der Welt einfach wohl. Sie wollen gar nicht bewusst einschlafen, sondern tragen sich in der Sicherheit, dass der Schlaf mit der Entspannung früher oder später schon von allein kommt. Nur (!) vor dem Hintergrund dieser umfänglichen physischen und psychischen Entspannung stellt sich das Gefühl von Müdigkeit ein. Sie ist die Voraussetzung, dass anschließend Schlaf auftreten kann.

> **Beachtenswert**
> Ohne vorhergehende Entspannung keine Müdigkeit, und ohne Müdigkeit kein Schlaf!

Beim chronisch schlafgestörten Patienten hat sich diese unbewusste und automatisierte Kopplung zwischen Schlafzimmer und psychophysiologischer Entspannung in der akuten Phase der Schlafstörung aufgelöst. Der gestörte Schläfer hat sich daran gewöhnt, im Bett wachzuliegen und zu grübeln.

> **Beachtenswert**
> Wer im Bett nur körperlich anwesend ist, gedanklich und emotional aber im Alltag bleibt, schläft nicht!

In dieser initialen Phase der Schlafstörung liegt der Patient (verständlicherweise) aufgrund einer konkreten körperlichen oder psychischen Belastung wach. Vielleicht, weil er Schmerzen hat, die Schilddrüse mit ihrer Fehlfunktion ihn körperlich anspannt oder weil das akute psychische Problem, das kritische Lebensereignis, ihn nicht loslässt, gedanklich beschäftigt und emotional ungute Gefühle sowie emotionale Anspannung auslöst.

Er lernt in der akuten Phase – ohne dass er es will und es ihm bewusst wird –, sich im Bett über anspannende und schlafverhindernde Tagesereignisse Gedanken zu machen. Bei der chronischen Form der Schlafstörung ist das ursprüngliche Problem zwar eventuell aufgelöst, nicht mehr vorhanden oder wird nicht mehr als belastend erlebt. Aber: Der chronisch Schlaflose hat sich in der akuten Phase seiner Schlafstörung das Fehlverhalten, das nächtliche Grübeln über Alltägliches „angewöhnt". Zwar besteht das ursprüngliche Problem nicht mehr, das Leben eines jeden Menschen bietet aber in aller Regel genügend Problemsituationen, über die sich jetzt nachts alternativ grübeln lässt. Dies müssen nicht unbedingt große und belastende Dinge sein, über die nachgedacht wird und die den Schlaf rauben. Auch die nächtliche Beschäftigung mit Nichtigkeiten des Alltags kann die nächtliche Anspannung so anheben, dass Schlaf nicht mehr auftreten kann: „Was ziehe ich morgen an?", „Was koche ich morgen?", „Gehe ich zuerst einkaufen und mähe dann den Rasen oder mache ich es besser umgekehrt?" sind einige wenige Beispiele für Nichtigkeiten, die den Schlaf aber durch eine etwas höhere Anspannung rauben.

Beachtenswert
Menschen mit Schlafstörungen haben in der Regel nicht mehr Alltagsprobleme als Schlafgesunde. Der schlaflose Patient hat aber verlernt, seine Alltagsprobleme aus dem Schlafzimmer, der Nacht herauszuhalten. Er hat verlernt, sich zu *entpflichten*!

Der Schlafgesunde kann die Probleme des Alltags aus der Nacht heraushalten, kann sich entpflichten und distanzieren. Das kann der Patient mit Schlafstörungen nicht (mehr). Dieser nimmt alle Probleme, ob groß oder klein, grundsätzlich mit ins Bett. Ob es sinnvoll ist oder nicht.

Fallbeispiel
Eine 42-jährige Mutter berichtet, dass sie nachts immer wieder über Situationen am Arbeitsplatz nachdenken müsse. Sie mache sich Sorgen, ob sie alle Aufgaben erledigt und auch korrekt durchgeführt habe. Oft formuliere sie schon einmal E-Mails vor oder plane Besprechungen gedanklich voraus. Die Stimmung sei dabei „gar nicht gut". Häufig fühle sie sich „ängstlich-bedrückt und unsicher". Am Tag müsse sie dann häufig feststellen, dass die nächtlichen Grübeleien und Sorgen unnötig waren: Bei Tageslicht besehen sei manches Problem und manche ängstlich-besorgte Stimmung der Nacht nicht mehr nachvollziehbar. Die E-Mails mussten doch anders formuliert werden, als es sich nachts dargestellt hat, und die vorhergesehenen Probleme in Besprechungen seien gar nicht erst aufgetreten.

Beachtenswert
Unbedingt schlafen wollen: Wer schlafen will, bleibt wach!

Mit zunehmender Dauer der Schlafstörung entwickeln sich beim Patienten (weiterführende) Ängste in Bezug auf sein fehlendes Schlafvermögen. Sie werden auch als der Circulus vitiosus der Insomnie oder umgangssprachlich als Teufelskreis der Insomnie bezeichnet (▶ Abb. 6-2). Diese sichselbstverstärkenden Ängste begründen sich in der Sorge um das fehlende Schlafvermögen, deren gesundheitlichen Konsequenzen und Auswirkungen auf das Leistungsvermögen. Viele Patienten mit einer Schlafstörung machen sich Sorgen um ihre Arbeitsfähigkeit und psychische Ausgeglichenheit. In der Konsequenz möchte der Betroffene diesen quälenden Zustand der Schlaflosigkeit beenden. Er strengt sich an, bemüht sich, endlich wieder zu schlafen. Aber Anstrengung führt zu Anspannung und Anspannung ist der Feind des Schlafs. Wer schlafen will, bleibt wach!

Vergegenwärtigen wir uns einmal anhand eines fiktiven Beispiels, wie diese Schlaferwartungsängste Schlaflosigkeit verstärken und in vielen Fällen auch allein verursachen oder aufrechterhalten können:

Fallbeispiel
Wir stellen uns einen Patienten mit einer Schlafstörung vor. Dieser hat die letzten Nächte schlecht geschlafen. Er war am Tag unausgeschlafen, hat mit seiner Müdigkeit gekämpft und war eventuell auch im Beruf und bei der Familie nicht mehr immer emotional ausgeglichen. Möglicherweise war er auch schon gereizter als üblich, nicht mehr so verständnisvoll oder einfach nur etwas bedrückt und freudlos ob seines mangelnden Schlafvermögens. Vielleicht ist er nach der letzten schlechten Nacht schon am Morgen mit dem festen Vorsatz aufgestanden, dass in der Folgenacht alles besser werden müsse. Schon am Tag fangen seine Gedanken um das Thema zu kreisen an, wie es ihm denn wohl ge-

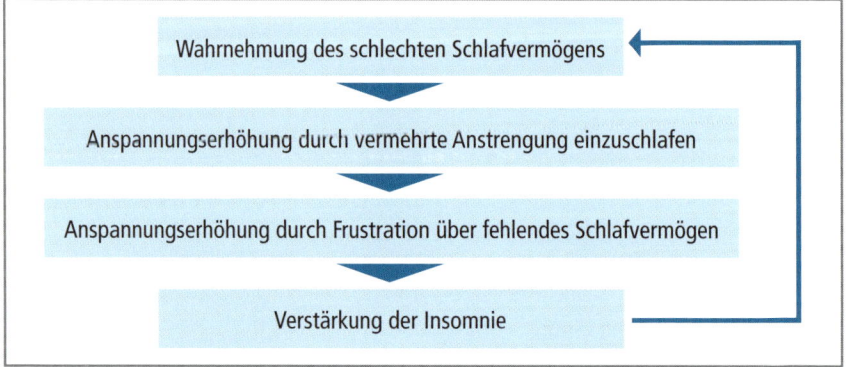

Abb. 6-2 Teufelskreis der Insomnie.

lingen könne, in der nächsten Nacht besser zu schlafen. Solle er früher oder später ins Bett gehen, vorher eine Flasche Bier oder ein Glas Wein trinken oder vielleicht doch besser ein warmes Glas Milch mit Honig, wie es immer in den Frauenzeitschriften geraten wird? Vielleicht wäre es auch besser, abends gar nicht mehr wegzugehen. Der geplante Krimi am Abend, ob der so unbedingt sinnvoll wäre? Mit zunehmendem Tagesverlauf, vor allem dann am Abend, kreisen seine Gedanken immer intensiver und angespannter um sein kommendes Schlafvermögen … Endlich im Bett angelangt, fragt er sich, ob er überhaupt müde genug sei. Ist denn die rechte oder die linke Seite die bessere zum Einschlafen? Es vergehen ein paar Minuten und er versucht es doch einmal auf der anderen Seite. Na ja, kein Grund zur Sorge, die Nachbarsfrau sagt ja auch, dass sie bis zu 15 Minuten zum Einschlafen benötigt. „Heute klappt es bestimmt …" War da nicht die Stimme eines kleinen Teufelchens von schräg hinter der Schulter: „Das wird heute wieder nichts, das wird heute wieder nichts." „Nein, alles Quatsch. Heute wird endlich alles mal wieder gut." Es vergehen weiter Minuten, das Bett wird wärmer, irgendwo macht sich bei den Beinen eine kleine Falte im Leintuch bemerkbar. „Hmmm, die könnte stören …, aber wenn ich jetzt aufstehe und sie glattziehe, dann bin ich wieder völlig wach." Weitere Minuten vergehen, zwischenzeitlich wurden sowohl die Rückenlage, die Bauchlage als auch eine weitere Seitenlage als nicht einschlafförderd bewertet. Er steht jetzt doch auf, die Falte wurde zwischenzeitlich unerträglich und das Bett auch viel zu warm. Raus aus den Federn, das Leintuch frisch gespannt, die Decke auf die kalte Seite gedreht und rasch wieder rein ins Bett. Jetzt mal die rechte Seitenlage. Wie viel Uhr ist es eigentlich? Kurz das Licht angemacht: „Oh je, schon 30 Minuten vorüber!" Jetzt muss es aber klappen! Nochmals das Kissen durchgeknetet, den Kopf in das Kissen geworfen: „Jetzt wird geschlafen!"

Anhand des Beispiels wird deutlich, wie allein der Wille, schlafen zu wollen, inneren Druck, Anspannung und Unruhe erzeugt und damit genau das Gegenteil von dem erreicht wird, was der Patient mit einer Schlafstörung mit seinem Verhalten intendiert, sich so sehnlich wünscht und mit aller Anstrengung versucht zu erreichen: erholsamen und erquickenden Schlaf. Sie wissen es schon: Wer schlafen will, bleibt wach!

Bei nicht wenigen Patienten ist das Ringen nach Schlaf sogar die alleinige Ursache für das Persistieren ihrer Schlafstörung. Sie haben nicht, wie oben aufgeführt, zusätzlich noch Fehlverhaltensweisen in Bezug auf den gesunden Schlaf oder können sich vom Alltag durchaus entpflichten. Die Befürchtung, nicht schlafen zu können, ist der alleinige Quell der Schlafstörung.

Abbildung 6-3 zeigt ein Modell der Entstehung einer chronischen Schlafstörung.

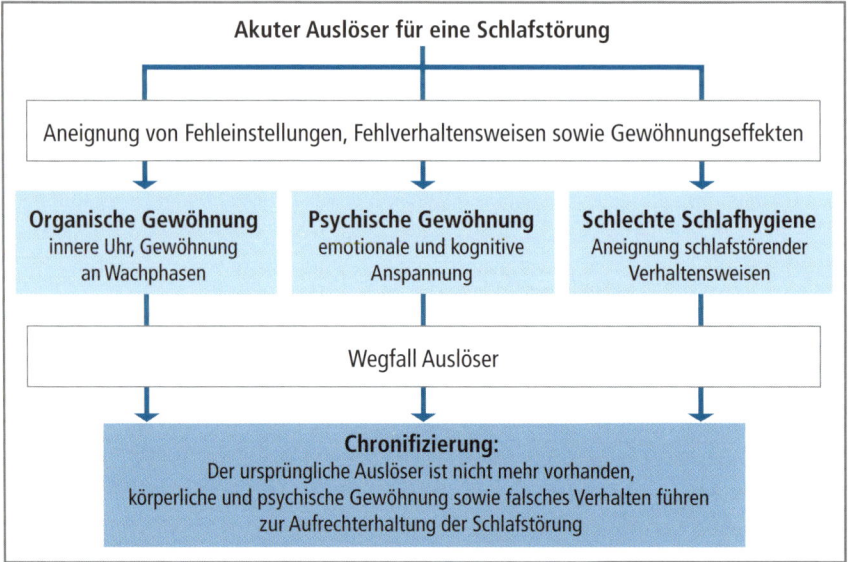

Abb. 6-3 Modell der Entstehung einer chronischen Schlafstörung.

Leiden Sie an einer Ein- und Durchschlafstörung?

Der nachfolgende Fragebogen ermöglicht Ihnen eine Beurteilung, ob Sie an einer behandlungsbedürftigen Schlafstörung leiden. Beantworten Sie bitte alle Fragen spontan, ohne vorher viel zu überlegen.

1. Bitte geben Sie an, wie schwer Sie Ihre Schlafprobleme in den letzten beiden Wochen einschätzen.

		gar nicht	leicht	mittel	schwer	sehr schwer
a	Einschlafstörungen	0	1	2	3	4
b	Durchschlafstörungen	0	1	2	3	4
c	Früherwachen	0	1	2	3	4

2. Wie zufrieden/unzufrieden sind Sie gegenwärtig mit Ihrem Schlaf?

sehr zufrieden	zufrieden	neutral	unzufrieden	sehr unzufrieden
0	1	2	3	4

3. Wie stark wirkt sich Ihr Schlafproblem auf Ihre Leistungsfähigkeit tagsüber aus?

überhaupt nicht	ein wenig	mäßig	stark	sehr stark
0	1	2	3	4

4. Wie stark glauben Sie, dass andere Personen die Auswirkungen der Schlafprobleme auf Ihre Lebensqualität wahrnehmen?

überhaupt nicht	ein wenig	mäßig	stark	sehr stark
0	1	2	3	4

5. Wie besorgt sind Sie hinsichtlich der momentanen Schlafprobleme?

überhaupt nicht	ein wenig	mäßig	stark	sehr stark
0	1	2	3	4

Jetzt zählen Sie bitte die Punkte der einzelnen Fragen (1a+1b+1c+2+3+4+5) zusammen. Anhand des Summenwertes lassen sich ihre aktuellen Schlafprobleme hinsichtlich Schwere und Ausprägung wie folgt einschätzen:

0–7 Punkte: Keine bedeutsamen Schlafprobleme, eine Behandlung ist nicht erforderlich. Es könnte aber sinnvoll sein, dass Sie ihr Verhalten und Ihre innere Einstellung am Abend und in der Nacht nochmals überprüfen.

8–14 Punkte: Schlafprobleme, die an der Grenze zu einer Schlafstörung sind. Ihre Schlafprobleme sind so ausgeprägt, dass es schon am Tag zu Einschränkungen kommen kann und Sie sich gelegentlich etwas unwohler fühlen. Möglicherweise gibt es vereinzelt auch schon einmal Nächte mit relativ wenig Schlaf. Achten Sie auf ein schlafförderliches Verhalten am Abend. Wichtig ist es, dass es Ihnen gelingt, im Bett nur an schöne und angenehme Dinge zu denken. Lesen Sie weiter; das Kapitel zur Behandlung von Schlafstörungen ist für Sie wichtig, insbesondere die Kapitel zur Schlafhygiene und zu Fehlhaltungen im Zusammenhang Schlaf (▶ Kap. 6.3, S. 117, 142, 147).

15–21 Punkte: Mittelschwere Schlafstörung. Eine diagnostische Abklärung und eine Behandlung können sinnvoll sein. Ihre Schlafprobleme sind so ausgeprägt, dass Sie sich regelhaft am Tag eingeschränkt fühlen. Aufmerksamkeit und Konzentration können beeinträchtigt sein. Sie fühlen sich in Ihrem Leistungsvermögen schon eingeschränkt. Ihre Stimmung kann am Tag schwanken. Wichtig ist ein entspannendes Verhalten in den Stunden vor dem Zubettgehen. Versuchen Sie, sich bevor sie ins Bett gehen von allen Dingen des Alltags zu entpflichten. Gehen Sie nicht ins Bett, um zu schlafen. Um besser abschalten zu können, kann eine Fantasiereise helfen. Oder denken Sie einfach an schöne Lebenssituationen zurück. Sollten Sie Ihre Probleme nicht in den Griff bekommen, gehen Sie zu Ihrem Hausarzt. Er sollte organische Ursachen ausschließen. Die nachfolgenden Kapitel sind für Sie von Bedeutung. Lassen Sie die psychischen Faktoren nicht außer Acht und lernen Sie wieder abzuschalten und sich zu entpflichten. Sie können von der Teilnahme an einem verhaltenstherapeutischen Gruppenprogramm (▶ Kap. 6.3, S. 154) sehr profitieren. Besprechen Sie das Vorgehen mit Ihrem Arzt.

22–28 Punkte: Schwere Schlafstörung. Eine diagnostische Abklärung und eine Behandlung sind angeraten. Möglicherweise überweist Sie in diesem Zusammenhang Ihr Hausarzt auch noch an einen Facharzt. In der Nacht liegen Sie länger wach, das Aufstehen am Morgen fällt schwer. Ihre Schlafstörung ist so ausgeprägt, dass Sie sich am Tag in Ihrem Leistungsvermögen und Ihrem emotionalen Befinden eingeschränkt fühlen. Ihre täglichen Anforderungen erleben Sie als Belastung. Manchmal sind Sie am Tag schon etwas von gedrückter oder ängstlicher Stimmung. Die Gedanken kreisen häufiger um das Nichtschlafen-Können. Im Bett gelingt es Ihnen nur noch schwer abzuschalten und Sie fühlen sich sehr angespannt. Es können bereits körperliche Symptome hinzukommen: Kopfschmerzen, Magen- oder Herzbeschwerden sind z. B. möglich. Den Anforderungen Ihrer Arbeit werden Sie nur noch mit großer Anstrengung gerecht. Die nachfolgenden Kapitel sind für Sie von großer Wichtigkeit. Sollten Sie selbstständig nicht mehr in eine entspannte Nachtsituation kommen, holen Sie sich professionelle Hilfe. Eine schlafmedizinische Untersuchung und Behandlung kann Sinn machen. Dringend möchte ich Ihnen die Teilnahme an einem verhaltenstherapeutischen schlafmedizinischen Gruppenprogramm (▶ Kap. 6.3, S. 154) nahelegen. Sollte dies nicht helfen, wären Einzelgespräche oder eine stationäre schlafmedizinische Behandlung möglicherweise angeraten. Besprechen Sie das Vorgehen mit Ihrem Arzt. Er entscheidet auch, inwieweit eine weiterführende Diagnostik im Schlaflabor erforderlich ist. Möglicherweise kann für eine vorübergehende Entlastung von der Schlafstörung ein Schlafmittel für wenige Tage sinnvoll sein. Sollten Sie schon lange an einer Schlafstörung leiden, können nach einer wirkungslosen Teilnahme an einer verhaltenstherapeutischen schlafmedizinischen Schlaftherapiegruppe sekundäre Schlafmittel (▶ Kap. 6.3, S. 158) notwendig werden. Dies entscheidet Ihr Arzt.

6.3 Behandlung

Vor einer vernünftigen Therapie steht eine ausführliche und umfassende Diagnostik. Schlafstörungen können mannigfaltige Ursachen haben. Wie in den vorausgehenden Kapiteln deutlich wurde, können organische Erkrankungen, Medikamente, Fehlverhaltensweisen und psychische Faktoren die Entstehung und Aufrechterhaltung von Schlafstörungen bedingen. Darüber hinaus müssen bei Schichtarbeitern chronobiologische Einflüsse berücksichtigt werden. Oft entstehen erst aus dem Wechselspiel der verschiedenen Ursachen Schlafstörungen. Aus diesem Grund gilt in der modernen Schlafmedizin eine monokausale Betrachtung der Ursachen von Schlafstörungen als obsolet.

Nachdem der Arzt und Therapeut gemeinsam mit dem Patienten eine Ursachenanalyse hinsichtlich organischer, medikamentöser, psychischer und verhaltensbedingter Ursachen vorgenommen hat, entwickelt er gemeinsam mit dem Patienten einen Behandlungsplan. Dieser orientiert sich an den Ursachen und der Art und Schwere der Schlafstörung. Die kausale Therapie der verschiedenen ursächlichen Faktoren steht dabei im Vordergrund. Bei den meisten Schlafstörungen, auch primär organischer Ursache, fällt im Verlauf der (organische) Auslöser weg. Gleichzeitig entwickeln sich erhebliche schlafstörungserhaltende Fehlverhaltensweisen und psychische Fehleinstellungen zur Aufrechterhaltung und Chronifizierung der Insomnie (▶ Kap. 6.2, S. 117, 130, 142). Aus diesem Grund kommt der „sprechenden Medizin" in der Behandlung von Schlafstörungen, auch primär organischer Ursache, eine bedeutende Rolle zu. Sie ist auf die Mitwirkung des Patienten angewiesen.

Beachtenswert
Chronische Schlafstörungen, auch bei chronischen Erkrankungen oder bei unveränderbarer Schichtarbeit (▶ Kap. 4.1, 6.2, S. 64, 130), können von einer Behandlung mit evidenzbasierten verhaltenstherapeutischen Techniken erheblich profitieren. Dies wird nicht selten sowohl vom Behandler als auch vom Patienten „übersehen".

Die sprechende Medizin beinhaltet in aller Regel die Behandlung von Fehlverhaltensweisen („Schlafhygiene") und die Vermittlung von selbstwirksamen verhaltenstherapeutischen Techniken, die auch auf eine Veränderung psychischer Fehlhaltungen abzielen.

Schlafmittel (▶ Kap. 6.3, S. 158) können kurzfristig zu einer Linderung der Beschwerden führen, stellen aber in aller Regel keine kausale Therapie dar. Schlafmittel haben bei Schlafstörungen keine heilende Wirkung. Sie sind als eine symptomatische Behandlung zu betrachten. Aufgrund des hohen Gewöhnungspotenzials von Schlafmitteln dürfen diese nur über kurze Zeiträume verordnet und eingenommen werden. Sekundäre Schlafmittel bieten in dieser Hinsicht Vorteile, da diese über längere Zeiträume eingenommen werden können.

Schlafmythen korrigieren

Seit Beginn der Menschheit beschäftigt sich der Mensch mit seinem Schlaf. In Abhängigkeit zum kulturgeschichtlichen Hintergrund der jeweiligen Zeitepoche und zum wissenschaftlichen Erkenntnisstand wurden Erklärungsansätze für das menschliche Schlafbedürfnis und Schlafverhalten entwickelt, die sich in Form von Mythen mit unterschiedlichem Wahrheitsgehalt bis in die Gegenwart gehalten haben. Diese möchte ich im Folgenden vor dem aktuellen wissenschaftlichen Erkenntnisstand auf ihre Gültigkeit überprüfen.

Gerade wer zu falschen Erwartungen an den Schlaf neigt, mag damit bestehenden Schlafstörungen Vorschub leisten. Deswegen gehört auch zu einer erfolgreichen Behandlung von Patienten mit Ein- und Durchschlafstörungen, dass man mit ihnen wieder realistische Erwartungen an den Schlaf aufbaut und irreale Vorstellungen und Erwartungen korrigiert.

„Mindestens 8 Stunden Schlaf braucht der Mensch." Entscheidend ist das Befinden am Tag. Wer sich am Tag ausgeschlafen, fit, ausgeglichen und leistungsfähig fühlt, hatte genügend Nachtschlaf – egal wie viel es war (▶ Kap. 2.1).

„Nachts darf man nicht wach werden." Wachwerden gehört unter evolutionsbiologischen Gesichtspunkten zum Schlafen dazu und war in grauen Vorzeiten für das Überleben der Spezies Mensch unabdingbar notwendig. Nur wer nachts regelmäßig wach wird, ist in der Lage, Gefahren in seinem Umfeld rechtzeitig zu erkennen (▶ Kap. 1). Das war in der Phase, als der Mensch noch auf dem freien Feld oder in Höhlen schlief, für die Erhaltung der Art wichtig. So konnte er den herannahenden Feind oder Löwen rechtzeitig erkennen. Bis hin zur Industrialisierung hat der Mensch vermutlich nachts in zwei Epochen geschlafen. Dazwischen eine längere Wachphase, in der er nach dem Feuer, dem Vieh gesehen hat oder sich mit Nachbarn traf. Auch Sex war möglich (▶ Kap. 1)! Zu bedenken ist auch, dass der ältere Mensch natürlicherseits die Fähigkeit durchzuschlafen verliert. Wachwerden gehört für ihn zur Tages- bzw. Nachtordnung. Wie auch immer, stets wichtig ist, dass man nächtliche Wachphasen akzeptiert und entspannt und gelassen bleibt (▶ Kap. 6.3, S. 142), sonst bekommt man ein (Schlaf-)Problem (▶ Kap. 6.1, S. 130).

„Schlaf sollte nur bei Dunkelheit stattfinden." Aufgrund des geringen Sehvermögens bei Dunkelheit hat es sich für die menschliche Spezies als günstig erwiesen, bei Tag aktiv und bei Nacht inaktiv zu sein. Zahlreiche biologische Prozesse haben sich an dieses Schlaf-wach-Verhalten mit den zugehörigen Hell-Dunkel-Phasen adaptiert. So wird das für den menschlichen Schlaf wichtige Hormon Melatonin (▶ Kap. 2.1, 2.3, 2.4) bei Dunkelheit ausgeschüttet und unterstützt das menschliche Schlafvermögen. Die Körperkerntemperatur, die durch ihren Abfall den Einschlafprozess beeinflusst, hat sich ebenfalls an den

Tag-Nacht-Rhythmus angepasst. Aus diesen Gründen fällt es u. a. dem Menschen schwer, am Tag zu schlafen, was insbesondere Schichtarbeiter leidvoll erfahren (▶ Kap. 4.1). Ein offener Rollladen, das Standby-Licht eines elektrischen Geräts im Schlafzimmer sind nicht ausreichend hell, wie mancher Schlaflose glaubt, um den Schlaf über eine reduzierte Melatoninausschüttung zu stören. Schließlich sind die Augen ja während des Schlafs geschlossen!

„Geräusche stören den Schlaf." Die Welt ist nicht ruhig. Permanent sind wir Geräuschen ausgesetzt. Einmal mehr, einmal weniger, aber stets unvermeidbar. Tags wie nachts! Nachbarn, Verkehr, Natur – alle produzieren mehr oder weniger Lärm. Seien es die feiernden Nachbarn, der Verkehr einer vielbefahrenen Straße, die zwitschernden Vögel am frühen Morgen oder das Läuten der Kirchenglocken. Wer versucht, Geräusche auszuschalten, schafft sich ein Problem. Wir können unsere Umgebung nicht geräuschlos machen. Versuchen wir es – so wie mancher meiner Patienten –, werden wir an der unlösbaren Aufgabe verzweifeln, machen uns verrückt und rauben uns selbst den Schlaf.

Ob uns Geräusche im Schlaf stören, hängt ganz wesentlich von unserer Einstellung zu ihnen ab. Die Dinge, auch Geräusche, sind neutral! Wir (!) machen sie zu dem, was wir wollen. Empfinden wir sie als angenehm, so wie das laute Vogelgezwitscher am frühen Sommermorgen direkt vor unserem offenen Schlafzimmerfenster, lässt es uns trotzdem weiterschlummern. Das allgemein eher als romantisch bewertete Vogelgezwitscher kann je nach Entfernung und Vogel bis zu 65 Dezibel (A) betragen und damit bereits im leicht gesundheitsschädlichen Bereich sein. Stören wir uns an dem leisen Summen des Weckers, werden wir nervös, angespannt und schlaflos (▶ Kap. 2.3). Sie wissen schon: Entspannung ist der Königsweg zum Schlaf!

Frühjahrsmüdigkeit. Um es gleich vorwegzunehmen: Ja, es gibt sie wirklich, die Frühjahrsmüdigkeit. Zumindest für 50 bis 70 % der Deutschen. Sie ist ein Phänomen in Breiten, in denen bedeutsame Temperatur- und Helligkeitsunterschiede zwischen Sommer und Winter herrschen. Wer im Winter vor dem warmen Ofen sitzt und im Sommer warme Abende im Freien genießen kann, ist prädestiniert für die Frühjahrsmüdigkeit. Der Körper muss sich an die jeweiligen Bedingungen anpassen, das kostet Anstrengung. Wir fühlen uns müde, antriebslos, schlapp und gereizt und können uns nur schwer konzentrieren. Körperliche Symptome der Frühjahrsmüdigkeit können Kraftlosigkeit, Erschöpfung, Schwindel und Kreislaufschwäche sein. Ältere Menschen sind am häufigsten betroffen. Frauen reagieren angeblich sensibler als Männer. Die genauen Ursachen der Frühjahrsmüdigkeit sind wissenschaftlich nicht eindeutig verstanden, vermutlich spielen mehrere Faktoren eine Rolle:

Wir regulieren den Stoffwechsel unseres Körpers entsprechend den äußeren Bedingungen, wie z. B. Helligkeit und Temperatur. Ist es draußen kalt und dunkel, reagiert der Körper mit einer Temperaturabsenkung. Dabei erhöht er den Blutdruck und schüttet mehr von dem Schlafhormon Melatonin aus. In der dunklen Jahreszeit schlafen wir etwas länger. Auch haben wir uns früher im Winter anders als im Sommer ernährt. Im Frühjahr, wenn die Temperaturen steigen und die Tage länger hell sind, muss sich der Körper umstellen, an die neuen Verhältnisse anpassen: Die Körpertemperatur steigt, die Blutgefäße weiten sich und der Blutdruck sinkt. Das längere Tageslicht benötigt aber Zeit, um auch die Sekretion von Melatonin zu reduzieren. Dafür wird das Glückshormon Serotonin vermehrt ausgeschüttet. Diese Umstellung kostet Energie und Kraft. In der Umstellungsphase fühlen wir uns müde und schlapp. Sie kann bis zu mehreren Wochen andauern.

Was hilft bei Frühjahrsmüdigkeit? Essen Sie vitaminreich, viel frisches Obst und Gemüse. Gehen Sie viel ins Helle, an die frische Luft. Das senkt das stimmungsdämpfende Hormon Melatonin. Fördern Sie Ihren Kreislauf mit wechselwarmen Duschen, Sauna oder Kneipp-Anwendungen und viel sportlicher Aktivität. Treiben Sie auch im Winter viel Sport und ziehen sich nicht in die warme Stube zurück. Das macht Sie weniger empfindlich für die Frühjahrsmüdigkeit.

Vollmond. Viele Deutsche, aber vor allem Menschen mit einer Schlafstörung behaupten, dass einen der Vollmond schlechter schlafen lasse. Wissenschaftliche Unterstützung erhielten sie erstmals im Jahr 2013 durch eine Studie des Basler Chronobiologen Christian Cajochen. Er untersuchte 33 Menschen und fand heraus, dass diese während des Vollmonds 20 Minuten weniger Schlaf hatten und durchschnittlich 5 Minuten länger zum Einschlafen benötigten. Allerdings konnten diese Ergebnisse in einer Münchner Untersuchung im Jahr 2014 an über 1.000 Probanden nicht mehr bestätigt werden. Ende 2014 fand sich dann wieder eine Studie, diesmal aus Budapest, dieses Mal mit etwas über 300 Probanden, die erneut einen leichten Effekt des Mondes auf den Schlaf zeigte. Was stimmt nun? Nach Studien führt der Mond mit zwei zu eins. Bei genauer Betrachtung muss man allerdings feststellen, dass die in den Untersuchungen beschriebenen Effekte nicht groß sind und nicht mit den Einschätzungen vieler Menschen in Übereinstimmung stehen. Denn: Schlaflose Nächte hat der Mond in keiner dieser Studien verursacht, noch bedeutsam den Schlaf verkürzt. Bleiben Sie gelassen, wenn nachts der Vollmond draußen scheint. Sonst laufen Sie durch eine sichselbsterfüllende Prophezeiung Gefahr, tatsächlich eine Schlafstörung zu bekommen!

Elektrosmog. An der Wirkung von Elektrosmog auf die Gesundheit und den Schlaf scheiden sich die Geister. Sogenannte Elektrosensible sehen sich als empfindsame Vorreiter in eine neue Zeit, in der wir alle verstrahlt sein werden. Wissenschaftler haben zahlreiche Experimente an Mensch und Tier durchgeführt und konnten keine Effekte feststellen. So wurden z. B. keine Effekte der ionisierenden Strahlung von Handymasten nachgewiesen. Deren thermische

Wirkung auf das Gewebe scheint vernachlässigbar. Eine Kollegin von der Charité in Berlin, Frau Prof. Danker-Hopfe, veröffentlichte im Jahr 2010 eine Studie, in der bei knapp 400 Probanden der Einfluss von Mobilfunkmasten auf den Schlaf untersucht wurde. Was diese nicht wussten: An 5 von 10 Untersuchungsnächten waren die Sendemasten ausgeschaltet. Im Vergleich ergaben sich keinerlei Unterschiede zwischen den Nächten. Allerdings schliefen diejenigen grundsätzlich schlechter, die sich schon im Vorfeld besorgt über einen möglichen Einfluss der Sendemasten zeigten.

Wasseradern. Viele Menschen glauben, dass Wasseradern Schlafstörungen, Depressionen und Krebs hervorrufen können. In wissenschaftlichen Studien gelang es bislang nicht, die von Wünschelrutengängern gefundenen Wasseradern mit Messinstrumenten zu verifizieren. Grundsätzlich scheint sich das Grundwasser in Deutschland gar nicht in Wasseradern, also unterirdischen Fluss- oder Bachläufen zu bewegen. Vielmehr tritt das Grundwasser in Deutschland flächig auf. Möglicherweise sind die Geräte nicht empfindlich genug. Aber selbst wenn man verschiedene Wünschelrutengänger auf dasselbe Stück Wiese schickt, kommen diese nicht zu identischen Störquellen, noch können sie ihre eigenen Ergebnisse reproduzieren.

Ich möchte nicht sagen, dass das, was die Wissenschaft nicht messen oder belegen kann, nicht existent ist. Ich möchte Ihnen aber eines sagen: Viele Menschen finden sich bei uns ein, obwohl im Vorfeld Wünschelrutengänger Wasseradern als Störquelle für den Schlaf dingfest gemacht hatten und Lösungsvorschläge den Patienten unterbreitet hatten. In den meisten dieser Fälle fand ich andere Ursachen für deren Schlafstörungen, die aus schlafmedizinischer Sicht gut behandelbar waren.

Schlaf vor Mitternacht. Der Schlaf kurz nach dem Einschlafen ist für die körperliche Erholung am wichtigsten. In den 90 Minuten nach Schlafbeginn tritt der meiste Tiefschlaf auf (▶ Kap. 2.2). Egal ob wir vor oder nach Mitternacht ins Bett gehen. Wichtig für den Tiefschlaf ist, weil der Mensch ein tagaktives Lebewesen ist, dass wir nachts, bei Dunkelheit, schlafen und regelmäßige Zubettgeh- und Aufstehzeiten haben. Die genaue Uhrzeit – ob vor oder nach Mitternacht – ist dafür jedoch nicht von Bedeutung. Denn die Schlaftiefe wird von der inneren Uhr geregelt, die unbeirrt tickt. Wer also gewohnt ist, spät ins Bett zu gehen, schläft auch nach Mitternacht tief. Was zählt, ist die Regelmäßigkeit und der Schlaf bei Nacht. Die Aussage des Volksmunds „Kind, geh vor Mitternacht ins Bett" entbehrt eines sinnvollen Hintergrundes und ist eher dazu geeignet, Kinder rechtzeitig ins Bett zu bekommen.

Wein als Schlummertrunk. Alkohol ist kein gutes Schlafmittel. Nur in geringen Mengen kann er den Tiefschlaf etwas begünstigen. Für den Mann gilt, nicht mehr Alkohol, als er sich in einem Viertel Wein befindet. Für die Frau noch weniger: Nicht mehr Alkohol als in einem achtel Liter Wein. Alles, was darüber ist, kann zwar die psychische Entspannung und damit das Einschlafen fördern, führt aber danach zur Tiefschlafunterdrückung. In der zweiten Schlafhälfte sind vermehrte Weckreaktionen, Schwitzen und Albträume die Regel. Der Schlaf ist insgesamt weniger erholsam (▶ Kap. 2.2).

„Wer nachts aufwacht, sollte im Bett liegenbleiben." Hier gibt es kein eindeutiges „Ja" oder „Nein". Wer nachts wach ist, sich im Bett wohlfühlt und nicht grübelt, darf gern liegenbleiben. Wer hingegen grübelt, unruhig wird oder gar mit dem Schlaf ringt, sollte aufstehen. Ansonsten lernt unser Unbewusstes, dass das Schlafzimmer ein unangenehmer Ort ist. Zukünftige Schlafstörungen sind vorprogrammiert (▶ Kap. 6.1, S. 130). Aber bitte außerhalb des Bettes nichts Anstrengendes tun. Keine Hausarbeit, kein Homeoffice, kein Internet und selbstverständlich auch kein Sport. Sonst machen Sie sich zum Schichtarbeiter und der Körper weckt Sie nach kurzer Zeit automatisch jede Nacht zur Verrichtung dieser Tätigkeiten.

„Kein Tagschlaf." Ein Mittagschlaf ist gesund und verlängert das Leben. Weiterhin steigert er das Leistungsvermögen und die Kreativität für die zweite Tageshälfte. Allerdings darf er nicht zu lange andauern, da sich manche Menschen sonst noch schlapper als zuvor fühlen (▶ Kap. 2.6). Für Menschen mit einer Schlafstörung gilt, dass der Mittagsschlaf nach Möglichkeit vermieden werden sollte. Er kann zu viel Schlafdruck für die Nacht abbauen und damit die Schlafstörung verstärken und aufrechterhalten (▶ Kap. 6.2).

„Wenn ich schon nicht schlafen kann, dann wenigstens vor dem Fernseher." Ganz Deutschland schläft vor dem Fernseher am besten. Schlaf vor dem Fernseher ist für viele allerdings der Einschlafkiller Nummer eins. Menschen mit einer Schlafstörung sollten ihn tunlichst meiden, sonst laufen sie Gefahr, ihre Schlafstörung weiter zu verstärken und zu chronifizieren (▶ Kap. 6.2, S. 130).

„Schlaf kann man nachholen." Fehlender Schlaf führt zu Schläfrigkeit und Leistungseinschränkungen am Tag. Dies kann man nicht rückgängig machen. Trotzdem kann man z. B. durch einen längeren Schlaf am Sonntag das sich über die Arbeitswoche angehäufte typische Schlafdefizit wieder abbauen.

„Musik und frische Luft vertreiben Müdigkeit am Steuer." Nein. Kurzfristige Stimulationen über laute Musik, Singen, Bewegung oder ein geöffnetes Fenster haben keine andauernde Wirkung. Gegen Übermüdung am Steuer hilft nur Schlaf. Zusätzlich wird Schläfrigkeit und Sekundenschlaf am Steuer gefördert, wenn der Mitfahrer schläft.

Gesunden Schlaf kann man wieder lernen

Bereits im Juni 2006 titelte das Deutsche Ärzteblatt: „Kognitive Verhaltenstherapie hilft bei chronischer Insomnie besser als Hypnotika" und im März 2011 erneut: „Schlafstörungen: Kognitive Verhaltenstherapie als Mittel der ersten Wahl".

Nach Meinung des renommierten US-amerikanischen Schlafforschers Richard Bootzin von der University of Arizona sind Schlafmittel und Psychopharmaka bei Ein- und Durchschlafstörungen, vor allem bei chronischen Formen ohne organische Ursache, nicht die Mittel der ersten Wahl. Sie sind zwar in der Lage, kurzfristig die Symptome zu reduzieren, können aber langfristig zu Gewöhnung und Abhängigkeit führen, bestehende Schlafstörungen sogar verstärken. Darüber hinaus wären sie dazu geeignet, Patienten dahingehend zu verleiten, sich mit der Erkrankung und ihren tatsächlichen Ursachen nicht auseinanderzusetzen. Wenn Medikamente helfen, warum soll ich mich dann selbst noch anstrengen, etwas zu verändern? Im Sinne einer wirksamen Selbstbehandlung wird durch die Einnahme von Medikamenten verhindert, dass der Patient selbst schlafstörende Verhaltensweisen und Einstellungen identifiziert und durch schlaffördernde ersetzt. Der Grundstein zur Chronifizierung der Schlafstörung mag schon an dieser Stelle gelegt sein.

Eine bedeutsame und therapeutisch sehr gut wirksame Alternative zu Schlafmitteln und Psychopharmaka stellt die Kognitive Verhaltenstherapie dar. In vielen Studien konnte gezeigt werden, dass sie mindestens ebenso wirksam wie eine medikamentöse Therapie ist. Langfristig ist sie wirksamer als Schlafmittel, da sie eine kausale Therapie darstellt und überdauernd wirkt. Der Patient hat wieder Schlafen gelernt und weiß, wie es geht. Die Kognitive Verhaltenstherapie führt zu überdauernden schlafförderlichen Verhaltensweisen und inneren Haltungen bei den Betroffenen. Viele Patienten bevorzugen die im Vergleich zu Schlafmitteln nebenwirkungsfreie Verhaltenstherapie. Sie benötigen oft nur wenige Therapiesitzungen, die entweder in Einzel- oder Gruppenbehandlungen durchgeführt werden können.

Die Kognitive Verhaltenstherapie von Ein- und Durchschlafstörungen beginnt üblicherweise mit der Vermittlung von grundlegenden Informationen zu gesundem Schlaf. Der Patient wird über Phänomenologie (▶ Kap. 2.2) und Funktion (▶ Kap. 2.4, 2.5, 2.6) des Schlafs für den Menschen und seine Auswirkungen auf die Gesundheit (▶ Kap. 2.6) informiert. Es werden Informationen über die Entwicklung des Schlafs über die Lebensspanne gegeben (▶ Kap. 2.2). Auf diese Weise werden die Betroffenen zu „Experten" ihres eigenen Störungsbilds geschult. Fehlerwartungen an den Schlaf und mythische Funktionszuschreibungen werden in diesem Kontext durch realistische Erwartungen an den Schlaf ersetzt. Schlafmythen wurden ausführlich in Abschnitt 6.3.1 behandelt.

Über die Vermittlung eines Kompetenzgefühls, das anspannende Hilflosigkeitsgefühle reduziert, wird das therapeutische Ziel *Entspannung und Gelassenheit* im Umgang mit dem Schlaf bereits an dieser Stelle unterstützt. Befürchtungen, Missverständnisse und Fehlerwartungen an den Schlaf werden ausgeräumt und das Schlafverhalten teilweise wieder normalisiert. Einzelne Patientengruppen werden über spezifische Zusammenhänge informiert, z. B. ältere Patienten über Veränderungen des Schlafs im Alter (▶ Kap. 2.2). Beispielsweise, dass mehrfaches Erwachen in der Nacht und auch längere Wachphasen während der Nacht unter Senioren nicht ungewöhnlich sind und normal sein können. Ebenso, dass der Tiefschlaf mit dem Alter abnehmen kann und dafür der Schlaf oberflächlicher wird. Schichtarbeiter werden dahingehend aufgeklärt, wie sich der Schlaf in Abhängigkeit zur Art der Schicht verändert und mit welchen Strategien diesen Veränderungen entgegengewirkt werden kann.

Menschen mit einer Schlafstörung entwickeln im Verlauf der Schlafstörung in aller Regel Verhaltensweisen, die den Schlaf zusätzlich erheblich beeinträchtigen und sogar nach Wegfall des ursprünglichen Auslösers aufrechterhalten können. Sie werden unter dem Begriff der Schlafhygiene subsummiert (▶ Kap. 6.2, S. 117). Der Grundstein einer erfolgreichen Verhaltenstherapie bei Insomnien stellt die Wiederherstellung schlafförderlicher Verhaltensweisen dar. Gleichzeitig müssen schlafstörende Verhaltensweisen abgebaut werden. In einigen Studien konnte gezeigt werden, dass allein die Information über Schlafhygiene (▶ Kap. 6.2, S. 117) schon zu einer Verbesserung des Schlafs beitragen kann. Solche Regeln erscheinen selbstverständlich und sind auch vielen Patienten bekannt, dennoch werden sie oft nicht umgesetzt.

Auf der Grundlage zu Informationen über gestörtem Schlaf und schlafstörende Verhaltensweisen wird ein individuelles Störungsmodell gemeinsam mit dem Patienten entwickelt. Hierbei werden auf Basis einer Verhaltensanalyse die individuellen Ursachen für die akute Entwicklung, Chronifizierung und ggf. Verstärkung der Schlafstörung des Patienten erarbeitet. Insbesondere schlafstörungsaufrechterhaltende innere Fehlhaltungen, wie die mangelnde Fähigkeit, abzuschalten und sich zu entpflichten, die Fokusierung auf das Schlafproblem und Schlaferwartungsängste müssen dabei berücksichtigt werden. Dabei werden lebensgeschichtliche Faktoren exploriert, ob z. B. Schlafstörungen schon früher auftraten oder gehäuft in der Familie vorkommen. Auch welche individuelle Bedeutung und Folgen die Ein- und Durchschlafstörung auf Familie und Beruf für den Patienten hat, wird beleuchtet. Bisherige erfolgreiche und weniger erfolgreiche Bewältigungsstrategien werden ermittelt und welche Ressourcen den Betroffenen zur Verfügung stehen. Zudem werden körperliche und psychische Dispositionen und Vulnerabilitäten erörtert und welche Bedingungen die Schlafstörungen auslösen, verstärken oder mildern können.

Zur Behandlung von Schlafstörungen sind die alleinige Vermittlung von Wissen über gesunden Schlaf, die Aufklärung über die Ursachen der Schlafstörung und die Förderung der Schlafhygiene als Maßnahmen in aller Regel nicht effektiv aber Grundvoraussetzung für die Wirkung der nachfolgenden Methoden. Deswegen werden Patienten stets angeleitet, die Regeln des gesunden Schlafs als erstes in ihren Alltag zu integrieren (▶ Kap. 6.2).

Die Einführung und Einübung von selbstwirksamen, verhaltenstherapeutischen Methoden ist für einen Therapieerfolg von großer Bedeutung. Sie sind gemäß der Fachgesellschaft American Academy of Sleep Medicine (AASM) bei Ein- und Durchschlafstörungen nachweislich wirksam, gelten als mehr oder weniger gut empirisch untersucht und werden vor allem bei Erwachsenen eingesetzt – insgesamt gesehen und im Vergleich zu pharmakologischen Behandlungen jedoch immer noch zu selten.

Schlafförderlich ist die Einführung eines Zubettgeh-Rituals. Davon profitieren nicht nur Kinder, sondern auch Erwachsene. Es dient dazu, Distanz zu anspannenden und belastenden Alltagsereignissen herzustellen. Es zielt darauf ab, beim Patienten eine entspannte Grundhaltung und ein Gefühl der Entpflichtung von Alltagsanforderungen herbeizuführen.

> **Tipp**
> Das Zubettgeh-Ritual kann durch mannigfaltige Maßnahmen erfolgen: Dies können auf Verhaltensebene ein warmes abendliches Bad, Bettsocken (Studien belegen einen signifikanten Effekt auf die Einschlaflatenz), ein warmes Getränk (Tee, Milch), entspannende Musik, gedämpftes (Kerzen-)Licht, ein entspannendes Buch oder Ähnliches sein. Unterstützend kann ein Merkzettel, das Führen eines Tagebuchs oder ein entlastendes Gespräch mit dem Partner sein.

Ein „Grübelstuhl" kann das Einschlafritual unterstützen. Dabei handelt es sich um einen ruhigen, angenehmen, zur Selbstreflexion geeigneten Ort in der Wohnung außerhalb des Schlafzimmers. Er soll gemütlich mit angenehmer Atmosphäre gestaltet werden. Gedämpftes Licht, eine warme Decke und allenfalls leise Musik können hilfreich sein. Kein Fernsehen.

Eine wissenschaftlich erprobte Methode ist die Stimuluskontrolle. Mit ihr lernen die Patienten, die unbewusst entstandene Assoziation zwischen schlafverhindernden Aktivitäten und inneren Haltungen und Einstellungen und der Bettsituation wieder zu verlernen (▶ Kap. 6.2). Schlafförderliche Aktivitäten und Einstellungen, wie z. B. eine tiefe innere Entspannung, sollen wieder mit der Schlafstätte assoziiert werden. In der ursprünglichen Version der Stimuluskontrolle sind die Betroffenen angeleitet, das Schlafzimmer zu nichts anderem als zum Schlafen oder zu sexuellen Aktivitäten zu nutzen. Wenn das Einschlafen nicht innerhalb einer gewissen Zeit von ungefähr 20 Minuten gelingt, sollen sie aufstehen, das Bett verlassen und in einem anderen Raum einer ruhigen, entspannenden Beschäftigung nachgehen. Längere Liegezeiten im Bett, ohne zu schlafen, sollten ebenso unterlassen werden wie im Schlafzimmer fernzusehen, Musik zu hören, sich mit dem Computer zu beschäftigen, heftig zu diskutieren oder zu streiten, sich sportlich zu betätigen, zu essen, trinken oder rauchen, auf die Uhr zu schauen oder zu grübeln.

> **Tipp**
> Wir haben allerdings gute Erfahrungen gemacht, wenn die Patienten nur dann aufstehen, wenn sie im Bett liegen und angespannt sind und grübeln. Fühlen sie sich wohl, sind entspannt und gelassen, dürfen sie im Bett liegenbleiben und müssen nicht aufstehen.

Dieses Vorgehen erhöht die Akzeptanz der Methode und kommt dem intendierten Ziel näher: Entspannung in der Bettsituation. Gerade der ältere Mensch liegt ja auch natürlicherseits wach, ohne zu schlafen. Solange er sich wohl fühlt, darf er im Bett liegenbleiben.

Eine sehr hohe Wirksamkeit besitzt die Bettzeitenreduzierung, auch als Schlafrestriktion bezeichnet. Die Patienten werden angeleitet, ihr durchschnittliches Schlafvermögen der letzten beiden Wochen zu ermitteln. Dies auch mithilfe eines Schlaftagebuchs. Sie dürfen nur die Zeit im Bett bleiben, die ihrem durchschnittlichen Schlafvermögen der letzten beiden Wochen entsprochen hat. Da dies in aller Regel Insomniker unterschätzen, entsteht bereits nach wenigen Tagen durch das längere Wachsein ein erhöhter Schlafdruck. Dieser verkürzt das Einschlafen, zudem steigt der Tiefschlafanteil, und der Schlaf wird insgesamt weniger störanfällig.

> **Tipp**
> Der Patient verbringt im Bett weniger Wachzeit, hat allerdings zumindest anfänglich eine höhere Tagesschläfrigkeit, weil sich seine Schlafenszeiten in der Nacht verkürzen. Dies ist insbesondere bei Berufstätigen zu beachten und möglicherweise an deren individuelles Gefährdungspotenzial im Straßenverkehr und am Arbeitsplatz anzupassen.

Mit dieser Methode werden mehrere schlafförderliche Ziele gleichzeitig erreicht. Der Patient erlebt sich nach relativ kurzer Zeit wieder im Bett schlafend, da der eingeleitete Schlafmangel den Schlafdruck in der Nacht erheblich steigert. Zeit im Bett schlafend zu verbringen, gibt dem Patienten das Gefühl, seine Schlafstörung kontrollieren und selbstständig behandeln zu können. Dies reduziert Hilflosigkeitsgefühle, gibt Selbstvertrauen und führt zu einer Reduzierung von Schlaferwartungsängsten. In der Folge wird eine entspannte innere Grundhaltung beim Patienten in der Bettsituation gefördert. Ein schlafförderlicher, sichselbstverstärkender Mechanismus wird in Gang gesetzt.

Ein weniger häufiges und bei Patienten manchmal etwas mit Unverständnis aufgenommenes Verfahren ist die paradoxe Intention. Sie ist aber durchaus wirksam, da sie über eine Reduzierung von Schlaferwartungsängsten das Einschlafen fördern kann.

> **Tipp**
> Die Betroffenen werden aufgefordert, ins Bett zu gehen, die Augen nicht zu schließen und auf diese Art und Weise so lange wie möglich wach zu bleiben.

Die Beschäftigung mit den „offenen Augen" bindet innerhalb kurzer Zeit so viel Aufmerksamkeit, sodass andere, anspannungserhöhende und damit schlafstörende Gedanken nicht mehr aufkommen können. Die Angst, nicht einzuschlafen und die damit einhergehende physiologische Erregung wird reduziert und zugleich das Einschlafen erleichtert.

Meditative Verfahren und Entspannungstechniken, wie z. B. Progressive Muskelrelaxation nach Jacobson, sind geeignet, die bei Patienten zu hohe psychophysiologische Anspannung in der Bettsituation zu reduzieren.

> **Tipp**
> Allerdings sollten Sie nicht direkt zur Förderung des Einschlafens angewandt werden, da sie dadurch Gefahr laufen, ihre Wirkung zu verlieren.

Ganz Deutschland schläft vor dem Fernseher am besten. Dort ist man ausreichend von eigenen belastenden und anspannenden Gedanken abgelenkt. Schlafen möchte man auch nicht. Beides führt zu Entspannung, und da man schon seit dem Morgen, also ausreichend lange wach war, ist der Schlafdruck hoch und man schläft ein. Trotz der hohen Geräuschkulisse, die an anderer Stelle im Bett als schlafstörend empfunden worden wäre. Auch die nicht optimale Körperlage auf der Couch wird nicht als schlafverhindernd erlebt.

> **Tipp**
> Das Motto „Sei dein eigener Fernseher" wird in therapeutischen Fantasiereisen aufgegriffen, die wir mit Patienten sehr erfolgreich einüben.

Die Betroffenen werden angeleitet, in der Bettsituation ein Drehbuch für einen eigenen Film zu schreiben. Im Drehbuch sollten alle Sinne (Sehen, Hören, Riechen, Tastsinn, Geschmacksich) Verwendung finden. Das bindet die Aufmerksamkeit und verhindert negative Grübeleien. Dabei sind Handlungen zu bevorzugen, die Entspannung begünstigen. Dies kann das Nacherleben eines schönen Urlaubs, eines Spaziergangs, eines Strandaufenthalts, eines Segelflugs oder einer Fahrt mit einem Segelboot sein. Auch Fantasiereisen auf CD- oder mp3-Player können zur Unterstützung herangezogen werden. Auch Ruhebilder sind geeignet, von negativen Grübeleien abzulenken. Dabei sind Situationen zu wählen, die den Patienten gedanklich, gefühlsmäßig und vegetativ entspannen.

Übungen

Ruhebild

„Stellen Sie sich eine für Sie persönlich sehr angenehme Situation vor, in der Sie sich rundum wohlfühlen. Diese Situation kann ein früheres Erlebnis, z. B. eine Urlaubssituation oder eine Fantasiesituation sein. Wenn Sie eine solche Situation ausgesucht haben, versuchen Sie, diese sich möglichst konkret und detailgetreu vorzustellen. Eine wichtige Hilfestellung bieten dabei die verschiedenen Sinne:
- Was können Sie sehen, hören, fühlen, riechen, schmecken?
- Stellen Sie sich die Jahreszeit und die Tageszeit Ihrer Situation vor.
- Wie ist das Wetter? Spüren Sie dabei, wie angenehm diese Vorstellung ist."

Zur Veranschaulichung ein Beispiel: Am Nordseestrand

Es ist ein wunderschöner Spätsommernachmittag: Die Sonne scheint, es ist angenehm warm, aber nicht zu heiß, der Himmel ist blau. Ich sitze im Strandkorb dem Meer zugewandt, lehne mich zurück, habe die Beine und Füße ausgestreckt und sitze sehr bequem. Der Strand ist feinsandig und weiß-gelb, die Dünen sind mit Strandhafer bepflanzt. Ich sehe in das Wellenspiel, schaue zu, wie sich die Wellen am Strand brechen und weiß aufschäumen. Am Horizont kreisen über einem Kutter ein paar Möwen. In der Ferne sind Kinderstimmen zu hören und manchmal eine Möwe, ansonsten höre ich das Rauschen der Wellen, die an den Strand spülen. Die Sonne wärmt die Haut und ab und zu streicht der Wind angenehm über mein Gesicht. Ich hole tief Luft und rieche und schmecke die salzige Luft. Es ist angenehm ruhig um mich herum und ich fühle mich so richtig wohl und entspannt.

Grübeln, Gedankenkreisen und Nachdenken über große oder auch nur kleine Probleme des Alltags sind hervorragend geeignet, den Schlaf zu vertreiben. Anfangs denken die Patienten noch über das aktuelle, die Schlafstörung verursachende Problem nach und können nicht abschalten, was zu Anspannung führt und das Schlafen verhindert. Später dann, im Verlauf der Schlafstörung – das ursprüngliche, schlafstörungsverursachende Problem wurde längst gelöst oder man hat sich damit arrangiert – wird dieses durch andere Probleme ersetzt. Das Leben bietet vielerlei Probleme, sodass man sicher gehen kann, dass einem der Stoff für nächtliches Grübeln nicht ausgeht. Der Schläfer hat sich an die nächtliche Beschäftigung mit Problemen zur Unzeit gewöhnt. Dabei ist es mir wichtig zu betonen, dass der gestörte Schläfer nicht mehr Probleme als der gesunde Schläfer hat. Aber der gesunde Schläfer kann diese aus der Nacht heraushalten. Der gestörte Schläfer nicht. Er nimmt sie mit ins Bett. Wird die Aufmerksamkeit dann im Verlauf der Nacht hin und wieder auch auf das mangelnde Schlafvermögen gerichtet, stellen sich leicht Gefühle von Hilflosigkeit, Ärger oder Wut ein. Dabei ist es beliebig, welches konkrete Gefühl sich einstellt. Alle führen zu einer Anspannungserhöhung, die den Schlaf weiter verhindert.

Bei langjährigen Schlafstörungen haben sich die Patienten also an das Wachliegen in der Nacht und die Grübeleien gewöhnt. Jede Nacht findet sich ein neues Thema. Da Patienten mit chronischer Insomnie meistens im Bett nachdenken oder grübeln, beginnen sie fast automatisch damit, sobald sie sich hinlegen, obwohl sie eigentlich schlafen wollen. Sie haben sich das Nachdenken und Grübeln im Bett regelrecht antrainiert (▶ Kap. 6.2, S. 130).

Der Patient mit einer Schlafstörung zeichnet sich durch bestimmte Kognitionen und Denkmuster aus, die das Ein- und Durchschlafen erschweren: Hierzu zählen in erster Linie angstbesetzte Gedanken, die im Wesentlichen um das mangelnde Schlafvermögen kreisen, wonach der schlechte Schlaf die Leistungsfähigkeit tagsüber und die Gesundheit beeinträchtigt oder ein erholsamer Schlaf sich nie wieder einstellen wird. Schlafverhindernde Gedanken können mittels der Technik der kognitiven Umstrukturierung durch schlafförderliche Gedanken ersetzt werden (▶ Tab. 6-5).

Präventive Techniken (z. B. Gedankenstuhl, Gedankenstopp) zielen darauf ab, über aktuelle Probleme oder Entscheidungen schon tagsüber und nicht mehr während der Nacht, zumindest nicht im Bett, nachzudenken.

Tab. 6-4 Kognitive Umstrukturierung bei Ein- und Durchschlafstörungen

Dysfunktionale, schlafstörungsverstärkende Gedanken	Funktionale, schlafförderliche Gedanken
8 Stunden Schlaf braucht der Mensch.	Die Spannbreite der benötigten Schlafdauer ist individuell unterschiedlich. Zudem gibt es bei jedem auch individuelle Schwankungen – auch gute Schläfer haben schlechte Nächte.
Wenn ich nicht genug oder ausreichend tief schlafe, bin ich morgen nicht leistungsfähig.	Meine Leistungsfähigkeit ist nicht nur vom Schlaf, sondern auch von anderen Faktoren abhängig. Es war schon öfter so, dass ich auch nach einer schlechten Nacht einiges geleistet habe.
Jetzt muss ich aber doch endlich einschlafen, andere haben doch auch keine Probleme mit dem Schlaf, das kann einen ja richtig wütend machen …	Sich über die Schlaflosigkeit zu ärgern, macht es auch nicht besser, der Ärger ist im Grunde noch stressiger als eine Nacht mit weniger Schlaf.
Jetzt liege ich schon eine Stunde hier wach herum: Das wird wohl eine miserable Nacht werden.	Ich bleibe jetzt ruhig liegen, entspanne mich und genieße die Nacht. Der Schlaf wird schon kommen.
Die Schlaflosigkeit macht mich noch verrückt, ich weiß nicht, was ich noch tun soll.	Es gibt gute und schlechte Nächte, jetzt warte ich mal ab, entspanne mich und denke an mein Ruhebild. Auch eine schlechte Nacht ist keine Katastrophe.

> **! Tipp**
>
> *Die Gedankenstopp-Technik* kann die Vermeidung negativer Gedanken während der Entspannungsübungen, Fantasiereisen und Stimuluskontrolle unterstützen. Der Patient wird instruiert, die Wichtigkeit aufkommender (negativer) Gedanken zu analysieren. Bei hoher Wichtigkeit kann das Aufschreiben auf einem Notizblock auf dem Nachttisch helfen. Sollte er das Gefühl haben, sich sofort und ausführlich mit dem Gedanken oder Problem beschäftigen zu müssen, ist er angehalten, dies außerhalb des Betts und Schlafzimmers zu tun. Er kann sich diesbezüglich einen Grübelstuhl (s.o. in diesem Abschnitt) in der Wohnung einrichten. Bei geringer Wichtigkeit wird die Fantasiereise oder anderweitige Entspannungstechnik fortgesetzt und der Gedanke aktiv verdrängt.

Wichtig ist, dem Patienten im Verlauf der Behandlung zu vermitteln, dass man Schlaf nicht erzwingen kann. Je mehr man sich anstrengt, umso mehr vertreibt man ihn: Sie wissen es schon: Wer schlafen will, bleibt wach!

Tabelle 6-5 fasst die verhaltenstherapeutischen Methoden bei Schlafstörungen zusammen.

Ambulante verhaltenstherapeutische Intensivbehandlung

Aufgrund des hohen Behandlungsbedarfs von Patienten, die nicht direkt in unserem Einzugsgebiet um die Klinik leben, haben wir im Jahr 2004 ein 2-tägiges ambulantes verhaltenstherapeutisches Gruppenkonzept für die Behandlung von Ein- und Durchschlafstörungen entwickelt. Dieses Behandlungskonzept beinhaltet die im vorherigen Kapitel dargestellten Behandlungsmethoden und soll den Patienten befähigen, diese Methoden selbstwirksam für einen besseren Schlaf anzuwenden.

Im Vorfeld findet durch uns oder den Hausarzt eine Prüfung und Diagnosestellung statt, die dem Patienten die Sicherheit gibt, dass er für dieses Behandlungskonzept auch geeignet ist und davon profitieren kann. Zwischenzeitlich

Tab. 6-5 Selbstwirksame verhaltenstherapeutische Methoden bei Ein- und Durchschlafstörungen

- Regeln für einen gesunden Schlaf (Schlafhygiene)
- Zubettgeh-Ritual
- Stimuluskontrolle
- Bettzeitenreduktion (Schlafrestriktion)
- Paradoxe Intention
- Entspannungstechniken und Fantasiereisen
- Kognitive Umstrukturierung
- Gedankenstopp-Technik

haben mehr als 1.000 Patienten an der verhaltenstherapeutischen Kurzzeitintervention mit Erfolg teilgenommen. Die Patienten reisen dafür aus ganz Deutschland, Österreich und der Schweiz in unsere Klinik im pfälzischen Klingenmünster. Manche verbinden es mit einem Kurzurlaub in der Pfalz, die aufgrund ihres milden Klimas auch als die Toskana Deutschlands bezeichnet wird.

Die Veranstaltungen werden regelmäßig hinsichtlich ihrer Wirksamkeit wissenschaftlich überprüft und die Ergebnisse in Fachzeitschriften und auf Fachkongressen vorgestellt. Die wissenschaftlichen Daten zeichnen ein positives Bild:

In einem Befragungszeitraum zwischen 1 und 4 Jahren hat sich bei den aus dem gesamten Bundesgebiet angereisten Teilnehmern die durchschnittliche Schlafmenge auf 6 Stunden erhöht, die durchschnittlich benötigte Zeit zum Einschlafen von 66 Minuten auf 24 Minuten reduziert und die nächtlichen Wachphasen von im Mittel 83 Minuten auf 29 Minuten vermindert. Weiterhin wird von den Teilnehmern berichtet, dass sich die Erholungsfunktion ihres Schlafs und das Befinden am Tag gebessert haben und dabei Schlafmittel signifikant reduziert werden konnten. Wichtig ist dabei zu betonen, dass diese Erfolge noch Jahre nach der Teilnehme an der zweitägigen Kurzzeitintervention festzustellen waren.

Jedes Pharmaunternehmen wäre stolz und sein Aktienkurs würde sprunghaft steigen, wenn es ihm gelungen wäre, ein Schlafmittel zu entwickeln, das den Schlaf vergleichbar verbessern würde, wie diese verhaltenstherapeutischen Patientenseminare.

Wenn nichts mehr hilft: stationäre Behandlung

Für schwere und chronische Ein- und Durchschlafstörungen, die durch ambulante Maßnahmen und Rehamaßnahmen nicht erfolgreich behandelt werden konnten, entwickelten wir ein standardisiertes stationäres Behandlungskonzept. Diese Patienten befanden sich zum Zeitpunkt der stationären Aufnahme oft schon längere Zeit in der Arbeitsunfähigkeit, einzelne waren sogar frühberentet, viele hatten ausgeprägte psychische Probleme. Durch eine intensive Behandlung über 19 Behandlungstage gelang es bei mehr als zwei Dritteln der Patienten, wieder einen guten, zumindest aber befriedigenden Schlaf herzustellen. Bei diesem sehr intensiven Behandlungsansatz mit täglichen gruppen- und einzeltherapeutischen Sitzungen, den zusätzlichen Behandlungsmaßnahmen einer psychosomatischen Klinik als auch einer ausführlichen schlafmedizinischen Eingangs- und Abschlussdiagnostik kommen bei therapieresistenten Patienten auch medikamentöse Strategien zur Anwendung. Es wird dabei jedoch streng darauf geachtet, dass keine Medikamente zum Einsatz kommen, die zu Gewöhnung und Abhängigkeit führen.

Auch Kinder können Schlafen lernen

Bei Kindern kommen eher verhaltensnahe als kognitive Techniken bei der Behandlung von Schlafstörungen zum Einsatz. Ein Grund dafür ist, dass kognitive Techniken bei sehr kleinen Kindern aufgrund des geistigen Entwicklungsstands noch nicht eingesetzt werden können. Ein anderer Grund ist, dass Schlafstörungen in dieser Altersgruppe oft verhaltensbedingt sind. Einen „Schwachpunkt" stellen häufig die Eltern dar, die durch falsches und inkonsequentes Verhalten die Schlafstörung aufrechterhalten. Aus diesem Grund werden die Eltern in die Therapie stets mit eingebunden und im Bedarfsfall gleich mitbehandelt. Bei den verhaltensbedingten Schlafstörungen werden zwei Arten unterschieden, die häufig zusammen auftreten:

Einschlafprobleme: Charakteristisch ist die Weigerung, ins Bett zu gehen. Es wird getrödelt, Mahnungen der Eltern werden überhört und noch das eine oder andere ach so wichtige Anliegen vorgebracht. Endlich im Bett stehen die Kinder wiederholt auf, um verschiedenste Wünsche vorzubringen. Hunger, Durst, Ängste ... Verstärkt werden solche Verhaltensweisen durch Eltern, die keine Regeln für das Zubettgehen aufstellen, die nicht auf die Einhaltung von Regeln achten und die sich zu sehr am Willen der Kinder orientieren, ohne ihnen Grenzen zu setzen.

Hier ein paar beispielhafte Aussagen und Fragen von überforderten Eltern:

> **Fallbeispiel**
>
> „Herr Doktor, was kann ich tun? Immer, wenn ich abends gegen 22.30 Uhr ins Bett gehen möchte, wird meine 4-jährige Tochter, die ebenfalls noch wach ist, sauer, weil sie weiter aufbleiben möchte."
> „Ohne einen laufenden Fön unter der Bettdecke schläft unser 4-jähriges Kind nicht ein."
> „Seit dem 4. Lebensmonat fahren wir abends mit unserer zwischenzeitlich fast 4-jährigen Tochter mit dem Auto durch die Gegend, damit sie dann irgendwann einschläft."
> „Ohne mich geht unser 5-jähriger Sohn nicht ins Bett."
> „Unser 13-jähriger Sohn liegt immer noch bei uns im Elternbett."

Durchschlafprobleme: Typisch dafür ist häufiges nächtliches Aufwachen, wobei es den Kindern nicht gelingt, sich eigenständig zu beruhigen und in den Schlaf zurückzufinden. Die Eltern tragen durch ihre Anwesenheit im Schlafzimmer und durch Verhaltensweisen wie Trösten, Wiegen oder Füttern dazu bei, dass die Kinder auf bestimmte Personen und Rituale angewiesen sind, um wieder einschlafen zu können. Viele werden aus Bequemlichkeitsgründen ins Elternbett gelassen, wo sich dann Eltern und Kinder beengt durch die weitere Nacht quälen.

Als bewährte Methode gegen (Wieder-)Einschlafprobleme gilt die Extinktion. Sie besteht darin, die Kinder zu regelmäßigen Zeiten ins Bett zu bringen, ihnen aber keine weitere Aufmerksamkeit zu schenken. Auch wenn die Kinder minuten- oder stundenlang weinen, betteln oder schreien, dürfen die Eltern nicht darauf reagieren und sich den Kindern erst wieder zuwenden, wenn es Zeit zum Aufstehen ist. Auf diese Weise werden negative Verhaltensweisen nicht weiter verstärkt und langfristig gelöscht. Außerdem lernen die Kinder, selbstständig ein- und weiterzuschlafen. Erfahrungsgemäß schwächen sich die heftigen Reaktionen der Kinder bereits nach 3 Tagen ab und schon nach wenigen Nächten stellt das Zubettgehen kein Konfliktfeld mehr dar. Auch wenn die Methode wirksam ist, erscheint sie vielen Eltern grausam und unerträglich. Daher wird sie häufig modifiziert, indem die Eltern zwar beim Einschlafen anwesend sind, aber sich weder mit den Kindern beschäftigen noch ihren Wünschen nachgeben oder indem sie ab und zu nach den Kindern sehen, aber das Kinderzimmer gleich wieder verlassen.

Eine weitere Methode entspricht teilweise der Schlafrestriktion bei Erwachsenen und besteht darin, das Schlafengehen hinauszuzögern. Die Kinder werden eine Zeitlang später zu Bett gebracht als üblich. Sie sind dann müder und schlafen schneller ein. Wenn das Einschlafen reibungslos funktioniert, wird der Zeitpunkt des Zubettgehens allmählich wieder vorverlegt.

Bei Kindern, die nachts immer zur selben Zeit aufwachen, kann außerdem die Methode des gezielten Aufweckens eingesetzt werden. Dabei werden die Kinder einige Minuten vor dem Aufwachen geweckt, und es wird dafür gesorgt, dass sie rasch wieder einschlafen. Das regelmäßige Erwachen zu einer bestimmten Zeit wird dadurch deutlich reduziert und unterbleibt schon bald ganz.

Melisa Moore, Kinderpsychologin aus Philadelphia, informiert Eltern über das Schlafverhalten von Kindern und über den Einfluss des elterlichen Verhaltens darauf. Die Eltern sollen motiviert werden, das selbstständige Einschlafen der Kinder zu fördern und es nicht durch Überbehütung und falsch verstandene Aufmerksamkeit zu unterbinden. Sie sollen außerdem in der Anwendung positiver Routinen unterwiesen werden, also in kleinen, angenehmen Ritualen vor dem Zubettgehen, die die Kinder beruhigen und auf das Schlafen einstimmen. „Auf diese Weise stellen die Kinder einen Zusammenhang zwischen den angenehmen Erlebnissen und dem Schlafgehen her und empfinden das Schlafen als etwas Positives", so Melisa Moore.

Wie bei den Erwachsenen, so spielt auch bei Kindern die Schlafhygiene eine wichtige Rolle. Kinder sollten kurz vor dem Schlafengehen oder vom Bett aus keine Handys, Computer, Fernseher oder Videospiele mehr nutzen. Auch auf intensives Spielen oder Bewegung sollte verzichtet werden, ebenso auf energiereiche Getränke und Speisen. Dem Schlaf zuträglich ist hingegen eine angenehme, ruhige Schlafumgebung, kleine Zubettgeh-Rituale und vor allem Regelmäßigkeit. Dadurch wird das Schlafen zu einem festen Bestandteil im Tagesablauf, der nicht mit Konflikten behaftet ist, sondern seinen eigentlichen Zielen dienen kann, nämlich der Ruhe und der Erholung.

Schichtarbeiter lernen schlafen

Viele Unternehmen, Betriebsärzte und Mitarbeiter haben es erkannt. Schlafstörungen bei Schichtarbeit sind nicht unveränderbar. Die lange als rein chronobiologisch verursacht betrachteten Schlafstörungen bei Schichtarbeit sind doch veränderbar.

Grundlage sind speziell an die jeweiligen Schichtbedingungen des Unternehmens angepasste Seminare. Sie basieren auf den jahrelangen Erfahrungen verhaltensmedizinischer und verhaltenstherapeutischer Gruppenbehandlungen bei Patienten mit einer Ein- und Durchschlafstörung. Die dort entwickelten und evaluierten Methoden werden teilweise auf die Situation von Schichtarbeitern übertragen oder modifiziert angepasst. Im Kapitel „Gesunden Schlaf kann man wieder lernen" (S. 147) habe ich das Vorgehen bereits ausführlich beschrieben.

Tipp
- Mitarbeitern in Schicht kann man wieder zu einem besseren Schlaf, mehr Leistungsvermögen am Arbeitsplatz und zu einer besseren Akzeptanz der Schicht verhelfen.

Nutzen und Risiken von Schlafmitteln

> **Beachtenswert**
> Lediglich die Hälfte der Schlafmittelkonsumenten gibt an, mit einem Schlafmittel gut oder befriedigend schlafen zu können. Die andere Hälfte bleibt schlafgestört und unzufrieden.

Das „Deutsche Ärzteblatt" berichtet im Januar 2015, dass jährlich 230 Millionen Tagesdosen an klassischen Schlafmitteln, den Benzodiazepinen, von den gesetzlichen Krankenversicherungen abgerechnet werden. Darin sind 74,6 Millionen Tagesdosen neuerer Schlafmittel, der sogenannten Z-Substanzen, enthalten. Wir sprechen gleich ausführlicher über diese Unterteilung. Von den insgesamt 230 Millionen Tagesdosen wird ungefähr die gleiche Menge zusätzlich über Privatrezepte verordnet, was jedoch meist in den Statistiken keine Berücksichtigung findet. So können wir insgesamt von ca. 460 Millionen Tagesdosen pro Jahr ausgehen, ohne dass dabei die sekundären Schlafmittel und die rezeptfreien Schlafmittel aus der Apotheke berücksichtigt wären. Gerade die rezeptfreien Schlafmittel erfahren in den vergangenen Jahren einen Boom. Nach der Marktanalyse „Gesundheit und Pharmazie" der Axel Springer AG aus dem Jahr 2013 wurden in Apotheken für rezeptfreie Beruhigungs- und Schlafmittel im Jahr 2012 Umsatzsteigerungen von 6,7 % auf 191 Millionen Euro getätigt. Im Jahr 2014 lag der Umsatz bereits bei 203 Millionen Euro. Unter den Top Ten der rezeptfreien Phytopharmaka nehmen sie die vierte Position ein.

Zwar sank das Verordnungsvolumen der Benzodiazepine von 12,7 Millionen Packungen im Jahr 1993 auf 2 Millionen im Jahr 2012. Der Privatrezeptanteil lag aber 2012 bei 55,3 %. Dies bedeutet nicht, dass Privatpatienten weiterhin in großer Menge Schlafmittel verordnet werden. Nein, dies bedeutet vielmehr, dass ein hoher Anteil gesetzlicher Versicherter nur noch ein Privatrezept für Schlafmittel bekommt. Noch auffälliger war die Entwicklung der Verordnungen von Z-Schlafmitteln (Zopiclon, Zolpidem und Zaleplon): Die Menge stieg von 2,2 Millionen Packungen im Jahr 1993 auf 8,9 Millionen 2011 (7,9 Millionen 2012) an. Dabei machte 2011 der Anteil von Privatverordnungen 49,5 % aus. Hintergrund für die hohe Anzahl an Verordnungen über Privatrezept ist die Tatsache, dass diese statistisch nicht erfasst und dokumentiert werden. Tatsächlich zeigen die entsprechenden Statistiken, dass beide Gruppen von Schlafmitteln entgegen der Empfehlung viel länger als die empfohlene Verordnungsdauer von 4 Wochen verschrieben werden. Beispielsweise nehmen nach dem DAK-Gesundheitsreport 2010 77,3 % der DAK-Versicherten ihr Schlafmittel länger als 3 Monate, 59,1 % bereits länger als 1 Jahr und immerhin fast ein Drittel (30,5 %) der Schlafmittelnutzer länger als 3 Jahre ein. Die Konsequenzen sind eindeutig und liegen nahe: Gewöhnung und Abhängigkeit.

Laut einer Übersichtsarbeit von Janhsen in der Ärztezeitung, sie ist Ärztin an der Bochumer Universitätspsychiatrie, ist die genaue Zahl der Benzodiazepin-Abhängigen in Deutschland unbekannt, liege aber ungefähr zwischen 128.000 bis 1,6 Millionen Menschen. Rund 1,2 Millionen Menschen in Deutschland sind nach Schätzungen der Deutschen Hauptstelle für Suchtfragen von Schlaf- und Beruhigungsmitteln abhängig. Zwei Drittel sind Frauen über 65. Verbraucherschützer, wie die renommierte US-Organisation Public Citizen, raten wegen der Abhängigkeitsgefahr seit Jahren sogar generell von einer Benzodiazepin-Einnahme ab.

Benzodiazepine: Mother's Little Helper

Leo Sternbach, Sohn eines jüdisch-polnischen Apothekers und einer jüdischen Ungarin, ist verantwortlich für den Benzodiazepin-Boom. Er war Chemiker und Pharmazeut und an jedem fünften Patent des Pharmaunternehmens Hoffman-La Roche beteiligt. Seine größten Entwicklungen waren 1960 Librium und 1963 Valium. Beide gehören zur Gruppe der Benzodiazepine und stellen einen Meilenstein in der Entwicklung der modernen Schlafmittel dar. Wie auch bei Justus von Liebig, so erzählt man sich, drückte sich Sternbachs chemische Begabung bereits im Alter von 12 Jahren darin aus, dass er den elterlichen Betrieb teilweise in die Luft sprengte. Sternbach studierte, wie sein Vater, Pharmazie, wollte jedoch die väterliche Apotheke nicht übernehmen. Er studierte zusätzlich Chemie. Der Junggeselle und Jude war dann 1931 Apotheker, Chemiker und Doktor. Sternbach erhielt 1938 ein Begabtenstipendium für die Schweiz. Seine Mutter entging in Polen dem KZ, nur weil ihr altes Dienstmädchen sie jahrelang in einer Kammer versteckte. Sternbach heiratete in der Schweiz die Tochter seiner Zimmerwirtin und bekam 1940 einen Vertrag bei Hoffmann-La Roche (Basel). Nach der Entwicklung von Librium und Valium (Diazepam) wurden in den Folgejahren ungefähr 40 weitere Formen der Benzodiazepine entwickelt. Laut „Spiegel" (Ausgabe 18/1968) war Valium bereits 1967 mit 250 Millionen Tabletten und einem Umsatz von 30 Millionen Deutsche Mark das meistverkaufte Beruhigungsmittel in Deutschland.

Die Nebenwirkungen der Benzodiazepine auf das Herz-Kreislauf-System sind im Vergleich zu anderen Schlafmitteln gering. Aufgrund der zeitlich kurzen Wirkdauer vieler als Schlafmittel eingesetzter Benzodiazepine führen sie nicht zu Müdigkeit und Einschränkungen im Straßenverkehr oder am Arbeitsplatz am nächsten Tag. Allerdings weisen sie, wie bereits erwähnt, einen großen Nachteil auf: Genauso wie Heroin, Haschisch und andere Drogen können sie bereits nach wenigen Wochen der Einnahme zu Gewöhnung und Abhängigkeit führen. Aus diesem Grund werden sie lediglich für eine Einnahmedauer von 2, maximal 4 Wochen empfohlen. Lediglich in Ausnahmefällen können sie unter strenger ärztlicher Überwachung und ab der 8. Einnahmewoche unter Hinzuziehung eines Schlafspezialisten für maximal 12 Wochen verordnet werden. Die Verordnungsrealität ist jedoch, wie ich Ihnen eingangs schon dargelegt habe, eine völlig andere.

Kurz vor dem Schlafen eingenommen, verkürzen sie die Einschlafzeit und versetzen in einen subjektiv tiefen und festen Schlaf. Nächtliche Wachphasen und Grübeleien gehören der Vergangenheit an. Paradoxerweise zeigen aber polysomnografische Untersuchungen im Schlaflabor, dass diese Schlafmittel bereits nach wenigen Wochen der Einnahme, obwohl subjektiv häufig anders erlebt, den Tiefschlaf (▶ Kap. 2.2) völlig unterdrücken können (▶ Abb. 6-4) und auch den REM-Schlaf (▶ Kap. 2.2, 2.7) etwas in die zweite Schlafhälfte verschieben. Bei vielen unserer Patienten kann ich anhand des unterdrückten Tiefschlafs in ihrem veränderten Schlafprofil die chronische Benzodiazepin-Medikation erkennen.

Noch heute werden Benzodiazepine bei der Behandlung von Angst- und Panikstörungen eingesetzt, da sie eine hohe anxiolytische, das heißt angstlösende Wirkung haben. Viele Patienten mit einer Angst- und Panikstörung tragen Bromazepam (Lexotanil) oder Lorazepam (Tavor) als Notfallmedikamente in ihrer Tasche mit sich. Stellt sich starke Angst oder Panik ein, hilft eines der beiden rasch und effizient, und die betreffenden Personen sind wieder in der Lage, im Alltag zu funktionieren.

Darüber hinaus wirken sie auf unser Gehirn erregungsdämpfend und die Muskulatur entspannend, was ihnen in der Vergangenheit einen weiteren therapeutischen Einsatz bei zerebralen Anfällen (Epilepsien) und bei Muskelverspannungen, z. B. im Rahmen von Bandscheibenvorfällen, einbrachte.

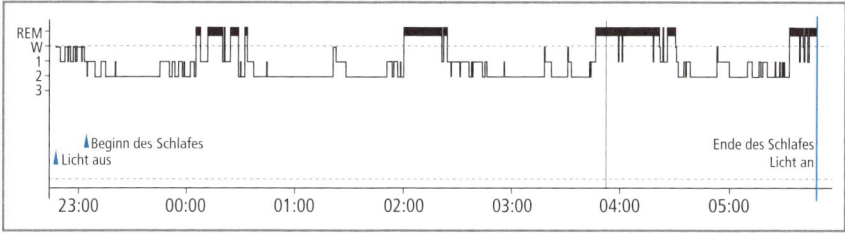

Abb. 6-4 Tiefschlafunterdrückung bei Schlafmitteleinnahme. Ein 53-jähriger Mann mit regelmäßiger Zolpidem-Einnahme seit 3 Jahren. Bei wenig Wachphasen ist der Tiefschlaf (Schlafstadium 3) im Verlauf der Schlafperiode komplett unterdrückt.

In den USA wurden die Benzodiazepine auch als „mother's little helper" bezeichnet, da sie neben der schlafförderlichen, hypnotischen Wirkung eine entspannende und positive Wirkung auf die Psyche haben. Sorgen und Nöte verblassen, der Alltag erscheint wieder rosig und schön. Eine „Glückspille" eingeworfen und Stress und Anspannung sind verschwunden. Sie werden deshalb auch als Beruhigungsmittel (Tranquilizer) eingenommen. Aufgrund dieser Tranquilizerwirkung erlebten die Benzodiazepine in den 70er-Jahren des vergangenen Jahrhunderts vor allem in den USA, aber auch in Deutschland, einen Boom. Die Beliebtheit der Medikamentengruppe zeigte sich darin, dass Diazepam in den 1970er-Jahren das weltweit meistverkaufte Präparat war. Eingenommen, merkten die Patienten, dass es leichter war, sich in Besprechungen zu Wort zu melden, Vorträge zu halten, Prüfungen zu bestehen oder auf Partys einen coolen und gelassenen Eindruck zu vermitteln; Alltagsprobleme waren nur noch halb so groß, die Welt erschien rosarot.

Allerdings fand nach Wochen oder Monaten der Anwendung ein sprichwörtlich böses Erwachen statt. Unter der Medikation nahmen die Symptome wie Ängstlichkeit, Gehemmtheit und Schlafstörungen bei vielen Patienten wieder zu. Die Wirkung der Benzodiazepine löste sich auf und geriet nicht selten ins Gegenteil. Gerade die Symptome und Beschwerden, weswegen sie eingenommen wurden, wurden jetzt durch sie verursacht. Vor allem bei den älteren Menschen, den über 60-Jährigen, traten diese „paradoxen Wirkungen" gehäuft auf. Wurden die Benzodiazepine abgesetzt, traten Entzugssymptome auf: Mit Schlafstörungen, Schwitzen, Unruhe, Ängstlichkeit, Lichtempfindlichkeit und Kopfschmerzen sind nur die häufigsten Entzugssymptome genannt. Nicht selten entstand eine Einnahmespirale. Der Anwender hatte den Eindruck, dass es ohne das Medikament nicht mehr geht. Es entstand der Eindruck, er müsse das Medikament weiternehmen. Um die ursprüngliche Medikamentenwirkung zu bekommen, wurde die Dosis gesteigert. Für viele war das der Beginn einer teuflischen (Dosissteigerungs-)Spirale.

In Tabelle 6-6 finden sich die Wirkungen der Benzodiazepine.

Tab. 6-6 Wirkung der Benzodiazepine

- Schlaffördernd
- Angstlösend
- Muskulär entspannend
- Erregungsdämfend bei Epilepsien

Z-Substanzen: nur scheinbare Alternative zu Benzodiazepinen

Als weitere Substanzen, die als Schlafmittel entwickelt wurden und ähnlich wie die Benzodiazepine im menschlichen Gehirn am GABA-Rezeptor wirken, haben sich seit den 1990er-Jahren die „Z-Substanzen" Zopiclon, Zolpidem und Zaleplon als Schlafmittel am Markt etabliert. Zopiclon, der erste Repräsentant dieser Gruppe, wurde zu Beginn der 1980er-Jahre von Sepracor entwickelt und 1986 von Rhone-Poulenc eingeführt. Diese drei Substanzen wirken selektiver als die Benzodiazepine. Ihre Hauptwirkung ist die Schlafförderung. Sie wirken im Vergleich zu den Benzodiazepinen weniger angstlösend und beruhigend. Auch die entspannende Wirkung auf die Muskulatur ist deutlich geringer. Leider hat sich die anfangs gehegte Vermutung eines vernachlässigbaren Abhängigkeitspotenzials für alle drei Z-Substanzen nicht bestätigt, wenngleich es gegenüber den Benzodiazepinen geringer zu sein scheint. Rasch haben sie aufgrund dieser rein spezifisch als Schlafmittel wirkenden Eigenschaften die Benzodiazepine in der Häufigkeit der Anwendungen abgelöst. Die Gefahr der missbräuchlichen Verwendung als Tranquilizer ist bei ihnen deutlich geringer. Auch sie verändern genauso wie die Benzodiazepine das physiologische Schlafprofil (▶ Kap. 2.2).

Fördern Schlafmittel Demenz und reduzieren die Lebenserwartung?

Werden die Benzodiazepine aufgrund ihres Abhängigkeitspotenzials als kritisch gesehen, gibt es seit wenigen Jahren weitere Erkenntnisse, warum sie insbesondere bei älteren Menschen über 65 Jahren nicht mehr eingenommen werden sollten: Zum einen erhöhen die Benzodiazepine bei älteren Menschen das Sturzrisiko. Billioti de Gage, französische Forscherin, konnte bereits im Jahr 2008 im Rahmen einer Forschungsarbeit unter Benzodiazepinen ein um das 2,2-fach erhöhte Sturzrisiko bei über 80-Jährigen feststellen.

> **Beachtenswert**
> Nach diesen Zahlen schätzte die Studienleiterin, dass in Frankreich pro Jahr 20.000 schwerwiegende Stürze und 1.800 Todesfälle allein bei über 80-Jährigen auf die Einnahme von Benzodiazepinen zurückzuführen sind.

Ältere Menschen haben aktuellen Studien zufolge unter Benzodiazepinen möglicherweise ein höheres Risiko, an Demenz zu erkranken, als Senioren, die keines dieser Beruhigungsmittel einnehmen. Eine kürzlich im British Medical Journal veröffentlichte Untersuchung des Teams um Antoine Pariente von der Université Bordeaux Segalen bestätigte vorausgehende Untersuchungen, dass es einen Zusammenhang zwischen Benzodiazepinen und einem erhöhten Demenzrisiko geben könnte. Bei ihrer statistischen Auswertung bereinigten die Forscher die Ergebnisse um etliche andere Risikofaktoren wie etwa Ausbildungsniveau, Alkoholkonsum, Diabetes oder Medikamenteneinnahme. Zudem berücksichtigten sie neben Geschlecht und Alter auch, wie früh die Probanden im Verlauf der Studie eine Demenz entwickelten. Das Ergebnis: Bei jenen Testpersonen, die bereits im 4. oder 5. Studienjahr begonnen hatten, Benzodiazepine zu schlucken, war die Wahrscheinlichkeit, an Demenz zu erkranken, 60% höher als bei jenen, die im 4. und 5. Studienjahr keines dieser Mittel eingenommen hatten. Waren die Benzodiazepine allerdings eingesetzt, um die Frühsymptome der Demenz, wie Schlafstörungen und Ängstlichkeit, zu behandeln, dann wären sie nicht als Auslöser der Demenz zu betrachten. Dies gilt es mit weiteren Forschungen zu klären. Bis dorthin kann man lediglich von einem Verdacht sprechen. Für einen harten Beleg wären prospektive Studien notwendig, in denen man Menschen gezielt Benzodiazepine verabreichen würde, die sie aus medizinischen Gründen gar nicht benötigen würden. Das wäre aber ethisch nicht zu vertreten.

Eine weitere Nachricht machte hellwach und schreckte die Anwender von Schlaftabletten im Jahr 2012 auf. Daniel Kripke, renommierter amerikanischer Schlafforscher, veröffentliche im BMJ Online Studienergebnisse, die ein höheres Sterbe- und Krebsrisiko bei Schlafmittelnutzern nahelegten. Sein Team hatte die Krankenakten von 34.000 Amerikanern ausgewertet. Von den 10.500 unter ihnen, denen Schlafmittel verordnet worden waren, starben in den folgenden 2,5 Jahren rund viermal so viele wie von jenen Personen ohne solche Rezepte. Dabei waren die Gruppen weitgehend vergleichbar, was Alter, Geschlecht, Lebensstil und zugrunde liegende Krankheiten betraf. Die Studienergebnisse galten nicht nur für die Benzodiazepine, sondern auch für andere Schlafmittel, wie die Z-Substanzen. Das Sterberisiko war sogar erhöht, wenn sie nur an 18 Nächten pro Jahr eingenommen wurden. Wie diese Studienergebnisse zu interpretieren sind, ist gegenwärtig noch nicht eindeutig geklärt. Gerade weil die klassischen Schlafmittel bis auf das Gewöhnungs- und Abhängigkeitsrisiko als gut verträglich gelten. Weitere Studien müssen klären, ob die von Daniel Kripke gewonnen Ergebnisse Bestätigung finden.

Grundsätzlich sollten alle oben dargestellten Befunde dafür sensibilisieren, Schlafmittel so vorsichtig wie möglich einzusetzen und alternative verhaltensmedizinische und verhaltenstherapeutische Techniken (S. 147) in der Behandlung zu favorisieren.

Medikamentöse Alternativen zu klassischen Schlafmitteln

Benzodiazepine und die Z-Substanzen sind bei kurzfristiger Anwendung sichere, relativ nebenwirkungsarme und gut verträgliche Schlafmittel. Für eine langfristige Einnahme sind sie aber, wie ich oben dargestellt habe, nicht geeignet. Auch sollte insbesondere bei älteren Menschen die erhöhte Sturzgefahr, auch bei nur kurzfristiger Einnahme, bedacht werden.

> **Beachtenswert**
> Viele Menschen benötigen eine dauerhafte medikamentöse Therapie ihrer Schlafstörung. Insbesondere dann, wenn verhaltenstherapeutische Techniken nicht wirksam, nicht gewünscht oder nicht zugänglich waren.

Für die medikamentöse Langzeitbehandlung werden von Schlafmedizinern gern sogenannte sekundäre Schlafmittel wie Antidepressiva und niedrigpotente Neuroleptika eingesetzt. Sie bieten den großen Vorteil, dass sie nicht zu einer körperlichen Gewöhnung oder Abhängigkeit führen. Einige Substanzen aus diesen beiden genannten Medikamentengruppen haben auch die Zulassung für Schlafstörungen: Der Arzt darf sie bei Schlafstörungen verordnen. Sie werden den Patienten aber nicht gegeben, weil man der Ansicht ist, dass diese eine Depression aufweisen würden oder eine psychotische Störung hätten, sondern man macht sich bei der Dauerbehandlung von Ein- und Durchschlafstörungen deren anspannungslösenden und müde machenden Eigenschaften zunutze.

Antidepressiva können neben ihrer positiven Wirkung auf das Schlafvermögen im Vergleich zu Benzodiazepinen eher Nebenwirkungen auf das Herz-Kreislauf-System aufweisen und einen Überhang am nächsten Tag verursachen. Bei Frauen sind sie weniger beliebt, da sie darüber hinaus zu einer Gewichtsteigerung führen können. Männer stehen ihnen häufig ablehnend gegenüber, da sie die Libido beeinträchtigen und Potenzstörungen hervorrufen. Häufig sind bei diesen Medikamenten im Vergleich zu ihrem eigentlichen Anwendungsgebiet, den depressiven Störungsbildern, nur sehr geringe Dosen notwendig, sodass unter einer regelhaften ärztlichen Kontrolle die Nebenwirkungen gut handzuhaben sind.

Rezeptfreie, frei verkäufliche Schlafmittel

Zu Beginn einer Schlafstörung machen viele Patienten den Versuch der Selbstbehandlung mit rezeptfreien Schlafmitteln. Harte Chemie möchte man schließlich vermeiden. Der Deutsche steht auf pflanzlich! Hoffnungsvoll begibt man sich in die Apotheke und lässt sich zu rezeptfreien und pflanzlichen Schlafhilfen beraten. Tees, Dragees, Tinkturen, alles gibt es in Hülle und Fülle. Was das Herz begehrt.

Auch in den Medien werden rezeptfreie und vermeintlich pflanzliche Mittel beworben. Zu den besten und teuersten Sendezeiten: direkt vor der Tagesschau. Da scheinen die meisten schlafgestörten Patienten noch wach und aufnahmefähig zu sein. Bevor sie dann nach der Tagesschau dem Druck des Fernsehschlafs nachgeben und den Abend vor dem Fernseher verpennen. Erst im Bett werden sie dann wieder wach und bleiben es. Da hilft auch keines der zuvor im Fernsehen beworbenen Schlafmittel. Diese sind nämlich in aller Regel viel zu schwach. Sie helfen nur bei leichten Schlafstörungen – entgegen der Aussage in der Werbung: „Endlich wieder gut schlafen." Hilft die normale Packung nicht, verspricht die vermeintliche Alternative „forte" die Erlösung. Aber die Versprechen werden selten gehalten. (Der Zusatz „forte" bei Medikamenten bedeutet, dass dieses Medikament stärker ist.)

Beachtenswert
Gerade bei mittleren und stärkeren Schlafstörungen profitieren von der Einnahme rezeptfreier Medikamente in erster Linie der Apotheker und das herstellende Pharmaunternehmen, nicht jedoch der Patient.

Und bei leichten Schlafstörungen ist es die Frage, ob Medikamente überhaupt benötigt werden. Die hypnotische und beruhigende Potenz der meisten Mittel ist viel zu gering, um bei moderaten und ausgeprägten Schlafstörungen eine Linderung herbeizuführen. Trotzdem werden diese Mittel oftmals so beworben, als ob sie bei allen Schweregraden von Schlafstörungen helfen würden. Der Patient wird in gewisser Weise hinters Licht geführt. Wird nur einmal eine Packung verkauft, selbst wenn dann deren Wirkungslosigkeit festgestellt wird, so hat das Unternehmen doch seinen Umsatz.

Werbewirksame und absatzfördernde Aussagen zu tätigen, fällt den herstellenden Firmen nicht schwer. Es fehlt an Studien zu ihrer Wirksamkeit. Vor diesem Hintergrund kann behauptet werden, was werbewirksam und absatzfördernd ist. Nicht, was stimmt! Anders als bei rezeptpflichtigen Schlafmitteln müssen sie ihre Wirksamkeit nicht in wissenschaftlichen Untersuchungen belegen. Der Gesetzgeber öffnet der Täuschung des Patienten Tür und Tor.

Fallbeispiel
Im Jahr 2014 kam die ARD-Sendung *Werbecheck* auf uns zu. Man wolle die Richtigkeit der Werbeaussage für ein rezeptfreies Schlafmittel aus der Apotheke überprüfen: Ein sogenanntes Doxylamin, es handelt sich im eigentlichen Sinne um ein altes Antihistaminikum: „Gut einschlafen, gut durchschlafen, erholt aufwachen" laute das Werbemotto der herstellenden Firma. Anhand einer kleinen Fallserie mit schlafgestörten Menschen und anhand wissenschaftlicher Daten wollten wir gemeinsam mit der ARD diesen Werbeslogan auf seine Richtigkeit überprüfen. Um keinerlei wissenschaftliche Literatur zur

Wirksamkeit zu übersehen, bat ich die medizinisch-wissenschaftliche Abteilung des Pharmaherstellers, mir alle Wirksamkeitsstudien zur Verfügung zu stellen. Mit großem Erstaunen musste ich zur Kenntnis nehmen, dass es derartige Studien nicht gibt. „Diese sind nicht nötig", teilte man mir mit, „schließlich rufen immer wieder Patienten an und berichten, wie gut sie damit schlafen können und wie fit sie sich am Tag fühlen". Das sei Beleg genug. Studien wären nicht notwendig.

Ältere Antihistaminika werden bei Schlafstörungen häufiger vom Apotheker empfohlen. Es handelt sich um Medikamente, die man vor einigen Jahrzehnten bei allergischen Reaktionen einsetzte. Aufgrund ihrer unerwünschten Nebenwirkung, sie machen dösig und schläfrig, werden sie heute für Allergien nicht mehr empfohlen. Bei Allergien gibt es zwischenzeitlich bessere Mittel, die nicht mehr müde und schläfrig machen. Aber man hat sich die Nebenwirkungen zunutze gemacht und verkauft sie heute bei Schlafstörungen.

> **Tipp**
> Nach einer Studie der amerikanischen Schlafgesellschaft aus dem Jahr 2005 wirken Antihistaminika nur bei jedem zweiten Patienten und wenn, dann nur für einige Tage. Bereits nach wenigen Tagen der Einnahme verlieren sie häufig ihre Wirkung.

Das Abhängigkeitsrisiko gilt als gering. Aber einzelne Substanzen, wie Promethazin, können aufgrund ihrer langen Verstoffwechslung im Körper noch in den nächsten Tag hineinwirken. Müdigkeit im Straßenverkehr oder auf der Arbeit ist nicht selten. Kurzwirksame Substanzen wie Doxylamin und Diphenhydramin führen weniger häufig zu einem Hangover in den nächsten Tag, als dies langwirksame Antihistaminika, wie Promethazin, tun. Aber auch bei diesen Substanzen berichten Patienten noch von der Wirkung ihrer Tablette am nächsten Vormittag.

Für diese rezeptfreien Mittel gibt es eine nicht unerhebliche Anzahl an Nebenwirkungen: Mundtrockenheit, Verstopfung, Beschwerden bei der Blasenentleerung, Sehstörungen, Benommenheit am Tag, Schwindel und Kopfschmerzen. Gerade bei älteren Patienten ist Vorsicht geboten, da diese Mittel zur Entwicklung eines sogenannten Delirs (schwerer Verwirrtheitszustand) beitragen können.

> **Fallbeispiel** *(Fortsetzung s. o., Versuchsreihe für „Werbecheck")*
> Ach ja, und wie schliefen unsere Probanden in unserer kleinen Versuchsreihe? Von fünf Teilnehmern berichteten zwei von einer Besserung ihres Schlafs, drei verspürten keine Wirkung und vier hatten am nächsten Morgen, trotz z. T. fehlender Wirkung in der Nacht, einen Überhang. Sie fühlten sich vormittags benommen und konnten nicht klar denken. Sie benötigten ein paar Stunden, um sich klar und frisch im Kopf zu fühlen.

Ich sehe es kritisch, dass in unserem modernen Gesundheitssystem in der Apotheke Mittel verkauft werden, deren Wirkung nicht wissenschaftlich gesichert ist. Mittel, deren Nebenwirkungen den Patienten in seiner Gesundheit und seinem Leistungsvermögen noch am nächsten Tag einschränken können.

Zu den rezeptfreien Schlafmitteln werden weiterhin auch pflanzliche Wirkstoffe gezählt. Diese sind in Deutschland überaus beliebt. Die Einnahmeempfehlungen sind von Naturheilmittel zu Naturheilmittel unterschiedlich. Die meisten Produkte sollen 1 bis 2 Stunden vor dem Schlafengehen angewandt werden.

> **Tipp**
> Baldrian wirkt entspannend, beruhigend und schlaffördernd. Er wird als Einzelsubstanz oder in Wirkstoffkombinationen angewandt. Die meisten Mischpräparate enthalten neben Baldrian auch Melisse, Hopfen und die Passionsblume. Auch diese Arzneipflanzen können beruhigend wirken und damit bei leichten Schlafstörungen helfen. Bei pflanzlichen Kombipräparaten wie Baldrian mit Hopfen und Passionsblume sollten Sie die Mittel mit ausreichend hochdosiertem Baldrian bevorzugen.

Von den Herstellern wird, für mich nicht ganz nachvollziehbar, empfohlen, die jeweiligen Mittel erst nach 2 bis 4 Wochen Anwendung hinsichtlich ihrer Schlafverbesserung zu beurteilen. So lange würden sie bis zur Entfaltung der vollen Wirkung benötigen. Böse Zungen könnten meinen, dass man solange zumindest einmal Geld verdient.

Die Darreichungsformen der pflanzlichen Mittel sind Dragees, Tinkturen und Tees. Die Darreichungsform Tee hat den Vorteil, dass bei regelmäßiger Anwendung bereits die Zubereitung zum Schlafritual wird, das eine Distanz zu den Problemen des Alltags herstellen kann und damit die für das Einschlafen notwendige Entspannung weiter fördert.

Johanniskraut ist in Deutschland, nicht jedoch in anderen Ländern bei der Behandlung von Depressionen weit verbreitet. Es hat tatsächlich eine Zulassung für leichte und mittelschwere Depressionen bekommen. Studien haben ergeben, dass hochdosierte Johanniskraut-Präparate (mindestens 300 mg Johanniskrautextrakt pro Dragee) bei leichten und mittelschweren Depressionen helfen können. So auch bei Schlafstörungen, die mit depressiven Verstimmungen einhergehen. Eine Wirksamkeit wurde also belegt. Genau wie bei den synthetischen Medikamenten gegen Depressionen wird der Effekt nach 2 bis 3 Wochen regelmäßiger Einnahme spürbar. Die einzigen bekannten Nebenwirkungen von Johanniskraut: Die Haut reagiert empfindlicher auf UV-Strahlen; vor allem Hellhäutige bekommen dann schneller einen Sonnenbrand und die Wirkung der Anti-Baby-Pille wird geschwächt. Überhaupt wird der Abbau von Medikamenten durch Johanniskraut häufig beschleunigt. In der Transplantationsmedizin gilt Johanniskraut als eine Substanz, die Abstoßungen begünstigen kann.

Ebenso beliebt ist Melatonin, das in Deutschland rezeptfrei nicht erhältlich ist. In den USA gilt es als Nahrungsergänzungsmittel und kann in Supermärkten in großen Dosen eingekauft werden.

> **Beachtenswert**
> Untersuchungen können nicht belegen, dass Melatonin aus dem Supermarkt oder Internet eine positive Wirkung bei Schlafstörungen hat.

Die einzige positive Wirkung wird ihm bei der Überwindung des Jetlags nachgesagt. In diesen Fällen scheint es die Zeitumstellung bzw. die Adaptation des Organismus an die neue Zeitzone zu begünstigen. In Deutschland ist ein retardiertes Melatonin mit längerer Halbwertszeit als Arzneimittel für Menschen über 55 Lebensjahren zugelassen und auf Rezept zu erhalten. Möglicherweise hat es aufgrund der im Vergleich zum „Supermarkt-Melatonin" längeren Halbwertszeit eine bessere Wirkung auf den Schlaf. Es ist allerdings nur für ältere Menschen zugelassen, weil diese eine geringere Melatoninkonzentration in der Nacht aufweisen, als dies jüngere Menschen tun. Nach meinen persönlichen Erfahrungen hilft es bei leichten Schlafstörungen.

Für mich ist es erstaunlich, dass Melatonin in so großem Umfang gerade in der Naturheilmedizin und Homöopathie Verwendung findet. Es gibt noch nicht einmal vernünftige tagesabhängige Normwerte für Melatonin, um überhaupt festzustellen, ob ein Mangel beim Patienten vorliegt und eine Substitution sinnvoll sein kann. Lediglich bei einer Epiphysenverkalkung kann von einem Melatoninmangel und assoziierten Schlafstörungen ausgegangen werden. In diesen Fällen, dafür ist aber erst einmal eine Magnetresonanztomografie (MRT) des Gehirns erforderlich, kann eine Behandlung mit Melatonin Erfolg versprechend sein.

Lichttherapie

Der Hell-Dunkel-Rhythmus von Tag und Nacht ist für den Menschen von grundlegender Bedeutung für die Steuerung von Schlafen und Wachen. Ausreichend Licht am Tag und Dunkelheit in der Nacht fördern einen erholsamen Schlaf. Aber auch die Stimmung wird durch Tageslicht positiv beeinflusst. Licht kann antidepressiv wirken. Am Tag wird durch ausreichend helles Licht die Bildung des Glückshormons Serotonin gefördert und die Produktion des stimmungsdämpfenden und schlaffördernden Melatonins gebremst. Dunkelheit am Abend fördert die Produktion des Melatonins und damit den Schlaf.

Viele von uns bekommen am Tag nicht ausreichend Licht (▶ Kap. 2.3, 4.1). Während im Freien je nach Wetterlage eine Lichtdosis zwischen 7.000 und

10.000 Lux besteht, erreicht die Beleuchtung im Büro gerade einmal 500 bis 600 Lux. In deutschen Wohnzimmern sind es durchschnittlich nur 200 bis 300 Lux. Wer sich also nicht ausreichend im Freien bewegt, läuft Gefahr, sowohl seine Stimmung als auch seinen Schlaf negativ zu beeinflussen.

> **Tipp**
> Hilfreich wäre bereits ein morgendlicher Spaziergang von 30 Minuten in der Natur, und wir würden nach einer ordentlichen Dosis Licht frisch, ausgeruht und mit guter Stimmung am Arbeitsplatz oder in der Schule erscheinen.

Vielen steht diese Zeit aber nicht zur Verfügung oder sie drehen sich morgens im Bett lieber noch einmal um, anstatt früher aufzustehen. Wollen sie trotzdem nicht auf die positive Wirkung des Lichts verzichten, könnten Sie eine spezielle Lichttherapielampe am Frühstückstisch oder auf ihrem Schreibtisch an der Arbeitsstelle aufstellen. Bei einer Leuchtstärke von 10.000 Lux reichen 30 Minuten Beleuchtung aus. In aller Regel muss ein Abstand zwischen Gesicht und Lampe von 40 bis 60 cm eingehalten werden. Dabei kann gearbeitet oder gefrühstückt werden. Der direkte Blick in die Lampe ist nicht erforderlich. Ist der Abstand zur Lampe größer, muss entsprechend länger davor gesessen werden. Es sind aber stets die Angaben der Hersteller zu beachten.

Wer nicht frühstückt und keinen Schreibtisch hat, dem verspricht eine neue clevere Behandlungsmethode Erfolg: Es ist kein Wunder, dass es ein Wissenschaftler aus dem lichtarmen und subdepressiven Finnland war, der diese Methode entwickelte und zum Patent anmeldete. Juuso Nissila erfand einen speziellen Ohrstöpsel. Ähnlich der In-Ohr-Kopfhörer zum Musikhören wird das Gehirn mit hellem Licht transcraniell über das Ohr „bestrahlt". Erste Studien legen eine ähnliche Wirkung wie bei den zuvor beschriebenen Lichttherapielampen nahe. Der große Vorteil: Wie bei einem mp3-Player kann man seinen Alltagstätigkeiten nachgehen und gleichzeitig seine Lichttherapie-to-go durchführen: Im Auto, der Bahn oder sonstwo kann störungs- und aufwandfrei nebenbei etwas für Schlaf und Stimmung getan werden.

Wie ist die Lichttherapie anzuwenden? Grundsätzlich tritt die Wirkung nach einer regelmäßigen Anwendung von 2 bis 3 Wochen auf. Haben Sie nach 4 Wochen noch keine Veränderung wahrnehmen können, dann gehören sie zu denjenigen Menschen, die nicht positiv auf die Lichttherapie reagieren. Grundsätzlich sind aber zwei Drittel unserer Bevölkerung sogenannte Responder, d. h., sie profitieren von der Lichttherapie.

Da Sie nicht wissen können, ob Sie zu den Respondern oder Non-Respondern gehören, sollten Sie nur solche Geräte zur Anschaffung in Erwägung ziehen, die noch nach 4 Wochen zurückgegeben werden können. Seriöse Anbieter bieten derartige Möglichkeiten. Manche Krankenkasse beteiligt sich nach Vorlage eines ärztlichen Empfehlungsschreibens an den Kosten.

> **! Tipp**
>
> Menschen, die am Abend Einschlafschwierigkeiten haben, führen die Lichttherapie morgens direkt nach dem Aufstehen durch. Das Melatonin der vorausgehenden Nacht wird dadurch rasch unterdrückt und die Zyklik und Amplitude des Melatoninhaushalts gefördert. Wer abends früh müde wird und dafür morgens früh aufwacht, setzt die Lichttherapie eher am Abend ein. Insbesondere ältere Menschen mit Demenz oder Parkinson und frühem Schlaf am Abend können von der späteren Anwendung am Tag profitieren.

Erlauben Sie mir aber eine Anmerkung: Wer meint, mit Lichttherapie allein seine Schlafstörung in den Griff zu bekommen, irrt höchstwahrscheinlich. Sie stellt einen Baustein in einem Bündel von therapeutischen Maßnahmen dar. Setzen Sie nicht nur auf technische Hilfsmittel, Verhaltensänderungen (S. 117, 147) und Medikamente (S. 158). Für eine erfolgreiche Therapie sind in aller Regel auch Änderungen in der inneren Einstellung (S. 130, 147) notwendig.

Welche Hausmittel wirklich helfen

Viele Menschen schwören auf Hausmittel, um wieder zu einem erholsamen Schlaf zu gelangen. Sollten Sie dieses Kapitel lesen, verbunden mit der Erwartung, bahnbrechende Lösungen für Ihre Schlafstörung zu bekommen, so muss ich Sie schon jetzt enttäuschen. Hier wird das Rad nicht neu erfunden. Auch nicht von einem Schlafexperten! Die vorgestellten „Dragees, Wässerchen und Salben" sind allenfalls in der Lage, bei leichten Beschwerden zu einer Linderung beizutragen. Oft bin ich mir noch nicht einmal sicher, ob es die Substanzen selbst sind, die eine Besserung herbeiführen. Vielleicht ist es einfach der ritualisierte Akt der Herstellung oder Einnahme, die bereits eine beruhigende Wirkung entfaltet und sich damit positiv auf den Schlaf auswirkt. Sie wissen schon: Entspannung ist der Königsweg zum Schlaf!

Der guten alten Milch mit Honig wird eine schlafförderliche Wirkung zugeschrieben. Das in der Milch enthaltene Tryptophan ist eine Vorstufe von Serotonin und Melatonin und kann theoretisch in der Folge tatsächlich den Einschlafprozess unterstützen. Auch Weintrauben, Bananen und Nüssen sagt man nach, dass sie die Produktion von Melatonin und Vitamin B unterstützen würden. Ich möchte aber eines anhand eines einfachen Beispiels zu bedenken geben:

> **! Tipp**
>
> Stellen Sie sich vor, Sie haben am Abend eine schlechte Nachricht erhalten, sich mit Ihrem Partner gestritten oder machen sich noch akut Gedanken um ein brennendes Problem am Arbeitsplatz. Sie sind also hoch angespannt! So viel heiße Milch mit Honig kann man gar nicht zu sich nehmen, um die psychische Anspannung damit auszugleichen. Besser, Sie schauen einmal im Kapitel „Gesunden Schlaf kann man wieder lernen" (S. 147) nach Strategien, die Sie beim Abschalten und der inneren Entpflichtung unterstützen.

Auch andere Warmgetränke wie Baldriantees oder verwandte Mischungen dürften das Schlafen begünstigen, besonders dann, wenn Sie das Getränk mit „Sich-etwas-Gutes-tun" assoziieren. Vielleicht hören Sie noch entspannende Musik dazu, beduften die Luft oder das Kissen mit Lavendel oder Vanille, dann kann es ein perfektes Einschlafritual sein. Lavendel und Vanille werden eine beruhigende Wirkung nachgesagt. Können Sie sich darauf einlassen und es genießen, kann auch das Lavendelsäckchen auf dem Kopfkissen Sie über seinen angenehmen Duft in den siebten Himmel der Entspannung versetzen. Aber denken Sie stets daran. Setzen Sie diese Mittel nie dazu ein, um einzuschlafen, Sie wissen schon: Wer schlafen will, bleibt wach (▶ Kap. 6.2, S. 117, 130)!

Ähnliches dürfte für viele andere Hausmittel gelten: Wenn diese dazu beitragen können, dass Sie abschalten und sich entspannen, dann sind sie wirksam. Sei es das heiße Bad am Abend, das die Entspannung und den Tiefschlaf fördert, oder auch die warmen Bettsocken. Tatsächlich gibt es eine Forschungsarbeit, die zeigt, dass warme Füße die Einschlafzeit bedeutsam verkürzen können. Also, ran an die Stricknadeln und für die ganze Familie Bettsocken stricken! Alternativ tut es natürlich auch die gute alte Bettflasche.

Schokolade als Betthupferl ist umstritten. Grund ist, dass Schokolade zwar auch Tryptophan enthält, aber auch Coffein, was wach machen kann. Es ist daher unklar, ob Schokolade schlaffördernd oder -störend wirkt. Probieren Sie es einfach für sich aus. Werden Sie Ihr eigener Experte!

Kava-Kava, auch Rauschpfeffer genannt, wirkt angstlösend und beruhigend, wurde aber schon vor vielen Jahren vom Bundesinstitut für Arzneimittel und Medizinprodukte (BfArM) aufgrund seiner lebertoxischen Wirkung vom Markt genommen. Diese Warnungen sollten Sie ernst nehmen. In homöopathischen Produkten ist es aufgrund seiner geringen Konzentration weiter zugelassen.

Ein letztes Hausmittel möchte ich noch erwähnen: Unterschätzen Sie nicht die beruhigende Wirkung einer Gute-Nacht-Geschichte.

! Tipp
Erinnern Sie sich noch, wie herrlich leicht und gelöst wir als Kind eingeschlafen sind, nachdem Vater, Mutter oder einer der Großeltern uns ein schöne Geschichte oder ein Märchen vorgelesen haben?

Diese Geschichten gibt es noch heute und ich versichere Ihnen: Auch ihre schlafförderliche Wirkung! Sie sind zu alt für Gute-Nacht-Geschichten? Schauen Sie im Internet, es gibt sie auch für Erwachsene! Und für eine schöne und entspannende Geschichte, die einen ins Reich der Träume befördert, ist man nie zu alt.

Käufliche Schlafhilfen: alles nur Kommerz?

Von den chronisch und schwer schlafgestörten Patienten in Deutschland profitieren viele und ganze Industriezweige. Allen gemeinsam ist, dass sie dem Patienten mit Schlafstörungen wieder einen gesunden Schlaf und Leistungsfähigkeit am Tag versprechen. Dafür wollen sie sein Geld.

Die App für das Smartphone verspricht eine genaue Analyse des eigenen Schlafvermögens und verleitet den Schlaflosen dazu, seinem eigenen Urteilsvermögen nicht mehr zu trauen. Ob wir uns am Morgen ausgeschlafen und fit fühlen, entscheidet das Ergebnis aus dem Smartphone, nicht mehr unser Gefühl. Wir vertrauen lieber der Technik als unserem persönlichen Urteilsvermögen. Aber funktionieren diese Apps vernünftig und zuverlässig? Mit Sicherheit nicht! Die Schlafanalysesoftware in unserem Labor kostete viele Tausend Euro. Sie gilt als eine der besten. Der Hersteller der Software hat jahrzehntelange Erfahrung auf dem Gebiet der Schlafmedizin. Trotzdem verbringen wir noch jeden Vormittag zwischen 20 und 50 Minuten pro Patient, um die automatischen Ergebnisse der Software mit viel fachlichem Sachverstand zu überarbeiten und zu korrigieren. Soll da eine kleine, billige App, die dazu noch gar keine wissenschaftlich anerkannten Biosignale zur Beschreibung des Schlafs zugrunde legt, ähnliche Erkenntnisse liefern können?

> **Beachtenswert**
>
> Die Jungs im Silicon Valley mögen schlau sein, so schlau sind sie aber sicher (noch) nicht. Vertrauen Sie besser Ihrem eigenen Urteilsvermögen und verlassen sich besser nicht auf pseudotechnisch exakte Werte einer Smartphone-App.

Fühlen Sie sich morgens wach und ausgeschlafen, ist alles gut. Sollte dies nicht so sein, gehen Sie zum Arzt oder ins Schlaflabor. Dort wird eine vernünftige Diagnostik betrieben. Ihre Gesundheit sollte Ihnen das wert sein.

Bei aller Kritik an den Apps möchte ich aber doch betonen, dass ich ihnen zukünftig im Gesundheitssystem eine wichtige Rolle bei der Überwachung von Patienten zuschreibe. Aber erst dann, wenn die Apps wissenschaftlich und mit medizinischem Sachverstand entwickelt wurden.

Elektrosmog und Wasseradern sollen weitere Störquellen für einen gesunden Schlaf darstellen. Das mag sein. Ich kann es, ehrlich gesagt, nicht beurteilen. Es gibt keinerlei wissenschaftliche Daten. Viele der Anbieter und Vertreiber wollten unsere Unterstützung bei der Werbung von Kunden. Unsere Infowand im Schlafzentrum wäre voll mit Angeboten und Hinweisflyern, wenn wir diesem Ansinnen nachgegeben hätten. Wir sollen unsere vielen schlafgestörten Patienten auf ihre Leistungen aufmerksam machen. Wenn ich mich interessiert zeige und eine wissenschaftliche Überprüfung zur Wirksamkeit der angebotenen Methode anrege, ist stets das Interesse an einer Kooperation verflogen.

> **Beachtenswert**
> Viele meiner Patienten berichten, dass bereits der Wünschelrutengänger im Haus war und auch der Elektrosmog beseitigt worden wäre. Trotzdem saßen sie noch in unserem Sprechzimmer und haben nach Hilfe gesucht.

Es gibt viele Anbieter, die einen erholsamen Schlaf versprechen, wenn man denn nur ihr Produkt käuflich erwerben würde:

Die Möbel- und Bettenindustrie verspricht uns mit großen Plakaten, dass mit einer neuen und teuren Matratze der gesunde und erholsame Schlaf sich rasch wieder einstellen würde. Am besten kaufe man auch gleich einen passenden Bettrost und vielleicht auch einen neuen Rahmen hinzu. Sicherlich, eine falsche Matratze und daraus resultierende (Rücken-)Schmerzen oder anderweitige orthopädische Probleme können den Schlaf nachhaltig stören. Aber ich frage mich ebenso, wie war das denn früher, als es noch gar keine Betten gab? Wir auf Massenlagern aus Stroh nächtigten oder in einer Kuhle hinter dem Busch? (▶ Kap. 1)? Hatten unsere Vorfahren alle eine Schlafstörung, weil es noch keine Bettenindustrie gab, die uns teure orthopädische Matratzen verkaufen konnte?

Schauen Sie sich die Werbung vor der Tagesschau an. Die Pharmaindustrie wirbt mit rezeptfreien, meist pflanzlichen Produkten, die all den Menschen mit einer Schlafstörung einen tiefen und erholsamen Schlaf bringen würden. Baldrian, Hopfen, Melisse und Co sorgen für einen Umsatz von 230 Millionen Euro allein im Jahr 2014. Tendenz steigend! Trotzdem bleibt die Anzahl der Patienten mit einer Schlafstörung bundesweit konstant. In unseren verhaltenstherapeutischen Gruppen haben sich regelhaft – wenn ich nachfrage – nahezu alle Teilnehmer mindestens einmal von der Werbung leiten lassen (S. 172). „Pflanzlich" ist in! Trotzdem sitzen sie noch in unseren Gruppen!

Im Internet und andernorts finden sich neuerdings Angebote zu *binauralen Beats*. Leider werden diese sogar von einzelnen „Experten" empfohlen. Die Angebote reichen bis zu mehreren Hundert Euro teuren Hörkissen. Es handelt sich dabei um Musik, die aus zwei Stereolautsprechern eines Kopfkissens kommt. Gleichzeitig werden im Hintergrund unhörbare Töne eingespielt. Sie haben Frequenzen, die gezielt um wenige Hertz verschoben sind. Unser Gehirn soll bei der Verarbeitung dieser Tondifferenzen selbst Hirnwellen produzieren, die diesen schlafförderlichen Frequenzen entsprechen und während des Schlafs in unserem Gehirn auftreten. So soll Schlaf begünstigt werden. Im Rahmen einer Studie in unserem Schlafzentrum haben wir diese Methode über 4 Wochen an Patienten, die auf die Teilnahme an unseren Schlaftherapiegruppen warteten, überprüft. Wir bildeten zwei Gruppen: Eine Gruppe verwendete die „richtigen" Kissen, die zweite Gruppe erhielt die identischen Kissen, allerdings nur mit Musik und ohne „binaurale Beats". Keine der beiden Gruppen wusste, ob sie die Kissen mit binauralen Beats bekommen hatte oder nicht. So kann man Placebowirkungen vermeiden. Es gab keinerlei Unterschiede zwischen den Gruppen. Wir fanden keinen positiven Effekt auf den Schlaf. Durch die anschließende verhaltenstherapeutische Kurzzeitintervention im Rahmen der 2-tägigen Behandlung schliefen allerdings viele Teilnehmer wieder besser (▶ Kap. „Gesunden Schlaf kann man wieder lernen" (S. 147).

Lichtwecker sollen das Erwachen am Morgen erleichtern. Sie sind hipp und stehen für den modernen Menschen. Sie wurden von der klassischen Lichttherapie bei Schlafstörungen abgeleitet. Durch das von ihnen ausgehende helle natürliche Licht wird angeblich Melatonin unterdrückt. Die Wachheit und Leistungsfähigkeit stelle sich so rasch nach dem Aufwachen ein. Was aber passiert, wenn wir die Augen im Bett weiter geschlossen halten? Wenn wir im Halbschlaf gar nicht in das Licht schauen? Vor allem aber muss erwähnt werden, dass die Lichtwecker häufig nicht hell genug sind. Das heißt, die Dosis der Lichtmenge ist gar nicht ausreichend, Melatonin nachhaltig zu unterdrücken.

Schlafphasenwecker versprechen ebenfalls ein leichteres Aufstehen am Morgen. Sie wollen das optimale Schlafstadium zum Erwachen ermitteln und uns dann zum richtigen Zeitpunkt wecken. Was aber, wie bereits weiter oben dargestellt, wenn zu vermuten ist, dass die Technik der Schlafstadienerkennung in diesen Geräten gar nicht funktioniert?

Nahrungsergänzungsmittel, wie z. B. essenzielle Aminosäuren, die als Vorstufe des Schlafbotenstoffs Melatonin in Apotheken und im Internet für teures Geld angeboten werden, dürften in der Praxis gegenüber jedem anderen Nahrungsmittel nur marginal bessere Effekte auf den Schlaf haben.

> **Tipp**
> Gehen Sie der Industrie nicht auf den Leim! Gehen Sie in sich und prüfen Sie, was die tatsächlichen Ursachen Ihrer Schlafstörung sind! In aller Regel sind es innere Fehlhaltungen und Fehlverhaltensweisen, wie sie im Kapitel 6.2 (S. 130) beschrieben wurden. Lassen Sie sich von der Industrie nicht auf eine falsche Fährte locken. Sie wollen nur Ihr Geld! Wenn es Ihnen wieder gelingt, entspannt und gelassen im Bett zu sein, dürfte das den größten Erfolg erbringen und nebenbei die sparsamste aller Methoden sein!

7 Nächtliches Sägewerk: vom gutartigen und krankhaften Schnarchen

„Gott schenke uns Ohrenlider", bat schon Kurt Tucholsky, doch sein Wunsch nach weniger Lärm blieb bis heute ungehört: Wenn jede Nacht ein Lastwagen durch Ihr Schlafzimmer donnern würde, hätten Sie vermutlich schon längst etwas unternommen. Beim Schnarcher in unserem Bett sind wir meist toleranter – oder wir haben vor dem Problem kapituliert. Dabei kann das Schnarchen tatsächlich einen Geräuschpegel erreichen, den ein LKW in voller Fahrt hat und der Werte von Lärmschutzverordnungen am Arbeitsplatz übersteigt.

7.1 Gutartiges Schnarchen

Der typische Schnarcher ist übergewichtig und dem Alkohol nicht abgeneigt. Er schläft meist auf dem Rücken und kann Spitzenlautstärken von über 90 Dezibel erreichen. Die Chancen auf ein ruhiges Schlafzimmer fürs Leben sind mit diesem Bettpartner grundsätzlich nicht hoch: Statistisch gesehen schnarcht ein Drittel der Deutschen. Ältere Menschen sägen häufiger und lauter, als dies junge Menschen tun. Junge schnarchen bei Erkältungen, wenn die Nase verstopft ist oder wenn sie einmal mit zu viel Alkohol zu heftig gefeiert haben. Je älter der Mensch wird, desto wahrscheinlicher ein nächtliches Sägewerk. Ungefähr 44 % der Männer und 28 % der Frauen zwischen 30 und 60 Jahren gehören zu den chronischen Schnarchern. Aber nach der Menopause, wenn die gewebestraffenden weiblichen Sexualhormone an Einfluss verlieren, holen die Frauen deutlich auf. Im Alter zwischen 60 und 70 Jahren wird dann plötzlich etwas weniger geschnarcht (▶ Abb. 7-1), was vermutlich darauf zurückzuführen ist, dass all diejenigen, die ein unbehandeltes, krankhaftes Schnarchen haben, jetzt bereits versterben. Zum krankhaften Schnarchen später noch mehr.

Schnarchen kann den Schlaf des Bettpartners erheblich stören.

Beachtenswert
Interessant ist, dass Schnarchen frisch Verliebte weniger stört, als dies in etablierten Beziehungen der Fall ist.

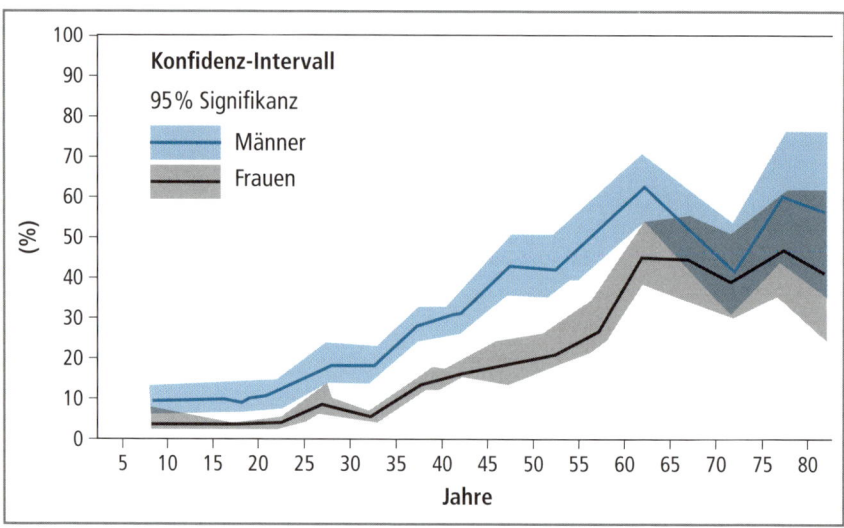

Abb. 7-1 Schnarchen über die Lebensspanne. Mit zunehmendem Lebensalter werden wir zu einer schnarchenden Gesellschaft. Männer schnarchen grundsätzlich häufiger als Frauen. Allerdings nimmt der Anteil schnarchender Frauen ab der Menopause zu. Zwischen dem 60. und 70. Lebensjahr wird dann weniger geschnarcht. Dies könnte daran liegen, dass Menschen mit unbehandeltem krankhaften Schnarchen früher versterben. Aufgrund internistischer Begleiterkrankungen haben Menschen mit schwerem krankhaften Schnarchen eine geringere Lebenserwartung.

Bemerkenswert ist ebenfalls, dass der Schnarcher von seinem eigenen Lärm nicht gestört wird. Dies mag darin begründet liegen, dass er sich an seine eigene Geräuschkulisse gewöhnt hat. Spielt man ihm fremdes Schnarchen in ähnlicher Lautstärke zu, so die Ergebnisse einer Regensburger Studie um den HNO-Arzt Kühnel, wacht er genauso auf wie andere.

Schnarchen bedeutet für viele Partnerschaften und Familien eine nicht zu unterschätzende Belastung. Ohrstöpsel können den Lärm des Partners nicht immer wirksam abhalten. Gemeinsame Schlafzimmer sind oft nicht mehr möglich. Häufig werden extreme Schnarcher zum Schlafen sogar in den Keller oder an andere unwirtliche Orte verbannt. Urlaubsreisen werden teuer, da Doppelzimmer nicht mehr möglich sind oder teure Mehrzimmerappartements gemietet werden müssen. Vereinzelt hatte ich Patienten, die aus ihrer Mietwohnung im Mehrfamilienhaus geflogen sind. Die übrigen Mietparteien fanden nachts keine Ruhe mehr.

Eine klare wissenschaftliche Definition für die Rhonchopathie, so nennt man das Schnarchen im medizinischen Fachbegriff, existiert bis heute nicht. Objektive Messungen sind weniger aussagekräftig als die subjektiven Einschätzungen der Bettpartner.

Manche halten Schnarchen für ein soziokulturelles Phänomen, da Wildtiere nicht schnarchen, Haustiere aber ganze Wälder zersägen können. Und wie sagte schon Uwe Ochsenknecht im Film „Männer" zu seiner Partnerin: „Männer müssen schnarchen, um ihre Frauen vor wilden Tieren zu beschützen."

Beachtenswert
Verantwortlich für das Schnarchen ist entweder ein schlaffes Stützgewebe oder eine Verengung der oberen Atemwege. Strömt die Luft durch diese Engstelle, erzeugt sie einen Sog, der destabilisierend auf die Gefäßwände wirkt und diese in hochfrequente Schwingungen versetzt: das Schnarchen.

Schwingungen entstehen insbesondere dann, wenn die Muskeln im Rachen zu schlaff sind, das Stützgewebe durch Fetteinlagerungen zu schwer ist, das Zäpfchen im Luftstrom schwingt und das Gaumensegel mit der Atemluft vibriert. Dies ist insbesondere bei Älteren der Fall, aber auch nach dem Konsum von Alkohol, Schlafmitteln und Beruhigungsmitteln erschlafft das Stützgewebe. Es können aber auch große Rachenmandeln oder ein verkürzter Kiefer verantwortlich sein. Bei Kindern sind vergrößerte Mandeln die häufigste Ursache für das nächtliche Sägen. Bei Erwachsenen stellen vor allem Fetteinlagerungen im Rahmen von Übergewicht mit die häufigste Ursache der nervtötenden Geräusche während der Nacht dar. Verantwortlich für das Schnarchspektakel in der Nacht kann auch die Nase sein: Sie kann infolge einer Erkältung oder durch Polypen – gutartige Wucherungen – oder aufgrund einer schief gewachsenen Nasenscheidewand verengt sein. Was auch immer Ihre Nase dichtmacht, es führt dazu, dass Sie durch den Mund atmen. Rutscht dann die Zunge zurück und verengt die Atemwege, geht die Ursachenkette für das nächtliche Rasseln los.

Tipp
Aber: Treten mit dem Schnarchen keine Einschränkungen in der Atmung auf und fließt weiterhin ausreichend Luft in ihre Lungen, ist es nicht gesundheitsschädlich.

7.2 Tipps bei gutartigem Schnarchen!

Bei Übergewichtigen ist Abnehmen die wirksamste Hilfe gegen das unleidliche Schnarchkonzert in der Nacht. Allerdings habe ich in meiner beruflichen Laufbahn bislang nur wenige Patienten erlebt, die eine ausreichende Gewichtsreduktion erreichten. Die dafür notwendige Disziplin scheint zu anstrengend zu sein. In Einzelfällen kann der abendliche Verzicht auf Alkohol, der nicht nur die Psyche, sondern auch das Stützgewebe der oberen Atemwege entspannt und damit zum Flattern anregt, helfen. Vermeiden Sie auch Beruhigungsmittel, die ähnlich wie Alkohol wirken können. Auch die Meidung der Rückenlage kann wirksam gegen das nächtliche Sägen sein.

Dafür gibt es wirksame technische Hilfsmittel, wie Rucksäcke, Anti-Schnarch-T-Shirts, Rückenlageverhinderungswesten und -gürtel und neuerdings sogar Apps, die dazu beitragen, die Rückenlage zu meiden. Der Fantasie sind keine Grenzen gesetzt: Auch ein Büstenhalter großer Körbchengröße, verkehrt herum getragen und mit Igelbällen ausgefüllt, kann zur Vermeidung der Rückenlage erfolgreich eingesetzt werden. Der viel gerühmte in den Pyjama eingenähte Tennisball wird aber häufig vom Schläfer ignoriert, da er zu klein ist. Auch vereinzelte Stupser in die Seite können zu einem Positionswechsel des Schnarchers führen und die Geräuschkulisse im Schlafzimmer wieder vorübergehend erträglich gestalten. Aber Vorsicht: Viele Partner von nächtlichen Schnarchern sind bereits wegen der typischen „Ellbogenstupser" in orthopädischer Behandlung ... Der Schnarchladen im Internet (www.schnarchladen.de) gibt einen Überblick über verschiedenste Methoden. Ich möchte Ihnen aber nicht zu große Hoffnung machen. Es wird wenig helfen.

> **Tipp**
> Am wirkungsvollsten beim Schnarchen sind immer noch getrennte Schlafzimmer.

Nehmen Sie auf jeden Fall Abstand von dubiosen Techniken, wie Anti-Schnarch-Armbänder, Schnullern, Ölen, Schnarchsprays, Schnarchtrainings, Antischnarchkissen und Ähnlichem. Sie sind teuer, aber helfen nicht. Verwenden Sie das Geld lieber für ein schönes gemeinsames Abendessen. Da ist es sinnvoller angelegt.

In einer Studie zeigte sich ein über 4 Monate regelmäßiges Didgeridoo-Spielen über eine Dauer von 20 Minuten an 5 von 7 Tagen in der Woche als wirksam: Die Schnarchgeräusche wurden weniger. Allerdings konnten Folgestudien die Ergebnisse nicht bestätigen. Ebenso verhält es sich mit Stimmübungen, auch hier konnte bislang kein wissenschaftlicher Beleg für die Wirksamkeit gefunden werden.

Mit am wirksamsten können unterkiefervorverlagernde Schienen sein, die die oberen Atemwege weiten und das Gewebe straffen. Einfache Schienen sind als thermolabile Schienensysteme in der Apotheke für weniger als 70 € zu erwerben und mit etwas Geschick selbst anzupassen. Professionellere und damit auch häufig wirksamere, aber nicht ganz billige Schienensyteme stellt der spezialisierte Zahnarzt oder Kieferorthopäde her. Diese finden sie im Internet unter www.dgzs.de, der Homepage der Deutschen Gesellschaft für zahnärztliche Schlafmedizin.

In Ausnahmefällen, bei besonders heftigen Schnarchern, können auch einmal operative Eingriffe helfen. Allerdings sollten diesen eine seriöse Untersuchung und Beratung durch einen erfahrenen Operateur vorausgehen.

Lassen Sie sich Wahrscheinlichkeiten für den Erfolg der Therapie angeben. Viele Patienten sind nach der OP enttäuscht. Bedenken Sie auch, dass diese Operationen, je nach Operationstechnik, sehr schmerzhaft und von nur zeitlich begrenztem Erfolg sein können. Notwendig und sinnvoll können Operationen aber immer dann sein, wenn sie zur Beseitigung von Verengungen, z. B. infolge vergrößerter Mandeln dienen. Dies kann insbesondere bei Kindern häufiger notwendig werden. Wenn ein zurückverlagerter Unterkiefer, im Fachbegriff Retrognathie, die Ursache des Schnarchens ist und nichts anderes hilft, kann der Chirurg in einer aufwändigen Operation Ober- und Unterkiefer lösen und den Unterkiefer um mehrere Millimeter nach vorne verlagern. Dadurch werden die oberen Atemwege erweitert und das Schnarchen reduziert. Wenn es allerdings keinen weiteren medizinisch wichtigen Grund für den Eingriff gibt, wie z. B. ein krankhaftes Schnarchen, sollte eine Operation immer die letzte Möglichkeit sein. Und für die Krankenkassen, das sei angemerkt, sind reine Schnarch-OPs keine medizinische Indikation, sondern ein rein kosmetisches Problem: Die Kassen übernehmen keine Behandlungskosten.

Tabelle 7-1 fasst die Tipps bei gutartigem Schnarchen zusammen.

7.3 Krankhaftes Schnarchen: Volkskrankheit obstruktive Schlafapnoe

Zu ernsthaften Problemen führt normales Schnarchen nicht. Aber 2 bis 6 % der Deutschen haben zusätzlich zum Schnarchen gesundheitsgefährdende Atemaussetzer, sie leiden unter der sogenannten Schlafapnoe.

Plötzlich ist das Schnarchen unterbrochen. Die seitlichen Gefäßwände kapitulieren und können der Sogwirkung des Luftstroms der Einatemluft nicht mehr widerstehen. Die oberen Atemwege verschließen sich. Die Atmung ist unterbrochen. Die Stille erscheint gespenstisch. Hunderte Male pro Nacht stockt der Atem. 10, 20, 30, 60 Sekunden. Der Rekord in unserem Schlafzent-

Tab. 7-1 Tipps bei gutartigem Schnarchen

- Gewichtsreduktion
- Alkoholverzicht am Abend
- Meidung von Beruhigungsmittel
- Verhinderung der Rückenlage
- Unterkiefervorverlagernde Schienen
- Chirurgische Maßnahmen in Einzelfällen

rum liegt bei 180 Sekunden. Meist setzt die Atmung mit einem lauten Schnarchen wieder ein. In schweren Fällen machen die Patienten nur wenige Atemzüge, um dann schon in den nächsten Atemstillstand zu fallen.

Bei verschlossenen oberen Atemwegen bildet sich ein Unterdruck im Brustraum. Das Herz schlägt schwerer und wird deswegen immer langsamer. Es wird bradykard. Auch wird es durch die vermehrte Anstrengung größer, muskulöser und ineffizienter. Das Herzinfarktrisiko steigt.

Der Blutdruck steigt im Verlauf des Atemstillstands und kann systolisch Werte von über 200 mm Hg einnehmen. Blutgefäße können bei diesem Blutdruck eher platzen, insbesondere dann, wenn sie älter sind und an Flexibilität bereits verloren haben: Das Schlaganfallrisiko steigt.

Im Verlauf des Atemstillstands sinkt der Sauerstoffgehalt im Blut. Körper und Gehirn werden mit Sauerstoff nicht mehr ausreichend versorgt. Auf lange Sicht werden durch die wiederholte Sauerstoffunterversorgung des Gehirns Merkfähigkeitsprobleme und demenzielle Prozesse gefördert.

Der Schläfer kann aber nicht ersticken, Chemorezeptoren in den Blutbahnen registrieren den Sauerstoffmangel und wecken den Schläfer rechtzeitig. Er wird kurzfristig, für wenige Sekunden wach. Jetzt schlägt das Herz kurzfristig ganz schnell. Es ist tachykard. Tief in Morpheus Armen kann sich der Apnoiker am nächsten Morgen an die hunderte kurze Weckreaktionen nicht mehr erinnern. Für ihn bleibt das Gefühl, durchgeschlafen zu haben (▶ Kap. 2.2, 6.1), verbunden mit der Verwunderung, sich nicht ausgeschlafen zu fühlen. Dies ist aber kein Wunder (▶ Abb. 7-2 u. Abb. 7-3):

Hunderte von atmungsbedingten Weckreaktionen zerstören die Schlafarchitektur. Tief- und Traumschlaf, wichtige, für die körperliche und geistige Erholung notwendige Schlafstadien werden nicht mehr ausreichend durchlebt. Die Folge sind Müdigkeit, Schlappheit, Sekundenschlaf, Antriebsmangel, Konzentrations- und Gedächtnisstörungen, Depressionen und ein erhöhtes Risiko für Unfälle im Straßenverkehr oder am Arbeitsplatz. Studien konnten zeigen, dass das Unfallrisiko bei einer unbehandelten Schlafapnoe auf bis das 10-Fache im Vergleich zu Schlafgesunden ansteigen kann. Viele Patienten leiden unter Libidoverlust und erektiler Dysfunktion (Potenzstörungen). Darüber hinaus steigt das Risiko für ernsthafte Herz-Kreislauf-Erkrankungen: Bluthochdruck ist die Regel, Herzrhythmusstörungen sind häufig, das Risiko für Herzinfarkt und Schlaganfall steigt deutlich an. Die Lebenserwartung ist verkürzt. In schweren Fällen rechnen wir mit einer Verkürzung der Lebenserwartung von bis zu 10 Jahren (▶ Tab. 7-2).

Die obstruktive Schlafapnoe wird zwischenzeitlich zum metabolischen Syndrom gezählt, zu dessen Faktoren Übergewicht, Bluthochdruck, Fettstoffwechselstörungen sowie Typ-2-Diabetes gehören. Deswegen reicht die alleinige Behandlung der Schlafapnoe nicht aus. Es sind Therapieansätze nötig, die zugleich Übergewicht, gestörten Zucker- und Fettstoffwechsel ebenso behandeln.

7 Nächtliches Sägewerk: vom gutartigen und krankhaften Schnarchen

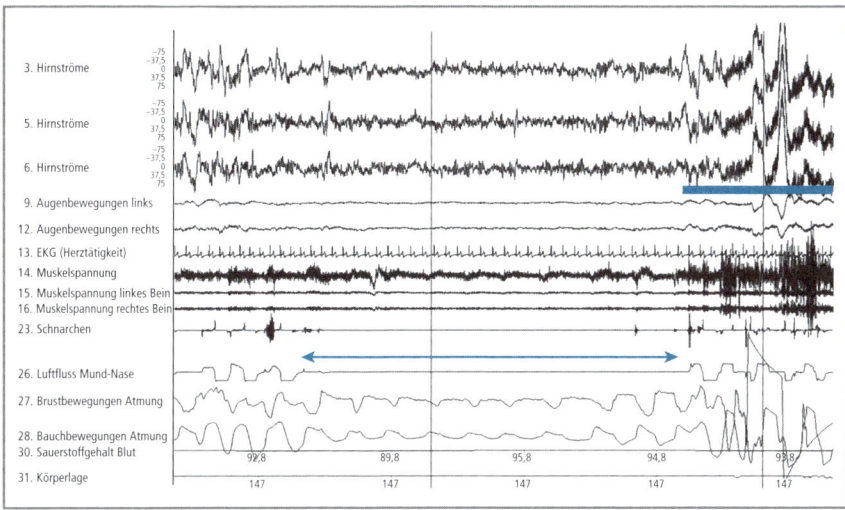

Abb. 7-2 Krankhaftes Schnarchen: Atemstillstand im Schlaf (obstruktive Apnoe). In diesem 30-Sekunden-Ausschnitt aus einer Schlafuntersuchung kann man einen über 20 Sekunden andauernden Atemstillstand (blauer Pfeil) erkennen. Im Kanal „Luftfluss Mund-Nase" wird der Luftfluss an Mund und Nase gemessen. Der Atemstillstand ist an der geraden Linie zu erkennen. Die Natur lässt uns nicht ersticken: Unser Körper weckt uns, damit wir wieder atmen. Die Weckreaktion ist an den oberen drei Kanälen erkennbar. Es handelt sich um die Aufzeichnung der elektrischen Hirnströme. Am Ende des Atemstillstands wird die Frequenz schneller, der Patient erwacht für wenige Sekunden (blauer Balken). Er selbst kann sich am nächsten Tag an diese kurze Wachphase nicht mehr erinnern.

Jeder Mensch hat Atemstillstände während des Schlafs. Erst ab einer gewissen Häufigkeit von mehr als 10 Atmungsauffälligkeiten pro Stunde Schlaf entsteht ein Krankheitswert und Behandlungsbedarf. Studien der Universität Wisconsin konnten schon im Jahr 2000 zeigen: Wer mehr als 15 Atmungsauffälligkeiten pro Stunde Schlaf hat, der hat ein nahezu dreifach höheres Risiko für Bluthochdruck. Bemerkenswert auch eine Studie von dem spanischen Forscher Marin, der in der renommierten Fachzeitschrift Lancet publizieren konnte: Über 12 Jahre stieg bei schweren Schlafapnoe-Patienten (mehr als 40 Atemstillstände pro Stunde Schlaf) das Risiko für einen tödlichen Herzinfarkt um mehr als das 15-Fache an. Alarmierende Zahlen kamen im Jahr 2002 ebenfalls aus Spanien: 60-Jährige mit einem schweren Schlafapnoe-Syndrom haben im Vergleich zu Schlafgesunden nur noch eine knapp 70 prozentige Wahrscheinlichkeit, das 70. Lebensjahr zu erreichen. Schlafgesunde hingegen eine Wahrscheinlichkeit von über 90 %.

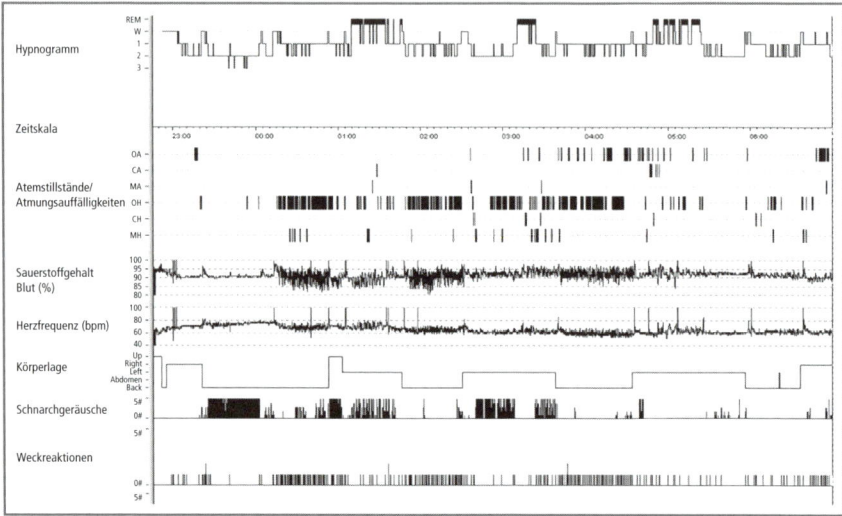

Abb. 7-3 Schlafprofil eines Patienten mit krankhaftem Schnarchen (obstruktiver Schlafapnoe). Gezeigt wird das Hypnogramm eines Patienten mit schwerem krankhaftem Schnarchen. Man kann erkennen, wie der Patient im Verlauf der Nacht schläft. Im „Hypnogramm" tritt nahezu kein Tiefschlaf (Stadium 3) auf. Der Patient pendelt die gesamte Nacht zwischen Stadium Wach, Stadium 1 (Dösen) und Stadium 2 (stabiler Schlaf). Auch der REM-Schlaf ist zerstückelt. Ein erholsamer Schlaf sieht anders aus (▶ Abb. 2-4). In der Zeile „OH" repräsentiert jeder einzelne schwarze Strich eine reduzierte Atmung. Über manche Strecken in der Nacht treten so viele Phasen mit reduzierter Atmung auf, dass die Striche einzeln nicht mehr erkennbar sind und zu Balken verschmelzen. Die Schwankungen in der Zeile „Sauerstoffgehalt Blut" beschreiben die Sauerstoffunterversorgung von Gehirn und Körper infolge der reduzierten Atmung. Beim Schlafgesunden mit normaler Atmung ist die „Sauerstoffgehalt Blut"-Linie vergleichbar einer Geraden ohne Schwankungen, die über 90 % Sauerstoffsättigung liegt. In der untersten Zeile „Weckreaktionen" repräsentiert jeder einzelne schwarze Balken eine Weckreaktion, damit die Atmung wieder einsetzt. Sie sind für das zerstückelte Hypnogramm und den fehlenden Tiefschlaf verantwortlich.

Tab. 7-2 Typische Symptome und Begleiterkrankungen bei Schlafapnoe

- Unruhiger Schlaf
- Lautes, unregelmäßiges Schnarchen
- Tagesschläfrigkeit, Sekundenschlaf, erhöhtes Unfallrisiko, Einschränkung der Verkehrstüchtigkeit
- Verminderte intellektuelle Leistungsfähigkeit: Konzentrations- und Gedächtnisstörungen
- Persönlichkeitsveränderungen, depressive Störungen, Insomnien
- Sexuelle Funktionsstörungen, Libidoverlust
- Morgendliche Kopfschmerzen
- Arterielle Hypertonie
- Höheres Risiko für Bluthochdruck, Diabetes und Herzinfarkt; bei schweren Fällen reduzierte Lebenserwartung

Was tun bei Verdacht auf Schlafapnoe?

Leider können Sie selbst nicht herausfinden, ob Sie harmlos vor sich hinsägen oder an einer Schlafapnoe leiden. Möglicherweise hat sich aber bereits Ihr Bettpartner oder -partnerin über vermehrte Atemstillstände besorgt gezeigt. Sind Sie darüber hinaus häufig schläfrig, übergewichtig und leiden an Bluthochdruck, dann ist die Wahrscheinlichkeit für eine Schlafapnoe nicht gering. Wenn Sie in der folgenden Tabelle (▶ Tab. 7-3) nur vier von sechs Symptome und Beschwerden mit „Ja" beantworten können, ergeben sich ernsthafte Hinweise auf das Vorliegen einer Schlafapnoe. Sprechen Sie mit Ihrem Hausarzt. Im Bedarfsfall überweist er sie zu einem niedergelassenen Facharzt, der mit einem Gerät ambulant feststellen kann, ob Sie tatsächlich Atemstillstände haben. Fällt diese Untersuchung (Fachterminus: Apnoe-Screening) positiv aus, geht es zur Behandlung ab ins Schlaflabor.

Der Pilot in meinem Bett: Behandlung der schlafbezogenen Atmungsstörung

Bei leichter und mittelschwerer Schlafapnoe können grundsätzlich all diejenigen Methoden helfen, die auch beim Schnarchen eine positive Wirkung aufweisen können (▶ Kap. 7.2). Insbesondere die unterkiefervorverlagernden Schienen sind eine Alternative zur im nächsten Abschnitt beschriebenen Ventilationstherapie. Operative Therapien sind auch bei Schlafapnoe zurückhaltend, in Einzelfällen und nur nach zuvor sorgfältiger Indikationsprüfung angezeigt.

Tab. 7-3 Risiko für eine Schlafapnoe

Ja, liegt vor	Symptom/Beschwerde
❏	Schnarchen
❏	Atemstillstände im Schlaf
❏	Übergewicht
❏	Kurzer, gedrungener Hals
❏	Bluthochdruck
❏	Tagesschläfrigkeit, Monotonieintoleranz

Wer vier von sechs Fragen mit Ja beantworten kann, hat ein deutliches Risiko für Schlafapnoe.

Nächtliche Ventilationstherapie

Der Goldstandard in der Behandlung der obstruktiven Schlafapnoe stellt die nächtliche Überdruck- oder Ventilationstherapie dar. Umgangssprachlich wird sie auch oft als „CPAP-Therapie" bezeichnet. Diese Form der Ventilationstherapie wirkt auch bei schweren Fällen rasch und sicher. Bereits nach einer oder zwei Nächten können die Patienten deutliche Verbesserungen in ihrem Befinden feststellen. Sie fühlen sich morgens ausgeschlafen, springen energiegeladen aus dem Bett und schlafen in Besprechungen, an der roten Ampel oder anderen monotonen Situationen nicht mehr ein. Die Libido kehrt zurück und Potenzschwierigkeiten verschwinden. Die Stimmung ist häufig deutlich verbessert: Trübsal, Lust- und Antriebslosigkeit sowie Müdigkeit sind wie verflogen.

> **Fallbeispiel**
>
> Vor einigen Jahren hatten wir an einem Freitag einen Patienten entlassen, den ich am darauffolgenden Montag erneut anrief. Er war nicht zu Hause. Stattdessen war seine Ehefrau am Apparat. Auf die Frage, wie es ihrem Mann mit der Therapie bislang ergangen sei, berichtete die Ehefrau mit einem Schmunzeln: „Herr Doktor, er ist ein neuer Mann! Aber Herr Doktor: So viel Mann hätte es gar nicht sein müssen …"

Bei der Ventilationstherapie kommen nCPAP und verwandte Geräte mit ähnlichem technischem Prinzip zum Einsatz (▶ Abb. 7-4). Die Abkürzung „nCPAP" steht für nocturnal continuous positive airway-pressure – nächtlicher kontinuierlicher positiver Atemwegsdruck. Das Gerät ist ungefähr von der Größe eines Schuhkartons und hat das umgekehrte Funktionsprinzip eines Staubsaugers. Es wirkt wie ein kleiner Kompressor: Luft wird nicht eingesaugt, sondern geblasen. Patienten tragen eine Maske auf ihrer Nase, an der der Schlauch des Geräts endet. Kontinuierlich wird Raumluft über die Nase in den Rachen geblasen, dessen Druck seitlich stabilisierend auf die Rachenwände wirkt. Es wird eine pneumatische Schienung der oberen Atemwege vorgenommen. Der Überdruck sorgt für eine stehende Luftsäule im Rachenraum, sie hält die oberen Atemwege offen. Das heißt, der Luftdruck wirkt nicht nur in Richtung der Atemwege, sondern auch seitlich stabilisierend. In der Folge können die Atemwege nicht mehr zusammenfallen und Atemstillstände sind beseitigt. Im Schlaflabor, während ein bis zwei Einstellungsnächten, wird der geringst wirksame Druck – über alle Körperpositionen und Schlafstadien – ermittelt. Es verhält sich ähnlich wie bei einem Gartenschlauch, auf den ein Wasserdruck bei verschlossener Brause gegeben wird. Der Wasserschlauch lässt sich nicht mehr zusammendrücken. Beim Menschen empfiehlt sich allerdings Luft anstatt Wasser, sonst würden unsere Patienten ertrinken …

Es gibt Abwandlungen der technischen Wirkungsweise der Geräte. Alle dienen dazu, den Therapiekomfort und den Behandlungserfolg zu verbessern. So ka-

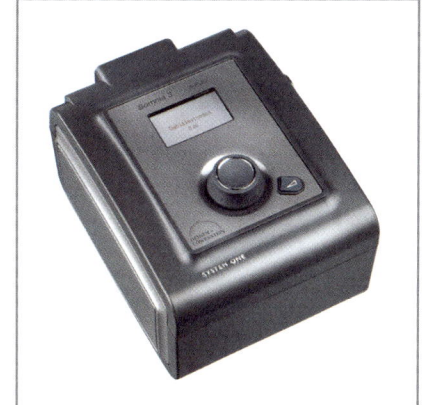

Abb. 7-4 Geräte zur nächtlichen Ventilationstherapie. Zwei Geräte für die nächtliche Ventilationstherapie mit unterschiedlichem Design. Die Geräte sind sehr leise und haben die Größe einer Damenhandtasche.
(mit frdl. Genehmigung von Heinen & Löwenstein GmbH).

men im Laufe der Jahre Geräte auf den Markt, die selbstständig im Verlauf der Nacht in Abhängigkeit zu Körperlage und Schlafstadium das notwendige Druckniveau ermitteln können (Auto-nCPAP-, APAP-Geräte). Andere Geräte senken beim Ausatmen den Druck, um selbiges zu erleichtern (BiPAP-Geräte). Dies ist insbesondere bei höher erforderlichem Druck für den Patienten angenehmer. Es gibt auch noch komplexere Geräte für komplexere Atmungsstörungen im Schlaf, damit wollen wir uns aber an dieser Stelle nicht beschäftigen.

Manche Menschen brauchen eine gewisse Zeit, bis sie sich an das Therapiegerät und die Maske gewöhnen. Einmal daran gewöhnt, können aber viele nicht mehr ohne schlafen. Gerade so, wie Kinder ohne Kuscheltier nicht einschlafen können. Darüber hinaus bietet das Gerät einen weiteren Vorteil: Es ist in aller Regel deutlich leiser als das nächtliche Schnarchen, das es nebenbei wirksam beseitigt. Dadurch ist es eine Methode, das den Schnarcher aus seinem Exil oder seiner Verbannung entlässt. Er darf wieder ins gemeinsame Schlafzimmer einziehen. Ein gemeinsames Einschlafen der Partner ist wieder möglich.

Abbildung 7-5 zeigt eine Nasenmaske und Abbildung 7-6 einen Patienten mit der Maske.

Die Nebenwirkungen (▶ Tab. 7-4) sind meistens gut handzuhaben: Trockene Nase oder trockener Mund können mit Warmluftbefeuchtern behandelt werden. Auch Ganzgesichtsmasken, die sich über Nase und Mund schließen, sind hilfreich, um Austrocknungen der Schleimhäute zu beseitigen. Wer initial zu Panik unter der Maske neigt, ist meist in einem Schlaflabor mit psychologischer Kompetenz oder auch mit einem vorübergehenden Schlaf- und Beruhigungsmittel gut aufgehoben. Bei Maskenundichtigkeiten ist meist ein Maskenwechsel zur Beseitigung von Bindehautreizungen sinnvoll. Selten tritt eine sogenannte Aerophagie auf. Durch einen nicht gut abschließenden Magenein-

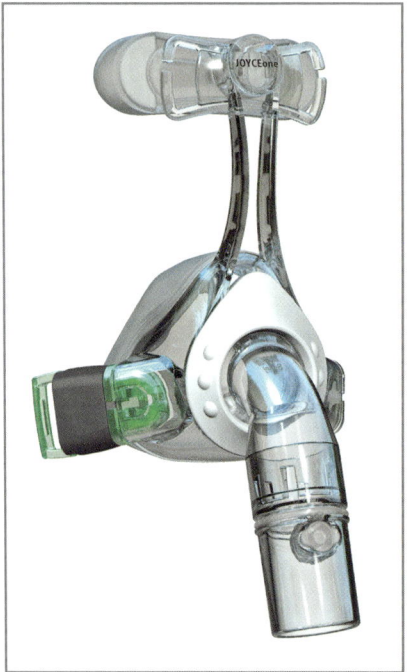

Abb. 7-5 Nasenmaske bei nächtlicher Ventilationstherapie. (mit frdl. Genehmigung von Heinen & Löwenstein GmbH).

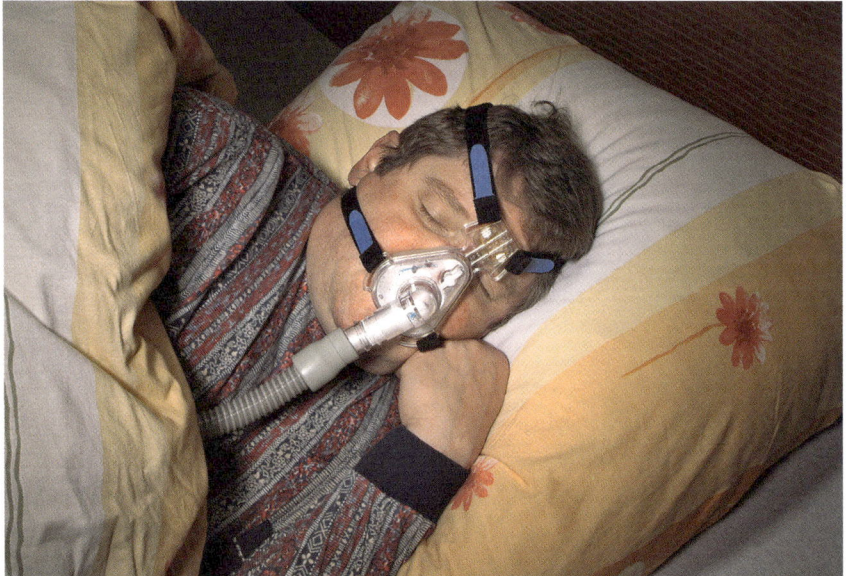

Abb. 7-6 Patient mit nächtlicher Ventilationstherapie. (mit frdl. Genehmigung von Heinen & Löwenstein GmbH).

Tab. 7-4 Nebenwirkungen der nächtlichen Ventilationstherapie

- Ausgetrocknete Schleimhäute
- Fließschnupfen
- Verstopfung der Nase
- Bindehautreizungen durch undichte Maske
- Hautreizungen, wunder Nasenrücken
- Völlegefühl durch Eindringen der Luft in den Magen, Aerophagie
- Klaustrophobie, Panik unter der Maske
- Subjektiv zu hoher Druck
- Ein- und Durchschlafprobleme

gang kann Luft in Magen und Darm gelangen und zu Völlegefühl und Blähungen führen. Hier hilft meistens eine Umstellung auf eine andere Gerätetechnik oder eine leichte Druckabsenkung. Subjektiv kann der Druck als zu hoch empfunden werden. Hier hilft in aller Regel die Rampenfunktion des Geräts. Sie bewirkt, dass sich der Therapiedruck nach dem Einschalten erst langsam aufbaut. Die Zeitspanne kann so eingestellt werden, dass der Patient vorher einschläft und damit seinen therapeutischen Druck gar nicht mehr „erlebt". Silikonallergien und eine zu hohe Maskenspannung können die Haut irritieren und gar entzünden. Ein Tausch der Maske oder bei Allergien ein feines Tuch zwischen Maske und Haut kann Abhilfe schaffen. Treten klaustrophobische Ängste unter der Maske auf, hilft eine schrittweise Annäherung an die Therapie: Zuerst wird nur für wenige Minuten die Maske ohne Schlauch und Gerät getragen. Nicht im Bett, sondern in einer Alltagssituation, wie z. B. abends vor dem Fernseher. Diese Zeit wird langsam ausgedehnt. Schrittweise kommen Maske und Gerät dazu. Im nächsten Schritt wird das Ganze am Tag im Bett bei Tageslicht angewandt. Zuletzt bei Dunkelheit in der Nacht. Diese Gewöhnung an die Therapie, im Fachbegriff systematische Desensibilisierung, kann mehrere Wochen in Anspruch nehmen.

Nicht jeder trägt die Maske nachts gern, manche empfinden sie auch als störend oder unangenehm im Gesicht. Das Tragen der Maske ist gewöhnungsbedürftig. Wichtig ist, dass der Patient von der Therapienotwendigkeit durch eine gute Aufklärung über die Risiken der Nichtbehandlung überzeugt ist. Wo ein Wille ist, ist auch ein Weg, und die Probleme zu Therapiebeginn bekommt man so gut in den Griff. Anfänglich können auch Ein- und Durchschlafstörungen auftreten. Deren Behandlung stellt für das spezialisierte Schlaflabor aber in aller Regel kein bedeutsames Problem dar. Da sich die Beschwerden wie Tagesmüdigkeit aber dank der nCPAP-Therapie sehr stark bessern, nehmen dies die meisten Patienten gern in Kauf.

Chirurgische Therapieverfahren bei Schlafapnoe

Operative Therapieverfahren sind umstritten. Tatsächlich weisen sie heute ein nicht mehr großes Risiko für Nebenwirkungen auf. Sprechstörungen und Schluckbeschwerden als Folgen der OP treten eigentlich nicht mehr auf. Schmerzhaft sind die OPs aber noch genauso wie früher.

Es gibt zwischenzeitlich eine Fülle an chirurgischen Techniken. Entscheidend für den Therapieerfolg ist eine ausführliche Diagnostik vorher. Unabdingbar ist ein Operateur mit sehr viel Erfahrung, der sein „Handwerk" versteht und auf die Erfahrung von vielen Operationen zurückgreifen kann. Ein Chirurg, der nur einmal in der Woche oder weniger Schnarchen mit Atemstillständen operiert, besitzt häufig nicht die notwendige Erfahrung. Wenn Sie sich einen schönen Schrank vom Schreiner bauen lassen wollen, gehen Sie ja auch zu demjenigen, der schon viele Schränke hergestellt hat. Da erwartet Sie die beste Beratung und Qualität. Ein Schreiner mit Spezialisierung auf Holzdecken, der nur gelegentlich einen Schrank herstellt, baut ihnen den Schrank ebenso. Aber vermutlich ist das Ergebnis nicht vergleichbar.

Im Rahmen der Diagnostik wird der Patient häufig mit einer Propofol-Narkose in einen künstlichen Schlaf versetzt. Mithilfe einer Videoendoskopie wird dann über die Nase der genaue Ort der Entstehung des nächtlichen Schnarchkonzerts und der Atemstillstände ermittelt. So kann der Chirurg eher eine Aussage treffen, ob eine Operation eine Chance auf Linderung hat, und falls ja, wie lange diese anhält und welche Operationsmethode dafür die günstigste ist. Nicht selten tritt bei anfänglichem Erfolg nach wenigen Jahren das Schnarchen mit Atemstillständen bereits wieder auf.

Die chirurgische Therapie gilt nicht als Standardverfahren, ist nur in Einzelfällen bei Versagen der nächtlichen Ventilationstherapie oder deren Ablehnung indiziert.

Zungenschrittmacher: eine geniale Alternative?

Für einen kleinen Teil der Betroffenen könnte künftig ein Zungenschrittmacher („Upper Airway Stimulation") eine wirksame und elegante Alternative zur nächtlichen Ventilationstherapie und den üblichen chirurgischen Eingriffen sein. Dieser übernimmt die gestörte Atemwegsstabilisierung während des Schlafs. Unter dem Schlüsselbein implantiert, misst ein kleines Gerät mittels eines Sensors zwischen den Rippen den Druck im Brustkorb und erkennt so die Atmung. Bei jedem Atemzug sendet es per Kabel ein Signal an den Nervus hypoglossus, der die Zunge stimuliert und nach vorne verlagert. So wird der Atemweg offengehalten und eine normale Atmung des Patienten begünstigt. Die Kosten werden pro Behandlung noch auf etwa 20.000 Euro geschätzt. Eine Übernahme der Kosten durch die Krankenkassen ist (Stand Herbst 2015) nur in bestimmten Krankenhäusern in Einzelfällen möglich. Laut einer Aussage meines erfahrenen Freundes und Kollegen vom Universitäts-HNO-Klinikum in Mannheim ist das Gerät bisher nur für streng ausgewählte Patienten mit Schlafapnoe, ungefähr 10 % der Patienten, geeignet. Er besitzt derzeit europaweit die meisten Erfahrungen mit dieser Therapieform.

7.4 Zentrale Schlafapnoe

Bisher habe ich nur über die obstruktive Schlafapnoe gesprochen, ohne das Wort obstruktiv zu erklären. Obstruktiv meint, dass die Atemstillstände durch einen Verschluss der oberen Atemwege auftreten. Die obstruktive Schlafapnoe stellt die häufigste Form von Atemstillständen im Schlaf dar. Der Vollständigkeit halber sei allerdings erwähnt, dass es auch zentrale Schlafapnoe-Syndrome gibt.

Diese sind dadurch gekennzeichnet, dass der Atemantrieb zentralnervös ausfällt. Es sind also die Atemwege, im Gegensatz zur obstruktiven Form der Schlafapnoe, vollständig offen und nicht verschlossen. Es könnte also Luft fließen. Das Problem ist, dass der Atemantrieb, auf Ebene des Hirnstamms ausfällt. So werden die an der Atmung beteiligten Muskeln nicht innerviert und es findet von mechanischer Seite her keine Atmung statt. Diese Form der Atmungsstörung tritt natürlicherseits schon in Höhen über 4.000 m auf. Im medizinischen Sinne tritt sie vor allem bei Herzerkrankungen, der Herzinsuffizienz, bei Niereninsuffizienz und bei neurologischen, degenerativen Erkrankungen wie Demenzen und dem Schlaganfall auf. Sie wird ebenfalls mit Atemmasken behandelt, allerdings mit Geräten, die wie OP-Geräte beatmen und nicht nur den Rachen pneumatisch schienen.

8 Das Syndrom der unruhigen Beine

Es ist eine Qual: Bis zu 10 % der Bundesbürger leiden zumindest gelegentlich unter dem Syndrom der unruhigen Beine, dem Restless-Legs-Syndrom, kurz RLS genannt. 1,7 bis 2 % der Bundesbürger zappeln unwillkürlich regelhaft mit den Beinen, sodass sie abends und nachts keine Ruhe finden und einer Behandlung bedürfen. Wie stark sich das Syndrom bemerkbar macht, ist von Person zu Person verschieden. Anfangs fallen die Symptome tendenziell leicht aus und treten in Schüben auf. Im Großteil der Fälle nehmen die Beschwerden dann im Laufe der Zeit an Intensität zu und chronifizieren, bis sie schließlich bei vielen zumindest jede Nacht, wenn nicht auch am Tag, präsent sind. Männer und Frauen sind gleichermaßen betroffen, allerdings können Frauen während der Schwangerschaft vorübergehend erheblich leiden. Das RLS ist bei ca. 50 % der Betroffenen das Symptom einer anderen Erkrankung und gilt in diesen Fällen als eine Erkrankung der zweiten Lebenshälfte. Je älter die Menschen werden, umso wahrscheinlicher! Bei der zweiten Hälfte der Betroffenen spielen genetische Faktoren eine Rolle. Das RLS wurde vererbt. Die Beschwerden treten in diesen Fällen häufig bereits ab dem 20. Lebensjahr auf, vereinzelt sogar schon in der Kindheit.

Erstmals beschrieben wurde das RLS vor über 300 Jahren von Thomas Willis, 1672, damals verstand man es noch als ein hysterisches, psychiatrisches Problem. Heute weiß man, dass bei dieser neurologischen Erkrankung vor allem körperliche Faktoren verantwortlich zu machen sind. Paradoxerweise wird das RLS trotz seiner weiten Verbreitung von Ärzten häufig nicht erkannt oder mit anderen Erkrankungen verwechselt. In einer amerikanischen Studie, von führenden Experten auf dem Gebiet durchgeführt, wurde das RLS von Hausärzten nur in 25 % der Fälle richtig erkannt. 47 % der RLS-Patienten erhielten Fehldiagnosen, wie z. B. Venenerkrankungen, Wirbelsäulenerkrankungen, Durchblutungsstörungen, Neuropathie oder Bandscheibenvorfall mit Nervenwurzelreizung. Die restlichen 26 % erhielten gar keine Diagnose.

8.1 Was macht das Restless-Legs-Syndrom zur Tortur?

Was ist so quälend beim RLS? Das RLS tyrannisiert die Betroffenen vor allem abends und in der Nacht. Diese Abhängigkeit der Beschwerden von der Tageszeit ist typisch für das Krankheitsbild. Nur in sehr schweren Fällen treten die

Symptome rund um die Uhr auf und auch dann sind die Qualen abends und in der Nacht am stärksten.

Verstärkt wird das Kribbeln und Zappeln durch körperliche Anstrengung, Wärme, Coffein und bestimmte Medikamente. Wenn die Beine zwanghaft ruhiggestellt werden, z. B. bei einem Gipsverband, kann dies eine Tortur für die Patienten darstellen. Ebenso werden lange Autofahrten, Besprechungen oder Kino- und Theaterbesuche mit zunehmender Erkrankungsschwere gemieden.

Los geht es häufig, wenn sich die Patienten abends auf das Sofa legen, zur Ruhe kommen. Spätestens im Bett, wenn sich die Patienten ins Kissen kuscheln und schlafen wollen, beginnt die Tortur. Patienten berichten, es sei wie in einem Ameisenhaufen: ein chronisches Ziehen und Kribbeln in den Beinen. Manche beschreiben auch ein Brennen oder einfach nur stechende oder krampfartige Schmerzen. Sobald sie sich ausruhen, bekommen sie diese Gefühlsstörungen zumeist in den Waden, den Beinen, seltener in den Armen bzw. Unterarmen. Es hilft nur eins: Bewegung. Aber in Bewegung lässt sich nicht schlafen. Heftige Schlafstörungen sind die Folge (▶ Tab. 8-1).

Tabelle 8-2 fasst die Missempfindungen in den Beinen und Armen zusammen.

Tab. 8-1 Symptome des Restless-legs-Syndroms (RLS)

- Es besteht Bewegungsdrang in den Beinen, seltener Armen, assoziiert mit Missempfindungen.
- Beschwerden treten ausschließlich in Ruhe und Entspannung auf.
- Beschwerden werden durch Bewegung gebessert.
- Die Beschwerden sind tageszeitlich abhängig: Abends und in der Nacht sind sie am stärksten.

Tab. 8-2 Missempfindungen in den Beinen oder Armen bei RLS

- Ameisenlaufen
- Brennen
- Ziehen
- Reißen
- Schmerzen
- Hitzegefühl
- Bewegungsdrang
- Zuckungen

Dann, einmal in den Schlaf gefallen, zuckt es regelhaft unkontrolliert in den Beinen, meist im Abstand von 20 bis 40 Sekunden. Da es vor allem im Schlaf passiert, wissen die Betroffenen oft gar nichts davon. Jede Zuckung kann aber zu einer kleinen Weckreaktion (Arousal) führen, die den Schlaf stört und erholsame Schlafstadien verhindert.

> **Beachtenswert**
> Die Patienten bekommen also zum einen wegen des Kribbelns zu wenig Schlaf, und wenn sie einmal schlafen, ist dieser durch die Zappelbeine nicht erholsam.

Abbildung 8-1 zeigt die nächtliche periodische Beinbewegung im Verlauf von 30 Sekunden bei einem Patienten mit RLS und Abbildung 8-2 im Verlauf von 5 Minuten. Abbildung 8-3 stellt das Hypnogramm eines Patienten mit RLS dar.

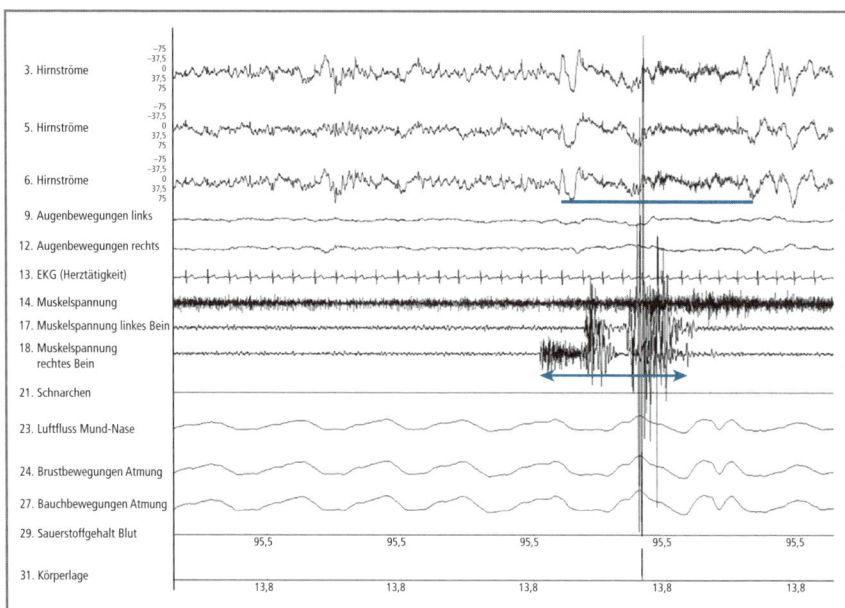

Abb. 8-1 Nächtliche periodische Beinbewegung während des Schlafs bei einem Patienten mit Restless-legs Syndrom (RLS). Dargestellt wird ein 30-Sekunden-Ausschnitt einer Schlafaufzeichnung im Schlaflabor. In den Kanälen „Bein links" und „Bein rechts" kann man durch den blauen Pfeil markiert eine wenige Sekunden andauernde Beinbewegung erkennen. Das Elektromyogramm des Musculus tibialis anterior am Schienbein der beiden Beine zeigt an der entsprechenden Stelle einen starken Ausschlag. Durch die Beinbewegung wird eine Weckreaktion ausgelöst. Sie ist an der Frequenzbeschleunigung des Hirnstrombilds (Elektroencephalogramm, EEG) in den oberen drei Kanälen erkennbar (blauer Balken).

8 Das Syndrom der unruhigen Beine

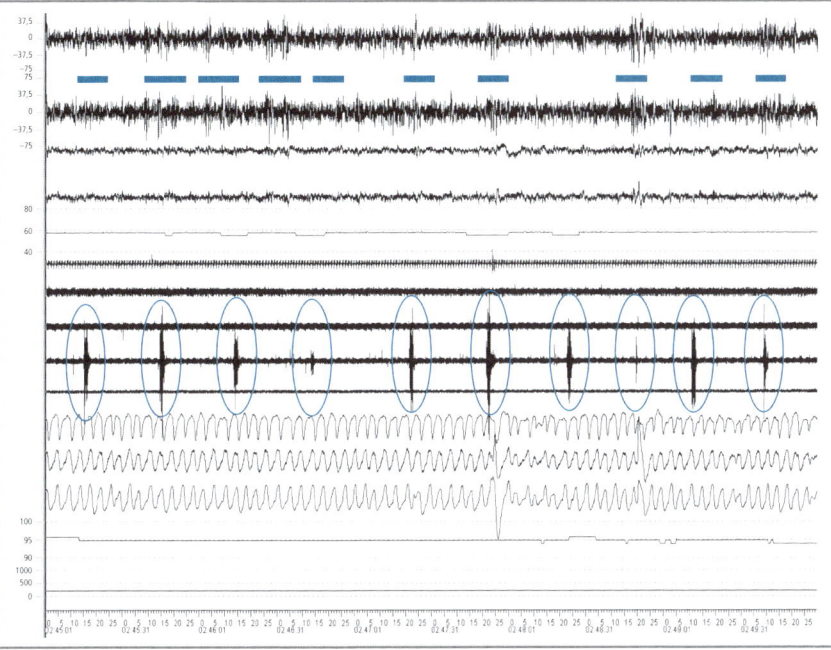

Abb. 8-2 Nächtliche wiederholte periodische Beinbewegung im Verlauf von 5 Minuten Schlaf bei einem Patienten mit Restless-legs-Syndrom. Erkennbar sind zehn periodische Beinbewegungen im Verlauf einer Schlafaufzeichnung von 300 Sekunden im Schlaflabor. Durch die blauen Kreise markiert kann man periodische Beinbewegung erkennen. Das Elektromyogramm des Musculus tibialis anterior am Schienbein der beiden Beine zeigt an der entsprechenden Stelle einen Ausschlag. Durch die Beinbewegung wird jeweils eine Weckreaktion ausgelöst. Sie ist an dem Amplitudenanstieg des Hirnstrombilds in den oberen zwei Kanälen erkennbar (blauer Balken). Innerhalb von 5 Minuten finden zehn Beinbewegungen und zehn Weckreaktionen statt. Der Schlaf ist nicht erholsam. Die Patienten können sich aufgrund der kurzen Dauer der Weckreaktionen daran am nächsten Tag nicht mehr erinnern.

Die Folge sind unausgeschlafene, geräderte und verzweifelte Patienten, denen es schwerfällt, ihren Alltagsaufgaben nachzukommen. Neben Schlafstörungen führen die Beschwerden zu vermehrten Ängsten, Depressionen und einer allgemeinen Reduzierung der Lebensqualität. Schon mancher meiner schweren Patienten wurde des Lebens überdrüssig.

Leiden Sie an einem Restless-Legs-Syndrom?

Wenn sie die in Tabelle 8-3 aufgelisteten Fragen mit „Ja" beantworten können, ist die Wahrscheinlichkeit hoch, dass Sie an dem Restless-Legs-Syndrom (RLS) leiden. Sprechen Sie in diesem Fall mit Ihrem Hausarzt. Er wird die notwendi-

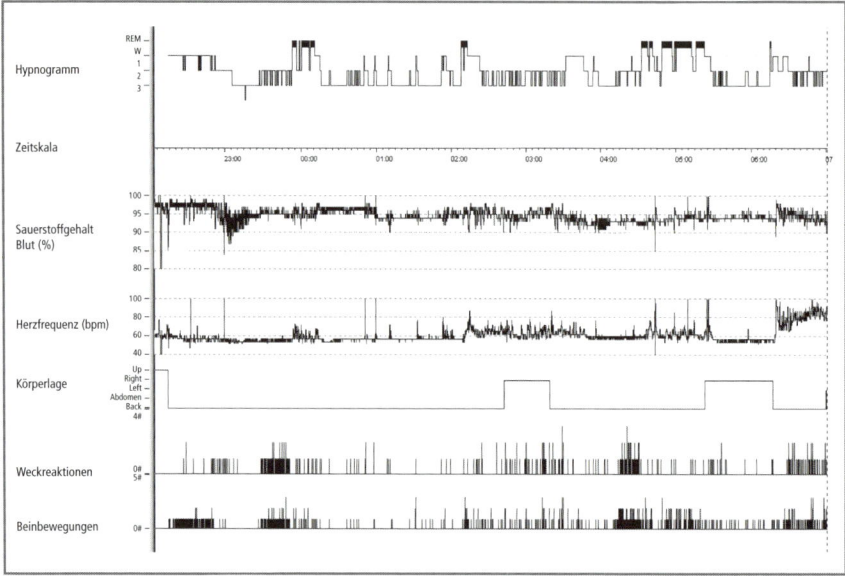

Abb. 8-3 Hypnogramm eines Patienten mit Restless-Legs-Syndrom. Gezeigt wird das Hypnogramm eines Patienten mit ausgeprägten periodischen Beinbewegungen. Man kann erkennen, wie der Patient im Verlauf der Nacht schläft. Im „Hypnogramm" tritt nahezu kein Tiefschlaf (Stadium 3) auf. Der Patient pendelt die gesamte Nacht zwischen Stadium 1 (Dösen) und Stadium 2 (stabiler Schlaf). Auch der REM-Schlaf ist zerstückelt. Der Schlaf ist nicht erholsam (zum Vergleich ►Abb. 2-4). In der Zeile „Beinbewegungen" repräsentiert jeder einzelne schwarze Strich eine Beinbewegung. Über manche Strecken in der Nacht treten so viele Phasen mit Beinbewegungen auf, dass die Striche einzeln nicht mehr erkennbar sind und zu schwarzen Balken verschmelzen. In der Zeile „Weckreaktionen" repräsentiert jeder einzelne schwarze Balken eine Weckreaktion; man kann erkennen, wie viele mit den gehäuften Beinbewegungen einhergehen. Sie sind für das zerstückelte Hypnogramm und den fehlenden Tiefschlaf verantwortlich.

Tab. 8-3 Risiko für ein Restless-Legs-Syndrom

Ja, liegt vor	Symptom/Beschwerde
❏	Leiden Sie unter einem Bewegungsdrang, eventuell verbunden mit Missempfindungen wie Kribbeln, Ameisenlaufen, Schmerzen an den Beinen oder verbunden mit unwillkürlichen Zuckungen?
❏	Verschlimmern sich diese Symptome in Ruhe (sitzend oder liegend)?
❏	Lassen sie sich durch Bewegung mindestens vorübergehend verbessern?
❏	Sind diese Symptome abends oder nachts schlimmer als morgens?

gen Untersuchungen zur Bestätigung der Diagnose vornehmen oder Sie an einen Neurologen überweisen. Als „neurologische Erkrankung fällt das RLS in seinen „Zuständigkeitsbereich".

8.2 Ursache der Zappelbeine

Die Ursache des RLS, vor allem der vererbten und damit genetischen Form, ist noch nicht richtig geklärt. Nach aktuellem Forschungsstand scheint eine Störung im Eisenstoffwechsel die Ursache zu sein. Dieses stellt eine Vorstufe des Dopamins – einem Botenstoff im Gehirn – dar, das den Betroffenen fehlt. Bei der sogenannten sekundären Form sind die Ursachen identifizierbar: Eisenmangel, Folsäuremangel, Vitamin B_{12}-Mangel oder auch eine Störung im Zucker- oder Nierenstoffwechsel können die Ursache sein. Ebenso Nervenschädigungen, wie sie bei einer Polyneuropathie auftreten. Nicht selten sind auch andere Medikamente, wie z. B. Antidepressiva, die Ursache. Diese abgesetzt, verschwindet das RLS wieder.

> **Fallbeispiel**
> Der Vorsitzende einer RLS-Selbsthilfegruppe erzählte mir, dass sein RLS über 20 Jahre nicht erkannt wurde und er so keine wirksame Hilfe bekommen habe. Über Jahre hinweg habe er Sitzungen auf der Arbeit im Stehen geleitet, um so seine Bewegungsunruhe zu verbergen. Längere Urlaubsreisen im PKW habe er gemieden. Ebenso sei er nicht mehr ins Theater oder Kino gegangen. Den Abend vor dem Fernseher habe er vor diesem hin- und herlaufend verbracht. Einmal habe ihm sein Arzt ein Antidepressivum verordnet, weil dieser dachte, er sei agitiert-(unruhig)-depressiv. Das habe alles nur noch schlimmer gemacht. Die Nächte habe er zirkulierend um den Küchentisch verbracht. Unglücklicherweise habe er diese Krankheit seinem Sohn vererbt. Wie dieser dann 19 Jahre alt wurde, hätten sie gemeinsam nachts den Küchentisch umkreist. Ein Vorteil habe die Krankheit jedoch mit sich gebracht. Er habe heute ein tolles und inniges Verhältnis zu seinem Sohn. Durch das nächtliche Kreisen um den Küchentisch hätten sie alle Probleme des Lebens gemeinsam besprechen können und seien sich so sehr nahegekommen.

8.3 Wie die Zappelbeine wieder loswerden?

In leichten Fällen können Bewegung, Massagen, kalte Fußbäder, Franzbranntwein und das meiden von Alkohol und Coffein schon helfen. Bei guter Nierenfunktion kann hochdosiertes Magnesium (10–12,5 mmol, der Apotheker kann beraten) gelegentlich deutliche Linderung verschaffen und die Lebensqualität wieder steigern. Patienten, die trotz der beschriebenen Maßnahmen unter ihrer Erkrankung leiden und eine Einschränkung in der Lebensqualität und

Schlafstörungen aufweisen, sollten eine medikamentöse Therapie in Erwägung ziehen. Der Hausarzt verweist in aller Regel bei RLS an einen Neurologen oder Schlafmediziner. Die Art der Therapie hängt von dem Ausmaß und der Art der Beschwerden und vor allem aber auch von ihrer Ursache ab. Bei allen sekundären Formen kann die Beseitigung der Ursache zum Abklingen der Qualen führen. Muss es aber nicht. Medikamente können trotzdem noch notwendig werden. Bei der vererbten Form muss mit Medikamenten behandelt werden, die aber keine heilende Wirkung haben und ein Leben lang eingenommen werden müssen.

Infrage kommen dafür Dopamin-Ersatzstoffe wie L-Dopa und Dopaminagonisten. Sie werden auch bei Parkinson eingenommen, weswegen manchmal Patienten vor einer Behandlung zurückschrecken. Zu L-Dopa kann ich nur bei bedarfsweiser Einnahmenotwendigkeit raten, wenn die Beschwerden in besonderen Fällen, wie einem Kinobesuch, einer längeren Sitzung oder Autofahrt, nicht auszuhalten sind. Bei regelhaften Beschwerden besteht die Notwendigkeit der Dauerbehandlung. Bei regelmäßiger Einnahme sollten Dopaminagonisten eingenommen werden. Beide Medikamentengruppen, L-Dopa und Dopaminagonisten, haben grundsätzlich eine gute Erfolgsquote und wenige gravierende Nebenwirkungen.

> **Tipp**
> Der richtige Einnahmezeitpunkt der Medikamente ist ein wichtiger zu beachtender Punkt in der Behandlung. Treten die Beschwerden abends oder in der Nacht auf, werden die Medikamente zu diesen Zeitpunkten eingenommen.

Es ist darauf zu achten, dass sie eine ausreichende Wirkdauer haben, sodass die Betroffenen gut und beschwerdefrei über die Nacht kommen.

Medikamente sind grundsätzlich sparsam einzusetzen, da deren Wirkung und Nebenwirkungen bei Einnahmen über viele Jahre in aller Regel wissenschaftlich nicht gut erforscht sind. Sicher ist, dass die RLS-Medikamente bei längerer Anwendung an Wirkung verlieren können und im Therapieverlauf häufiger auf ein anderes Präparat umgestellt werden muss.

Bei L-Dopa-Präparaten und Dopaminagonisten verschlimmern sich gelegentlich die Beschwerden unter Therapie. Sie treten zu anderen Tageszeitpunkten oder an anderen Körperregionen auf. Dies ist insbesondere bei L-Dopa in höheren Dosierungen von 200 bis 300 mg möglich. Der Fachmann spricht von Augmentation. Dann ist auf andere Wirkstoffe umzustellen. Dies können Calciumkanalblocker sein, zu denen die Antiepileptika Gabapentin und Pregabalin gezählt werden. In schweren Fällen können aber auch andere Medikamente, wie z. B. Opiate, infrage kommen.

9 Schlafwandeln, Gewaltschläfer, Albträume und andere nächtliche Laster

Es gibt nicht nur den Schlaf der Unschuldigen. Menschen, die am Tag kein Wässerchen trüben können, sensibel, einfühlsam, hilfsbereit und unschuldig sind, zeigen nachts ein zweites Gesicht. Sie neigen zu aggressivem Verhalten im Schlaf: stehen auf, fahren schlafend Auto, flüchten über Tische und Bänke, klingeln beim Nachbar oder verletzen andere mit körperlicher Gewalt. Manche Bettgenossen fordern Sex und werden sogar zu Vergewaltigern. Andere sind für sich selbst die größte Gefahr, da sie sich aus dem Fenster stürzen oder die Treppe runterfallen.

Verschiedene Erkrankungen, die der Fachmann als Parasomnien bezeichnet, treten im Zusammenhang mit dem Schlaf auf. Oft am Übergang zwischen Schlafen und Wachen. Beim Pavor nocturnus (▶ Kap. 9.4) und beim Schlafwandeln (▶ Kap. 9.1) handelt es sich um Aufwachstörungen. Diese treten am Übergang zwischen Schlafen und Wachen auf. Beide treten zumeist im ersten Drittel der Schlafperiode, gewöhnlich am Ende der ersten Tiefschlafphase, 60 bis 90 Minuten nach Schlafbeginn auf. Es tritt eine Weckreaktion auf, ein Teil des Gehirns wird wach und ein anderer Teil des Gehirns schläft weiter. Je nach Art und Umfang der beteiligten wachenden Gehirnregionen kann das Verhalten mehr oder weniger komplex sein. Der Patient mit Pavor nocturnus ist von Schrecken und Panik gequält und wacht mit lautem Schreien aus dem Schlaf auf. Albträume (▶ Kap. 9.3) und REM-Verhaltensstörungen dürfen mit diesen Störungen nicht verwechselt werden. Sie treten eher in der zweiten Schlafhälfte, gegen Morgen im REM-Schlaf auf. Der Schläfer mit Albträumen kann sich noch gut an seine Horrorszenen erinnern. Der Patient mit REM-Schlaf-Verhaltensstörung lebt seine Träume körperlich tatsächlich aus und bekommt vermutlich im Laufe seines Lebens eine Alterserkrankung wie Parkinson oder Demenz.

9.1 Schlafwandeln

Beim Schlafwandeln, im Fachterminus Somnambulismus (lat.: somnus: Schlaf, und ambulare: wandern), handelt es sich in aller Regel um eine schlafbezogene Erkrankung, die vor allem Kleinkinder und Schulkinder betrifft. Weitaus seltener sind Erwachsene betroffen. Exakte wissenschaftliche Zahlen zur Häufigkeit liegen nicht vor, wir gehen jedoch davon aus, dass jedes fünfte Kind im Rahmen der Entwicklung zumindest einmalig sich auf einen nächtlichen Ausflug begibt, aber deutlich weniger als 1 % der Erwachsenen dies tut. Bei Erwachsenen mit Erkrankungsbeginn nach der Pubertät sind in aller Regel neurologische Untersuchungen indiziert, bei Kindern handelt es sich oft um ein nicht ungewöhnliches, vorübergehendes Phänomen im Rahmen der Gehirnentwicklung. In diesen Fällen ist das Schlafwandeln in aller Regel eher harmlos anzusehen und wächst mit der Pubertät aus. Trotzdem handelt es sich um eine ernst zu nehmende Störung, die vereinzelt auch spektakulär anmutende Formen annehmen kann, wie die nachfolgenden Patientenbeispiele verdeutlichen sollen.

> **Fallbeispiel**
>
> Es fand sich ein Patient in unserem Zentrum ein, der erzählte, dass er stets dienstags, donnerstags und sonntags schlafwandeln würde. Dies schon seit einigen Jahren. Er fühle sich dadurch eigentlich weder in seiner Schlafqualität noch in seinem Leistungsvermögen am Tag beeinträchtigt. Eher sei seine Partnerin von den nächtlichen Ausflügen etwas genervt. Nach den nunmehr jüngsten Ereignissen würde seine Lebensgefährtin auf eine Behandlung bestehen. Leider könne er selbst sich nie an seine nächtlichen Handlungen erinnern und würde nun lediglich berichten können, was ihm seine Lebensgefährtin über seine nächtlichen Aktivitäten jeweils am nächsten Morgen erzähle. Die Ereignisse würden, so seine Lebensgefährtin, stets 1 bis 2 Stunden nach dem Einschlafen auftreten. Immer an Tagen nach dem Fußballtraining oder einem Fußballspiel am Sonntag. Was war geschehen? Es sei zuletzt nachts vermehrt vorgekommen, dass er während des Schlafwandelns (somnabule Episode) aufgestanden sei und die Toilette gesucht habe. Leider habe er diese nicht gefunden und sich dann gelegentlich mit einem großen Blumentopf im Flur, dem Balkon vor dem Schlafzimmer und auch mal mit einer Zimmerecke „beholfen". Zuletzt sei er jedoch nach den Angaben seiner Lebensgefährtin aufgestanden, um das gemeinsame Bett herumgelaufen, habe die Nachtischschublade der Partnerin aufgezogen, die alle wichtigen Dokumente enthielt, und diese „unter Wasser gesetzt". Dies sei der Zeitpunkt gewesen, wo der Geduldsfaden seiner Partnerin nun endgültig gerissen sei und diese darauf bestand, dass er jetzt eine professionelle Hilfe in Anspruch nimmt.

Typisch für das Schlafwandeln sind mehr oder weniger komplexe Verhaltensweisen. Diese treten in Form einer inkompletten Weckreaktion aus dem Tiefschlaf, am Ende des ersten oder zweiten Schlafzyklus, auf. Es wird auch als Aufwachstörung bezeichnet. Ein Teil des Gehirns schläft noch, während ein anderer Teil sich im Wachzustand befindet. Wir stellen uns vor, dass abhängig von der Art der Gehirnregion, die wach bzw. schlafend ist, das Verhalten einfacher oder auch komplexer ausgestaltet sein kann. Typisch ist, dass die Betreffenden eine Amnesie für das jeweilige Ereignis haben. Das heißt, die Patienten können sich in aller Regel nicht daran erinnern, was sie nachts „unternommen" haben. Gelegentlich berichtet ein Patient von Träumen, die sich in Bezug zu seinem nächtlichen Verhalten setzen lassen.

Viele Schlafwandler unternehmen nur kurze nächtliche Ausflüge. Manche setzen sich einfach im Bett auf, fummeln etwas an ihrer Steppdecke, nuscheln Unverständliches und legen sich wieder hin. Andere verlassen das Bett, öffnen Schranktüren, Schubläden und Fenster oder gehen die Treppe auf und ab. Die meisten tun Dinge, die ihnen vom Alltag vertraut sind. Um Ihnen aber die potenzielle Komplexität des Verhaltens während des Schlafwandelns noch mehr zu verdeutlichen, möchte ich Ihnen noch weitere Geschichten von unseren Patienten erzählen.

Fallbeispiel
Eine schon etwas ältere und alleinstehende Patientin berichtete, dass sie in jüngerer Vergangenheit an ihrem Verstand zweifeln würde, da sie nachts wohl Dinge tue, von denen sie nichts wisse und die sie sich nicht erklären könne. So sei sie beispielsweise vor nicht allzu langer Zeit morgens aufgewacht und habe sich in Straßenkleidung mit feuchten Haaren im Bett liegend vorgefunden. Dabei sei sie sich sehr sicher, dass sie abends, als sie zu Bett gegangen sei, wie üblich einen Pyjama getragen habe. Als sie dann ins Bad gegangen sei, wäre es ihr vollkommen unheimlich geworden. Dort sei in der Wanne das Badewasser noch eingelassen gewesen, ihr Pyjama sei auf dem Boden verstreut gewesen und die nassen Badehandtücher hätten sich fein säuberlich an ihrem Platz aufgehängt befunden. Völlig an ihrem Verstand gezweifelt habe sie dann, als sie in die Küche kam. Dort habe sie einen gedeckten, aber auch benutzten Frühstückstisch vorgefunden. Es sei unschwer zu erkennen gewesen, dass dort jemand ausgiebig mit Wurst, Käse und Marmelade gefrühstückt hatte.

Wie Sie dem Beispiel unschwer entnehmen können, kann während des Schlafwandelns das Verhalten ähnlich komplex und differenziert sein wie während des Wachzustands. Die Schlafwandler sind in der Lage, komplexe Alltagsaufgaben auszuführen, gerade so, als ob sie wach sind. Trotzdem handelt es sich um einen unbewussten Zustand, der mit einer eingeschränkten Beurteilung von Gefahrensituationen und einem reduzierten Reaktionsvermögen einhergehen kann. Dies kann mit enormen Risiken für Leib und Leben des Betroffenen, aber auch seiner Mitmenschen verbunden sein, wie die nachfolgenden Beispiele verdeutlichen. Die vermeintlich schlafwandlerische Sicherheit gibt es nicht.

Fallbeispiel
Ein Berufskraftfahrer, der über die Woche im internationalen Fernlastverkehr in Europa unterwegs war, berichtete uns, dass es vorkommen könne, dass er morgens in seinem LKW aufwache und das Fahrzeug sich an einer anderen Stelle befinden würde als dort, wo er es abends vor dem Schlafengehen abgestellt habe.
Ein 30-jähriger Mann erzählte, dass er sich 3 Monate in der Unfallklinik befand, bevor er sich jetzt bei uns vorstellte, nachdem er schlafend aus dem Wohnzimmerfenster im dritten Stock gesprungen sei, weil er träumte, es würde brennen und dies sei der einzige Fluchtweg.

> Ein Pfarrer fand sich in der Ambulanz ein, da er während des Schlafwandelns die Treppe hinuntergestürzt sei und sich dabei ernsthaft den Kopf verletzt habe.
> Die Eltern eines 7-jährigen Jungen stellten ihren Sohn bei uns vor, da dieser nachts im Schlaf das Haus verlassen habe, die Straße überquert habe, um dann bei der Nachbarin gegenüber an der Haustür zu klingeln.
> Ein pubertierender Jugendlicher holte die Gartenaxt des Vaters aus dem Gartenhaus und verletzte damit seinen Bruder, der im selben Zimmer schlief, ernsthaft.

All diese Beispiele verdeutlichen, dass es sich beim Schlafwandeln auch um eine Erkrankung handelt, die ebenso ernsthafte Gefahren für den Betroffenen selbst, aber auch für seine Mitmenschen und Umgebung in sich bergen kann. Die sich daraus nicht selten ergebenden forensischen Fragestellungen, inwieweit der Einzelne für sein Verhalten und die sich daraus ergebenden Konsequenzen verantwortlich gemacht werden kann, werden auch in der Fachwelt und in unserem Rechtssystem intensiv diskutiert. So hat die Zeitschrift „Sleep" als international führende Fachzeitschrift ein Schwerpunktheft mit vielen Beiträgen international anerkannter Fachleute bereits im Jahre 1995 allein dieser Fragestellung gewidmet. Nicht selten geht es in diesen juristischen Fragestellungen auch um die Beurteilung und Entscheidung, ob eine potenzielle Straftat im Zustand des Schlafwandelns durchgeführt wurde oder nicht. Im Sommer 2009 erwachte der 58-jährige Brian Thomas (58) in seinem Wohnmobil in Wales und fand neben sich im Bett seine Ehefrau Christine erwürgt vor. Wie die vom Ehemann selbst gerufene Polizei in ihren Ermittlungen herausfand, hat er selbst die Tat im Schlaf begangen. Thomas, der seit Kindesbeinen an Somnambulismus leidet, kann sich an nichts erinnern. Die Staatsanwaltschaft hat auf eine Anklageerhebung wegen „Unzurechnungsfähigkeit" verzichtet. Dass Schlafwandler zu Mördern werden können, ist kein Einzelfall. Besondere Beachtung in der Fachwelt, aber auch in den Medien, fand die Tat des Kanadiers Kenneth Parks in Toronto: Er stand nachts schlafend auf, zog sich an und fuhr mit dem Auto 23 km zu seiner Schwiegermutter und erstach diese. Parks hat für das Ereignis, so die Gutachter, eine Amnesie und wird für schuldunfähig erklärt.

> **Fallbeispiel**
> In einem eigenen Fall musste sich ein 36-jähriger Mann vor Gericht des sexuellen Missbrauchs einer minderjährigen Cousine verantworten. Dieses in den Medien als Sexsomnia bezeichnete Verhalten beschreibt eine Sonderform des Schlafwandelns. Die betreffenden Patienten suchen sexuelle Befriedigung, teilweise mit erheblichem Nachdruck, was auch in Partnerschaften zu einem nicht unerheblichen Problem werden kann. Einem jungen Erzieher, der sich während somnabuler Episoden stets selbst befriedigte, musste ich die Teilnahme an Ausflügen seiner Kindergruppen mit Übernachtungen zu seinem und dem Schutz der Kindergartenkinder untersagen.

Aufgrund des hohen Selbst- und Fremdgefährdungspotenzials des Somnambulismus stellt die Aufklärung und Beratung des Patienten hinsichtlich Sicherheitsmaßnahmen eine zentrale Rolle in der Behandlung dar. Von besonderer Bedeutung sind diejenigen Maßnahmen, die den Patienten vor Verletzungen schützen. So sollten die Fenster und Haustüren mit Sicherheitsschlössern versehen werden, Treppen abgesichert oder nicht zugänglich sein und die Schlüssel an einem Ort verwahrt werden, die der Betreffende nicht kennt oder diesem schwer zugänglich ist. Dies aufgrund der Tatsache, dass der Schlafwandler während des Wandelns sich durchaus an den Aufbewahrungsort der Schlüssel erinnern und diese an sich nehmen kann, um Fenster oder Haustüren zu öffnen. Vielen unserer Patienten raten wir deswegen, diese unter dem Kopfkissen des Partners aufzubewahren, sodass dieser bei den Bemühungen des Patienten, sich diese anzueignen, wach werden. Alleinstehende Schlafwandler können die Schlüssel in einem Eimer Wasser aufbewahren, da das Wasser einen Weckreiz darstellen kann. Hilfreich können auch kleine Barrieren sein, z. B. gespannte Fäden mit einer Glocke oder Lichtschranken, die einen Alarm auslösen und die Betroffenen oder die Eltern wecken, sobald der Wandler sich auf seine nächtlichen Ausflüge begibt. Bewegungsmelder am Ausgang des Schlafzimmers können den Schlafwandler oft wirksam vor der Ausübung fremd- oder selbstgefährdender Handlungen schützen, indem sie diesen rechtzeitig wecken und ihn veranlassen, wieder das Bett aufzusuchen.

An zweiter Stelle steht die Vermeidung von potenziellen Auslösern. Es handelt sich dabei häufig um Stress, Schlafentzug, Fieber, Alkohol, Drogen, Depressionen, Schichtarbeit und manche Medikamente gegen Schlafstörungen. Aber auch organische Reize wie eine gefüllte Blase oder äußere Beeinträchtigungen wie Lärm können einen nächtlichen Ausflug auslösen. So erklärt sich auch, warum unser Patient, der immer dienstags, donnerstags und sonntags nächtliche Ausflüge unternahm. Nach dem Fußball trafen sich die Spieler immer noch auf ein paar Bier. Dieses löste die nächtlichen Episoden aus.

Die eigentliche Ursache des Schlafwandelns ist wissenschaftlich nicht eindeutig geklärt. Bei vielen Schlafwandlern wird eine Unreife des Nervensystems angenommen. Das erklärt auch, warum mehr Kinder und Jugendliche schlafwandeln als Erwachsene. Bei vielen werden die nächtlichen Ausflüge auch einfach vererbt. Aber auch psychische Ursachen werden diskutiert. So neigen introvertierte und aggressionsgehemmte Menschen deutlich häufiger zum Schlafwandeln.

Bei Kindern nimmt man aufgrund des passageren Charakters des Schlafwandelns im Rahmen der Entwicklung in aller Regel keine weiteren Behandlungsmaßnahmen vor. Die Aufklärung über Sicherheitsvorkehrungen und die Beruhigung der Eltern über die Harmlosigkeit der Störung reichen in aller Regel aus.

Eine andere Situation kann sich beim Erwachsenen darstellen. Hier sollten an erster Stelle medizinische Untersuchungen eine hirnorganische Veränderung, wie z. B. ein Tumorwachstum, ausschließen. Muss aufgrund der Schwere und Häufigkeit somnambuler Episoden eine Behandlung stattfinden, stellt sich diese nicht immer einfach dar. So mussten z. B. bei dem aufgeführten Berufskraftfahrer Sicherheitsmaßnahmen und eine Therapie gefunden werden, die eine Berufsunfähigkeit verhindert, da das Sicherheitsrisiko für den Patienten und die Öffentlichkeit nicht tolerierbar gewesen wäre.

Aufgrund der Seltenheit des Phänomens stehen jedoch keine speziell für diese Erkrankung entwickelten Medikamente zur Verfügung. Es muss auf Medikamente zurückgegriffen werden, die für andere Krankheiten entwickelt wurden und deren Wirksamkeit beim Schlafwandeln in aller Regel lediglich in kasuistischen Fallberichten und kleineren, meist nicht randomisierten Studien von wissenschaftlich eingeschränkter Aussagekraft belegt wurde. Hinzukommt, dass die für das Schlafwandeln wirksamsten Medikamente bei regelmäßiger Einnahme eine körperliche Abhängigkeit mit sich führen. Dies gilt insbesondere für Medikamente vom Typ der Benzodiazepine. Clonazepam, ein Benzodiazepin, kann schon nach wenigen Wochen der Einnahme eine Gewöhnung mit Entzugssymptomen beim Absetzen mit sich führen. Für andere Medikamente, wie z. B. das Melatonin und einzelne sedierende Antidepressiva, liegen lediglich Einzelfallberichte zur Wirksamkeit vor. In diesen Fällen müssen sowohl Arzt als auch Patient Geduld zeigen, bis ein Medikament mit ausreichender Wirkung gefunden werden kann.

Als hoch effektiv haben sich autosuggestive Verfahren oder Vorsatzbildungen herausgestellt. Es handelt sich dabei um ein verhaltenstherapeutisches Vorgehen. Die Betroffenen erlernen ein Entspannungsverfahren und ergänzen bzw. kombinieren dies mit einer dem Schlafwandeln entgegenwirkenden Vorsatzbildung. So erlernt der Schlafwandler im Zustand der tiefen Entspannung z. B. den Satz „Immer wenn heute Nacht meine Füße den Boden berühren, kehre ich sofort wieder zurück ins Bett". Mit dieser Methode konnten wir sehr vielen Menschen nachhaltig helfen. So hat eine Studentin, die fünf bis sieben nächtliche Ausflüge unternahm, die Häufigkeit des Schlafwandelns auf weniger als eine Episode pro Woche reduzieren können. Voraussetzung ist allerdings, dass die Patienten diszipliniert sind und regelhaft die Autosuggestion beim Einschlafen durchführen.

9.2 Die REM-Schlaf-Verhaltensstörung: Bote für Alzheimer und Demenz

Die REM-Schlaf-Verhaltensstörung – REM steht für „rapid eye movement"– (▶ Kap. 2.2) wurde erstmals 1986 beschrieben, sie ist noch relativ wenig bekannt. Aus diesem Grund dauert es in Deutschland gegenwärtig noch durchschnittlich 8,7 Jahre, bis die Krankheit korrekt erkannt und behandelt wird.

Beachtenswert

Die REM-Verhaltensstörung hat eine wichtige gesellschaftliche Relevanz: Sie gilt als Vorbote von Alterserkrankungen, die in unserer ergrauenden Gesellschaft an Häufigkeit zunehmen werden. Eine frühzeitige Erkennung von Parkinson und Demenz könnte den einzelnen durch eine frühzeitige Behandlung schützen oder zumindest den Verlauf der Erkrankung hinauszögern. Die Gesellschaft könnte vor immensen Pflegekosten bewahrt werden.

Die Online-Ausgabe der Ärztezeitung titelte im August 2013: „RBD deutet zuverlässig auf Neurodegerneration. Patienten mit einer REM-Schlaf-Verhaltensstörung erkranken offenbar alle früher oder später an Parkinson oder einer Lewy-Körperchen-Demenz. Darauf deuten Langzeitbeobachtungen." Dabei steht die Abkürzung „RBD" für den englischen Begriff der Erkrankung: REM Behavior Disorder. Es wurden Langzeitdaten von einer Studie des Neurologen Terzano aus Barcelona referiert. Er hatte bei 44 Patienten mit einer REM-Schlaf-Verhaltensstörung innerhalb von 21 Jahren feststellen können, dass über 82 % eine neurodegenerative Erkrankung wie Parkinson, Demenz oder eine Multisystematrophie entwickelten.

Beachtenswert

Heute gehen wir davon aus, dass nahezu alle Patienten mit einer REM-Verhaltensstörung früher oder später an einer der genannten Erkrankungen, Parkinson, Lewy-Körperchen-Demenz oder Multisystematrophie, erkranken werden.

Nächtliche Gewaltschläfer

Bei der REM-Schlaf-Verhaltensstörung handelt es sich um eine Störung, unter der nicht nur der Patient, sondern auch dessen Partner leidet. Sie tritt in aller Regel nach dem 50. Lebensjahr auf und betrifft vor allem Männer. Es dürften zwischen 0,3 und 2 % der Bevölkerung betroffen sein. Sichere Angaben zur Häufigkeit gibt es jedoch nicht.

Bei Gesunden ist die Bewegungsfähigkeit während der Träume in der REM-Phase aufgehoben. Die quer gestreifte Muskulatur, die der Mensch für Bewegungen benötigt, wird während der REM-Schlaf-Phase durch einen speziellen neuronalen Mechanismus auf Ebene des Hirnstamms ausgeschaltet. Wir träumen also nur, dass wir fliegen können, wir rennen nur in Gedanken um unser Leben. Aber wir bewegen uns nicht entsprechend. Wir liegen still und bewegungslos in unserem Bett. Das hat die Natur so sinnvoll eingerichtet, ansonsten würden wir unsere Träume ausagieren: Im Bett rennen, schwimmen, Auto fahren, kämpfen, weglaufen und dabei tatsächlich all diejenigen Bewegungen vollführen. Wir wären in grauen Vorzeiten während des Schlafens vom Baum gefallen oder hätten beim Schlafen hinter dem Strauch den Löwen auf unser (Schlaf-)Versteck aufmerksam gemacht. Möglicherweise hätten wir als Spezies Mensch gar nicht überlebt, wären von den wilden Tieren längst alle gefressen worden. Bei der REM-Schlaf-Verhaltensstörung ist dieser schützende Mechanismus, der uns vor Bewegungen im Schlaf schützt, aufgehoben. Die übliche Hemmung unserer Muskulatur in der REM-Phase ist nicht mehr ausreichend oder nur noch spärlich vorhanden. Verletzungen bei sich selbst oder beim Partner sind nicht überraschend und die logische Konsequenz.

> **Fallbeispiel**
>
> Da gibt es den Patienten, der in der Videoaufzeichnung seiner Schlafuntersuchung im Bett mit dem Ball dribbelt, einen imaginären Gegenspieler mit einem Tritt foult und beim imaginären Freistoß mit seinem Bein im Bett tatsächlich so heftig ausholt, dass er schmerzhaft mit dem Fuß an die Wand des Zimmers schlägt.
> Ein anderer Patient liegt im Bett und hält die Arme angestrengt über sich schützend ausgestreckt. Am Morgen erzählt er uns von einem Traum, in dem ein Schrank auf ihn gefallen sei und er diesen nur mühsam mit seinen Händen habe abstützen können, sodass er von ihm nicht erdrückt wurde.
> Die Ehefrau eines Patienten berichtet, wie ihr Mann nachts immer wieder aus dem Bett springt, gerade so, als ob er in das Schwimmbecken des Freibads mit einem Kopfsprung eintauchen wolle. Dabei hat er sich schon erhebliche Verletzungen an Körper und vor allem Kopf zugezogen. Zwischenzeitlich sei das ganze Schlafzimmer – Boden, Wände und Heizkörper – mit Matratzen ausgepolstert.
> Ein anderer Patient schlägt in der Nacht so heftig um sich, dass schon einmal die Marmorplatte des Nachttisches gesprungen ist. Blaue Flecken am eigenen Körper, aber auch am Körper seiner Frau sind nichts Ungewöhnliches. Vor allem aber habe seine Frau zweimal mit einem blauen Auge zur Arbeit gehen müssen. Den Kollegen war beim zweiten Mal nur noch schwer zu vermitteln, dass sie zu Hause nicht von ihrem Mann regelhaft geschlagen werde.
> Es müssen aber nicht immer Bewegungen sein, die von Aggressionen getragen werden. In unseren Videoaufzeichnungen der entsprechenden Patienten trinken diese auch einmal aus einem imaginären Glas, richten sich auf und sprechen mit imaginativen Personen oder machen einfache nestelnde Bewegungen.
> In allen genannten Fällen wurde von den Partnerinnen der Patienten das gemeinsame Schlafzimmer längst verlassen. Aus Sicherheitsgründen schlafen sie in einem anderen Raum.

Fremdverletzungen im Zusammenhang mit REM-Schlaf-gebundenen motorischen Aktivitäten können nicht nur körperliche Folgen haben. Der eine oder andere Partner kann auf emotionaler Ebene nicht gut trennen, dass die ihm im Schlaf zugesetzten Schläge nicht willentlich, sondern krankheitsbedingt stattgefunden haben. Er fühlt sich emotional belastet, was sich negativ auf die Beziehung auswirken kann. Daneben ist die Nachtruhe der Partnerinnen von Gewaltschläfern meist gestört, viele liegen eingeschüchtert auf ihrer Seite, am Rande des Bettes, möglichst außer Reichweite von ihrem Partner.

Was treibt die Schläfer zur Gewalt?

Die Ursache der REM-Schlaf-Verhaltensstörung ist nur teilweise bekannt. Vermutet wird, dass die speziellen die Muskulatur hemmenden Zentren im Hirnstamm durch Parkinson und Lewy-Körperchen-Demenz frühzeitig als erstes abgebaut und zerstört werden. So könnte man die REM-Verhaltensstörung als ein erstes Symptom dieser Erkrankungen verstehen, deren weitere Symptome oft erst viele Jahre später hinzukommen.

Wie die nächtlichen Gewaltschläfer wieder zur Ruhe bringen?

Die REM-Verhaltensstörung hat eine ausschließlich körperliche Ursache. Psychotherapeutische Behandlungsansätze sind nicht sinnvoll und existieren demzufolge nicht. Aufgrund der Seltenheit der Erkrankung fehlen systematische wissenschaftliche Untersuchungen zur Wirksamkeit von verschiedenen Behandlungsmethoden. Grundsätzlich scheint nur eine medikamentöse Therapie hilfreich zu sein. Allerdings ist es unklar, welche Medikamente in der Behandlung tatsächlich helfen können. So setzt der Fachmann auf eine Gruppe von Medikamenten, wie z. B. Clonazepam oder andere Benzodiazepine wie Temazepam, Triazolam oder Alprazolam, die in der wissenschaftlichen Literatur als wirksam beschrieben werden. Auch Behandlungsversuche mit Dopaminagonisten, sogar Melatonin, können versucht werden, da sie auf Einzelfallebene als ebenfalls wirksam beschrieben wurden.

9.3 Albträume

Es war ein schöner Sommertag und ich fuhr in einem Cabriolet mit offenem Verdeck über eine ruhige sonnige Küstenstraße. Das Meer schimmerte türkisfarben in der Sonne. Plötzlich wechselte die Szene; aus den entgegenkommenden Autos wurden Monster, die fliegen und springen konnten. Ihr Ziel war es, mich den Abgrund hinunterzuwerfen. Ich wendete, gab Gas und versuchte zu flüchten. Im Rückspiegel konnte ich sehen, wie sie immer näher auf mich zukamen. Hässliche Fratzen mit Krallen, den Dinosauriern von Steven Spielbergs Film Jurrasic Parc ähnlich. Ich fuhr immer schneller, doch die Bestien holten auf. Angst und Panik breiteten sich in mir aus. Ich wurde immer hektischer. Fuhr mit quietschenden Reifen und konnte mich fast nicht mehr auf der Straße halten. Mir wurde heiß und kalt. Das erste Monster war bereits in Reichweite und versuchte mich mit einem Prankenhieb von der Straße in den Abgrund zu wischen, zwei-, dreimal misslang es noch, aber es gab kein Entrinnen, ich wusste es genau. Da war es soweit: Der vierte Versuch war erfolgreich! Ich flog in die

Luft, dem tiefen Abgrund entgegen. Der Flug dauerte ewig, ich spürte den freien Fall. Gleich würde ich aufprallen und sterben. Wie wird es zukünftig meiner Familie ergehen, der Partnerin, dem Sohn, den Eltern, ohne mich, wenn ich nicht mehr da bin, sondern gleich tot, zerschellt auf den Klippen liegen werde? Die Panik wuchs, wurde unerträglich, gleich würde ich aufprallen … Da wurde ich wach! Gott sei Dank. Erleichterung pur! Nur ein Traum! Ich lebte und lag sicher in meinem Bett. Zunehmend beruhigte ich mich, mein Herzschlag wurde langsamer. Ich war so glücklich, alles war gut. Ich schwor mir: Ich würde mir nie ein Cabrio kaufen und an einer Küstenstraße damit entlangfahren.

Was sind Albträume?

Bei einer durchschnittlichen Lebenserwartung von 75 Jahren und ca. fünf Traumphasen pro Nacht träumt der Mensch rund 135.000 Träume in seinem Leben. Nur 30 bis 40 % der Träume weisen positive Inhalte auf, in denen Freude, Glück oder Sexualität auftreten. Leider sind 60 bis 70 % unserer Träume emotional eher negativ gefärbt. Albträume treten während des REM-Schlafes (▶ Kap. 2.2, 2.8) auf, also vor allem in der zweiten Schlafhälfte. Wir scheinen in unseren Träumen vor allem die negativen Erlebnisse des Alltags zu verarbeiten. Ein nicht unerheblicher Teil unserer Träume fällt in die Kategorie Albtraum. Sie entwickeln sich häufig aus normalen Träumen. In ihnen werden wir von Entsetzen und Horror geschüttelt, häufig verfolgt, geschlagen und getötet. Die Traumwelt kann die reinste Hölle sein. Tagebuchaufzeichnungen von Albträumen strotzen vor Gewalttätigkeiten, Verfolgungsjagden, gefährlichen Tieren und Monstern. Oftmals müssen wir vor jemandem flüchten, erleiden schwere Verletzungen, stürzen ins Bodenlose, manche sterben auch im Traum. Die bedrohlichen Figuren sind in aller Regel menschlicher Natur. Tiere oder Fantasiewesen wie Monster und Hexen tauchen am ehesten noch bei Kindern auf. Meist sind die Angreifer männlich. Wenn wir aus Albträumen erwachen, sind wir in aller Regel schnell orientiert, wissen, wo wir uns befinden und können uns noch gut an die Traumfolter erinnern. Sind die Albträume besonders stark ausgeprägt, kann dies dazu führen, dass Betroffene Angst vor dem Einschlafen entwickeln. Tabelle 9-1 fasst die Charakteristika von Albträumen zusammen.

Tab. 9-1 Charakteristika von Albträumen

- Quälende Erlebnisse während des Schlafs
- In der zweiten Hälfte der Schlafperiode auftretend
- Gute Erinnerungsfähigkeit an die Trauminhalte
- Nach dem Erwachen rasche Orientierung
- Kann in schweren Formen zu Ängsten vor dem Einschlafen führen

Albträume sind bei Kindergarten- und Grundschulkindern am häufigsten. In diesem Alter können sie für Kinder und Eltern zur Folter werden. Danach, nach der Pubertät, werden die Nachtgespenster seltener. Trotzdem leiden auch Erwachsene darunter. In repräsentativen Studien berichten rund 5 % der Befragten von immer wiederkehrenden nächtlichen Horrorszenen im Schlaf, darunter mehr Frauen als Männer. Warum dies so ist, bleibt unklar und unterliegt der Spekulation.

Albträume sollten nicht mit dem Pavor nocturnus verwechselt werden. Dieser tritt häufig zu Beginn des Schlafs am Ende der ersten Tiefschlafphase auf. Im nächsten Kapitel gehe ich ausführlicher auf diesen ein.

Was begünstigt Albträume?

Wiederkehrende Albträume wurzeln in einem Zusammenspiel von persönlicher Veranlagung, situationsbezogenen Faktoren und akuten Auslösern. Es gibt zahlreiche Risikofaktoren, die Albträume begünstigen können.

In einigen Studien konnte eine erbliche Belastung festgestellt werden. Leidet ein Zwilling unter Albträumen, gilt das für ein eineiiges Geschwisterpaar in ähnlicher Häufigkeit, wohingegen zweieiige Zwillinge sich in der Albtraumhäufigkeit deutlich unterscheiden können – ein Hinweis, dass bei der Entstehung von Albträumen die Gene eine Rolle spielen können.

Wer bereits an Ein- und Durchschlafstörungen leidet, Depressionen hat oder viel Stress, scheint ebenfalls häufiger an Albträumen zu leiden. Insbesondere dann, wenn diese Personen von ihrer Persönlichkeit her eher etwas dünnhäutiger sind: Menschen, die sich vor belastenden Situationen nicht gut abgrenzen können, sich die Dinge leichter zu Herzen nehmen, unsicherer und ängstlicher sind. Aus diesem Grund verwundert es auch nicht, dass das sensiblere Geschlecht, die erwachsenen Frauen, häufiger Albträume haben als erwachsene Männer.

Im Kindesalter gibt es diese Geschlechtsunterschiede noch nicht. Kinder, die in beengten Verhältnissen aufwachsen, zu Hyperaktivität neigen, Ein- und Durchschlafstörungen haben, im Schlaf sprechen oder Schlafwandeln, sind anfälliger für nächtliche Terrorszenen. Kinder, die Stress in der Schule erleben, deren Eltern bereits Albträume aufweisen und interessanterweise zu Familien mit geringerem Monatseinkommen gehören, leiden auch eher unter den nächtlichen Horrorfilmen im Schlaf.

Die häufigsten Auslöser von Albträumen sind belastende Tageserlebnisse. Dies können Stresserlebnisse in der Familie, in der Schule oder im Job sein. Die Erlebnisse des vergangenen Tages kommen dann erneut im Schlaf vor. Damit sind Trauminhalte und Traumsymbole kulturell abhängig und der jeweiligen Zeit zuzuordnen. Liefern Sie mir 100 Träume eines Menschen und ich kann Ihnen ein Profil seines Lebens, Erlebens und täglichen Verhaltens erstellen.

Beachtenswert

Auch die Medien sind in der Lage, den Traum und seine Symbolik zu beeinflussen. In den 1920er-Jahren wurde eher vom „Schwarzen Mann", in den 1960er-Jahren von Hexen und Gespenstern und in den 1990er-Jahren von Filmfiguren wie dem Terminator geträumt. Die Stärke des Medienkonsums beeinflusst aber nicht die Albtraumhäufigkeit.

Fallbeispiel

Eine 21-jährige Patientin wandte sich an uns, da sie nach einer über lange Zeit lebensbedrohlichen Leukämieerkrankung heftige Albträume entwickelt hat. Zwischenzeitlich war sie gesundet und blickte optimistisch in die Zukunft. Mehrere Kontrolluntersuchungen bestätigten sie in dieser Haltung. Trotzdem wurde sie Nacht für Nacht von mehrmaligen, heftigen Albträumen gequält. Allen nächtlichen Horrorszenen war gemeinsam, dass sie in einer unwirtlichen, wüstenartigen dunklen Landschaft allein zu Fuß unterwegs war und plötzlich von bösen Menschen verfolgt wurde, die sie mit Pistolen und Gewehren erschießen wollten. Sie hatte in der Regel keine Chance gegenüber den Angreifern, wachte aber aus dem Traum stets kurz vor dem Erschossenwerden mit heftigen Ängsten und Herzrasen auf. Daraufhin benötigte sie bis zu einer halben Stunde, bis sie wieder einschlafen konnte. Dies gelang nur dadurch, dass sie (sich selbst beruhigende) rhythmische Schaukelbewegungen mit dem ganzen Körper vollzog. Diese Horrorszenarien mit anschließenden Wachphasen wiederholten sich mehrmals pro Nacht. Am Tag war sie müde und unausgeschlafen und konnte sich nur schwer auf ihre Arbeit als Steuerfachgehilfin konzentrieren.

Menschen mit traumatischen Erlebnissen nehmen diese gern mit ins Bett und versuchen, diese im Schlaf zu verarbeiten. Kriegserlebnisse, Unfälle, schwere Krankheiten und Vergewaltigungen führen oft zu einer posttraumatischen Belastungsstörung, zu deren vorherrschenden Merkmalen Albträume zählen. Oft reagieren die Betroffenen im Vergleich zu gesunden Menschen besonders stark auf ihre Albträume mit Herzrasen, Schwitzen und anderen körperlichen Symptomen. Sie benötigen oft lange, bis sie wieder in den Schlaf finden. Erfolgt keine Behandlung, können die schweren Albträume lebenslang chronifizieren.

Wer an Albträumen leidet und regelhaft Medikamente einnimmt, sollte einmal einen Blick auf die Beipackzettel werfen: Einige Medikamente können als Nebenwirkungen Albträume begünstigen: Dazu zählen Herz-Kreislauf-Mittel, wie Blutdrucksenker und β-Rezeptoren-Blocker, Mittel gegen Parkinson und Restless-legs-Sydrom, wie Dopaminagonisten und L-Dopa, aber auch viele Antidepressiva der neueren oder auch älteren Generation. Im Zweifelsfall sollten Sie mit Ihrem Arzt sprechen, insbesondere wenn die Albträume kurz nach der Behandlung mit einem neuen Medikament begonnen haben.

In Tabelle 9-2 sind die Faktoren zusammengefasst, die Albträume fördern.

Tab. 9-2 Was Albträume fördert

- Genetische Dispositionen
- Belastende Alltagsereignisse, Stress
- Ein- und Durchschlafstörungen
- Depressionen, Angststörungen und andere psychische Störungen
- Weibliches Geschlecht
- Lebensalter: Kindergarten- und Grundschulalter
- Traumatische Erlebnisse
- Medikamente (z. B. β-Rezeptoren-Blocker, Blutdrucksenker, L-Dopa, Dopaminagonisten, Antidepressiva)

Konsequenzen bei Albträumen

Viele Menschen haben ab und zu Albträume, ohne dass sich daraus Konsequenzen für die körperliche und psychische Gesundheit ergeben. Entscheidend ist aber, wie stark sie die Betroffenen subjektiv belasten. Angstträume können Erwachsene auch am nächsten Tag noch verfolgen und sowohl die Stimmung als auch die Konzentrationsfähigkeit beeinträchtigen. Wie in meinem Fallbeispiel dargestellt, haben manche Menschen so starke und ausgeprägte wiederkehrende Horrorvisionen, dass sie ihren Alltag nur noch schwer bewältigen können und auch Ängste vor dem Einschlafen entwickeln. In all diesen Fällen kann ein Therapeut helfen.

> **Tipp**
> Die Therapie von Albträumen sowohl bei Kindern als auch Erwachsenen ist relativ einfach und banal, aber trotzdem meistens erfolgreich: Bei der sogenannten Imagery Rehearsal Therapy (IRT) wird eines der wiederkehrenden Horrorszenarien aufgeschrieben, eine Lösung für die Situation gefunden und sich diese 2 Wochen lang täglich ein- bis zweimal für mehrere Minuten vergegenwärtigt. Verschwindet nur diese eine Horrorvision und die anderen bleiben, wird wieder eine davon aufgeschrieben und erneut sich deren Lösung für 2 Wochen mehrmals vergegenwärtigt. Sollte es auch nach drei bis vier Durchgängen nicht zu einer Besserung kommen, sollte ein Psychotherapeut konsultiert werden.
> Kinder werden ähnlich angeleitet wie Erwachsene. Sie malen allerdings ein Bild von den Albtraumszenen. Mit ihnen wird dann gemeinsam eine Lösung erarbeitet. Bei Kindern findet sich diese Lösung oft relativ einfach, da sie noch ein magisches Denken haben. Ein verzaubertes Schwert gegen den Drachen stellt hier oft schon eine Lösung gegen Monster dar. Jeden Tag das Bild und die Lösung mit den Kindern besprochen, wirkt das Vorgehen nach 2 Wochen ähnlich erfolgreich wie beim Erwachsenen.
> Oft reicht auch sowohl bei Erwachsenen als auch Kindern nur die reine Konfrontation mit der belastenden nächtlichen Horrorgeschichte. Die Betroffenen schreiben den Albtraum zunächst auf und lesen ihn anschließend mehrmals hintereinander vor. Kinder malen

entsprechend Bilder von den Albträumen. Wichtig ist dabei, die Patienten zu ermutigen, alle negativen Gefühle zuzulassen. Der Patient gewöhnt sich über die häufige Beschäftigung mit dem Albtraum und seinen negativen Gefühlen an den Albtraum. Der nächtliche Horror verliert seinen Schrecken.

9.4 Pavor nocturnus

Pavor nocturnus sollte nicht mit Schlafwandeln (▶ Kap. 9.1) und Albträumen (▶ Kap. 9.3) verwechselt werden. Trotzdem und gerade auch weil es Gemeinsamkeiten gibt: Beim Pavor nocturnus handelt es sich wie beim Schlafwandeln um eine Aufwachstörungen, die 60 bis 90 Minuten nach dem Einschlafen auftritt. Der Pavor nocturnus bleibt wie das Schlafwandeln für den Schläfer unbemerkt. Aber: Beim Pavor nocturnus verlässt der Patient das Bett nicht. Im Gegensatz zum Pavor nocturnus treten Albträume in der zweiten Hälfte der Schlafperiode auf und der Schläfer kann sich an alles erinnern.

Was ist ein Pavor nocturnus?

Die Patienten schlafen meist friedlich, bis sie sich plötzlich und abrupt im Bett aufrichten, die Augen aufreißen und laut vor Angst und Panik schreien. So laut, dass Nachbarn aufwachen können. Auf körperlicher Seite zeigen die Patienten mit Pavor nocturnus häufig Zeichen von ausgeprägter Angst: Pupillenerweiterung, Schwitzen, Gänsehaut, beschleunigte Atem- und Pulsfrequenz sind typische Anzeichen der autonomen Erregung. Die Betroffenen sind meist nicht ansprechbar. Auf Zuspruch oder Trost reagieren die Patienten in aller Regel nicht. Der Zustand kann von 1 bis 15 Minuten andauern. Oft legen sich die Betreffenden ohne richtiges Erwachen von allein im Bett zurück und schlafen weiter. Sie können sich am nächsten Morgen meist nicht an das nächtliche Geschehen erinnern. Leidtragende sind häufig die Eltern oder Bettpartner, die durch die nächtlichen Terrorszenen so aufgewühlt sind, dass sie lange, zumeist länger als der Patient selbst, benötigen, um wieder in den Schlaf zu finden. Schlafmangel und Leistungseinschränkungen am Tag sind die Folge. In Tabelle 9-3 sind die typischen Symptome des Pavor nocturnus aufgelistet.

> **Fallbeispiel**
> Ein 45-jähriger Mann stellte sich mit seiner Frau in unserer Ambulanz vor. Die Ehefrau des Patienten berichtete von bis zu fünfmaligen plötzlichen nächtlichen Schreiepisoden ihres Mannes, die in der Regel 5 bis 10 Minuten andauern würden. Dabei würde er sich im Bett aufrichten und mit aufgerissenen Augen laut um Hilfe rufen. Die Zeichen seiner Panik seien so intensiv, dass er oft durchgeschwitzt sei. Er sei in diesem Zustand nicht weckbar oder ansprechbar. Sie selbst würde so unter den nächtlichen Attacken leiden,

dass sie zwischenzeitlich massive Schlafstörungen habe. Ihr Mann würde aus diesem Grund jetzt im Keller schlafen. Aber auch von dort würde sie sein Schreien immer noch hören und wach werden. Ihr Mann selbst wisse in aller Regel nichts von seinen nächtlichen „Anfällen", auch sei er selbst am Tag infolge der nächtlichen Schreiepisoden nicht eingeschränkt. Er fühle sich wach und ausgeschlafen. Allerdings ist es ihm äußerst peinlich, seiner Frau den Schlaf zu rauben, fühlt sich aber gleichzeitig hilflos seinem Nachtterror ausgeliefert.

Wer neigt zum Pavor nocturnus und wie häufig ist er?

Ähnlich wie bei den Albträumen ist das typische Lebensalter für das Auftreten eines Pavor nocturnus in der Phase von Kindergarten und Grundschule. Eine Häufung findet sich zum Zeitpunkt der Einschulung. Mit 16 % Auftretenswahrscheinlichkeit leidet jedes sechste Kind einmal am Nachtschreck. In der Pubertät wächst der Pavor nocturnus in aller Regel aus, im Erwachsenenalter ist er mit 1 % Verbreitung relativ selten, aber dafür häufig von chronischer Natur. Dort sind Männer häufiger betroffen als Frauen.

Von wissenschaftlicher Seite wird eine erbliche Komponente vermutet. Es scheint eine genetische Disposition zu geben, denn Kinder von Eltern mit Pavor nocturnus leiden häufiger unter der nächtlichen Panik, als dies andere Kinder tun.

Für viele Eltern ist es erleichternd, wenn ich ihnen mitteile, dass der Nachtschreck nicht durch eine psychische Störung verursacht wird. Bei Erwachsenen gibt es allerdings eine Assoziation mit Depressionen, Angststörungen und vor allem posttraumatischen Belastungsstörungen. Menschen, denen Schlimmes widerfahren ist, neigen deutlich häufiger zum nächtlichen Horrorerleben.

Stress scheint ein auslösendes Moment zu sein, sowohl bei Kindern als auch Erwachsenen. Gerade bei Kindern können Veränderungen in der Lebenssituation für Stress, der zu Pavor nocturnus führen kann, sorgen. Dies kann der

Tab. 9-3 Typische Symptome bei Pavor nocturnus

- Lauter Angstschrei
- Aufgerissene Augen
- Aufrichten im Bett
- Desorientierung
- Nicht oder nur schwer ansprech- und weckbar
- Puls und Atmung stark erhöht
- Schweißausbrüche
- Fehlendes Erinnerungsvermögen an das Ereignis (Amnesie)
- Nur in schweren Fällen Einschränkungen am Tag

Übergang vom Kindergarten zur Schule oder auch ein Umzug sein. Frühkindliche traumatische Erlebnisse steigern ebenfalls die Wahrscheinlichkeit für einen Pavor nocturnus.

Nachtschreck tritt bei Kindern häufig gemeinsam mit anderen Parasomnien wie dem Sprechen im Schlaf, Albträumen, nächtlichem Einnässen und Schlafwandeln auf.

Tabelle 9-4 fasst die begünstigenden Einflüsse für Pavor nocturnus zusammen.

Was tun bei Pavor nocturnus?

Pavor nocturnus ist eine harmlose Störung, und so gilt es in erster Linie, die Eltern zu beruhigen und zu informieren, dass diese Störung in aller Regel spätestens mit der Pubertät verschwindet. Da ein Zusammenhang zum Stresserleben besteht, können ein kindliches Entspannungstraining und die Vermeidung von Stress hilfreich sein. Ich möchte aber keine übergroßen Erwartungen hervorrufen. Der Pavor nocturnus stellt für viele ein Ventil, ein gebahntes Verhalten für Stress dar. So wie andere Kopfschmerzen oder Magenprobleme auf Belastungen bekommen, durchlebt das Kind mit Pavor nocturnus als Reaktion auf Stress seine nächtlichen Horrorszenarien. Da Stress und Belastungen ein Stück weit zum Leben gehören und sich nicht vollständig vermeiden lassen, wird man therapeutisch nur Erfolg haben, wenn es gelingt, diese „Bahnung" aufzulösen. Therapeutische Bemühungen, Stress zu vermeiden, sollte man nur dann zum Ziel haben, wenn tatsächlich eine zu hohe Stressbelastung vorliegt.

Autosuggestive Methoden sind geeignet, die unbewusste Koppelung zwischen Stresserleben und nächtlichem Terror aufzulösen. Dabei bringt man Kindern als auch Erwachsenen ein Entspannungsverfahren bei, das sie regelhaft zu Schlafbeginn im Bett während des Einschlafens durchführen. Entscheidend dabei ist, dass man mit dem Patienten zusammen einen formelhaften, verbalen Vorsatz findet, der dem Nachtterror entgegenwirkt. Dieser wird in das Entspannungsverfahren eingebaut. Dieser Satz muss individuell mit dem

Tab. 9-4 Begünstigende Einflüsse für Pavor nocturnus

- Genetische Disposition
- Lebensalter (Kindergarten- und Grundschulalter)
- Traumatische Erlebnisse
- Nur bei Erwachsenen: Depressionen, Angststörungen
- Stress
- Andere Parasomnien, wie Sprechen im Schlaf, Albträume und Schlafwandeln

Patienten gefunden werden, da er seiner persönlichen Terrorsituation in der Nacht entgegenwirken soll. Beispiel für einen derartigen formalhaften Vorsatz könnte sein: „Heute Nacht bin ich sicher und geborgen in meinem Bett. Ich habe keinerlei Ängste."

> **Tipp**
> - Manchmal hilft auch eine einfache und simple Methode, den Pavor zu vertreiben: rechtzeitige, künstliche Weckungen, zeitlich jeweils vor dem Auftreten des typischen Terrorereignisses. Dieses kann die physiologische Schlafstruktur unterbrechen und in der Folge den Pavor nocturnus häufig verhindern. Wichtig ist, dass man den Betreffenden rechtzeitig weckt: Wenn dieser z. B. stets 60 bis 80 Minuten nach dem Einschlafen hochschreckt, könnte die Weckung ungefähr 40 bis 50 Minuten nach Schlafbeginn erfolgen. Die Unterbrechung der Schlafstruktur ist dabei nicht von Bedeutung. Wach werden gehört ja sowieso zu einem gesunden Schlaf dazu (▶ Kap. 2.2, S. 117, 142).
> Hilfreich ist es auf jeden Fall, wenn man das Schlafzimmer so gestaltet, dass sich der Betroffene nachts nicht verletzen kann. Spitze Gegenstände im Umfeld des Bettes und auch ein Hochbett sollten z. B. vermieden werden.
> Weckungen der Patienten während des Terrorereignisses machen in aller Regel wenig Sinn. Zum einen sind die Patienten schwer erweckbar und zum anderen können sie – wenn es gelingt – zusätzlich heftig erschrecken. Angstreaktionen sind für den Organismus erst einmal etwas Natürliches und Menschliches und nicht schädlich. Halten Sie Ihr Kind, wenn es dies zulässt, während der Phase beruhigend im Arm. Es wird sich nach einiger Zeit beruhigen und sich zurücklegen und weiterschlafen. Hat ihr Kind häufige Ereignisse, wechseln sie sich als Eltern ab, sodass Sie beide noch ausreichend Schlaf bekommen.

Wichtig finde ich, dass sowohl Eltern als auch Kinder kein Vermeidungsverhalten entwickeln, das weiterführende Probleme mit sich bringen könnte. Nach Möglichkeit sollten Kinder trotz Pavor nocturnus an Klassenfahrten, Urlaubsreisen Übernachtungen bei Freunden oder Ähnlichem unverändert teilnehmen.

Bei Erwachsenen mit chronischem Pavor nocturnus sollten organische Ursachen ausgeschlossen werden. Dies macht der Neurologe. Auch eine differenzialdiagnostische Abklärung, um eine nächtliche Epilepsie sicher auszuschließen, ist angeraten.

Nur in sehr schweren Fällen können sowohl bei Kindern als auch Erwachsenen zur Sicherung des beruflichen oder schulischen Leistungsvermögens Medikamente sinnvoll sein. In diesen Fällen verschreibt der Spezialist Medikamente, die Weckreaktionen während des Schlafs reduzieren und den Tiefschlaf unterdrücken.

10 Narkolepsie: Lachen verboten!

Narkolepsie ist ein schweres, neurologisches Leiden. Von der Krankheit Betroffene empfinden eine bleierne Müdigkeit, fallen in Alltagssituationen unvermittelt in den Schlaf oder verlieren plötzlich ihre Muskelspannung (Kataplexie). Sie pendeln permanent zwischen Schlafen und Wachen, an den Schlaf-wach-Übergängen kommt es zu Lähmungserscheinungen und bedrohlichen Halluzinationen. Sie sind im Leben eingeschränkt, oft nicht mehr berufs- oder arbeitsfähig. Was Narkoleptikern fehlt, ist ein Botenstoff im Gehirn, der den Schlaf-wach-Rhythmus regelt. Nur mit Medikamenten ist das Leiden einigermaßen beherrschbar. Heilen können wir es nicht.

10.1 Symptome der Narkolepsie: zwischen Wachen und Schlafen

Die Narkolepsie stellt eine Schlafstörung mit beindruckenden Symptomen dar. Diese können im Laufe der Erkrankung fluktuieren, sich abschwächen oder auch verstärken. Nicht bei jedem Narkolepsie-Patienten treten alle Symptome auf. Die Schläfrigkeit am Tag, verbunden mit zwanghaftem Einschlafen in den unmöglichsten Alltagssituationen, ist jedoch immer vorhanden. Die Patienten sind in ihrem Alltag stark gehandicapt. Die Erkrankung ist chronisch und nicht heilbar, sie kommt jedoch selten vor. Begleiterkrankungen wie Übergewicht, Depressionen und andere Schlafstörungen kommen häufig erschwerend hinzu. Fünf Symptome sind bei der Narkolepsie führend. Ich beschreibe sie in den nächsten Abschnitten ausführlich.

Permanent schläfrig: Schlaf in allen Lebenssituationen

Die Patienten kämpfen permanent mit einer bleiernen Schläfrigkeit, verlieren diesen Kampf mehrmals täglich und schlafen ungewollt in den unmöglichsten Situationen ein.

Besonders davon gefährdet einzuschlafen sind sie in monotonen Alltagsituationen – sei es im Straßenverkehr, am Arbeitsplatz, in der Schule oder in der Freizeit. Besonders schwer fällt es in Situationen ohne körperliche Aktivität, in denen man zuhören und sich konzentrieren muss und die als wenig interessant erlebt werden.

> **Fallbeispiel**
>
> „Wenn ich an einer Fortbildung teilnehme und den ganzen Tag nur zuhören muss, kann ich mich nicht wachhalten. Vor meinen Kollegen ist mir das sehr peinlich. Ich habe wegen Einschlafens schon zwei Abmahnungen bekommen. Wenn es irgendwie geht, vermeide ich Fortbildungen, Vorträge und Sitzungen."
>
> „Plötzlich ist die Vorlesung zu Ende, ich habe nur zwei Sätze mitgeschrieben und den Rest der Zeit geschlafen. Ich habe nichts mitbekommen. Ich bin jetzt schon im neunten Semester und habe immer noch nicht den Bachelor-Abschluss."
>
> „Längere Autofahrten sind für mich zur Qual geworden. Jede Stunde muss ich anhalten und schlafen. Ich kann von Glück reden, dass noch kein Unfall passiert ist. So komme ich meinen Anforderungen als Vertreter nicht mehr nach."

Das Risiko für schläfrigkeitsbedingte Autounfälle ist bei Patienten mit Narkolepsie besonders hoch. Insbesondere Fahrten auf Autobahnen, die von einer gewissen Monotonie geprägt sind, stellen ein Risiko dar. Untersuchungen zufolge verursachen Narkolepsie-Patienten zehnmal mehr Unfälle, als dies Schlafgesunde tun. Eine Patientin verunglückte mit ihrem Auto und ihren beiden kleinen Kindern auf der Rückbank auf dem Weg zu ihrem ersten Termin bei mir im Schlafzentrum des Pfalzklinikums. Sie schlief ein und geriet in einer Kurve auf die Gegenfahrbahn und wurde dort von dem Aufprall an der Leitplanke wieder geweckt. Sie hatte Glück, dass kein Auto entgegenkam, es nur Blechschaden gab und ihre Kinder unverletzt blieben.

Schule, Lehre und Studium stellen für viele eine nicht mehr zu bewältigende Herausforderung dar. Viele brechen ihr Studium ab oder können nur mit Mühe einen Schulabschluss erzielen. Das stundenlange Sitzen in der Schulbank stellt einen unüberwindbaren Schläfrigkeitsstimulus dar.

> **Fallbeispiel**
>
> Ein 14-jähriger Junge mit Narkolepsie kam nach einer 2-jährigen Odyssee in unsere Abteilung zur erstmaligen Untersuchung: Es war rasch klar, dass er an einer Narkolepsie litt. Er war zuvor auf dem Gymnasium, konnte jedoch aufgrund seiner Schläfrigkeit und den damit einhergehenden Konzentrations- und Aufmerksamkeitsproblemen dem Unterricht nicht mehr folgen. Seine Noten wurden zusehends schlechter und er wechselte auf die Realschule. Dort klappte es anfänglich noch, da er den Stoff vom Gymnasium bereits kannte. Aber seine Müdigkeit fiel auch hier rasch auf. Schon bald versetzte ihn der Lehrer von der ersten in die letzten Reihe, mit dem Argument: „Schüler, die sich für den Unterricht nicht interessieren und lieber schlafen, haben einen Platz in der ersten Reihe nicht verdient." Die Eltern wurden einbestellt, da man davon ausging, dass er nachts nicht genügend Schlaf habe und dies auch ein Erziehungsproblem sei. Ein Lehrer vermutete Drogenkonsum, da er immer vor dem Einschlafen die Augen verdrehen würde. Der Amts-

arzt wurde konsultiert und ein Drogenscreening durchgeführt. Letztendlich zweifelte man einfach an Interesse und Motivation des Schülers. Nach mehrmaligen Androhungen, ihn von der Schule zu verweisen, wenn er nicht endlich wach und ausgeschlafen am Unterricht teilnehmen würde, warf man ihn von der Schule. Dies war der Zeitpunkt, als er aus großer Entfernung zu uns in die Klinik kam. Zwischenzeitlich hatten die starke Schläfrigkeit, die Hänseleien der Mitschüler, der schulische Abstieg, die Vorwürfe und Verdächtigungen von Lehrern und auch den Eltern so an der Psyche des Patienten genagt, dass wir darüber hinaus eine schwere Depression diagnostizieren mussten.

Narkolepsie ist besonders im Beruf ein Problem und führt häufig zu Arbeitsunfähigkeit, Minderung der Erwerbsfähigkeit und auch Frühberentung. Das Leistungsvermögen am Arbeitsplatz ist häufig so eingeschränkt, dass die Arbeitsleistung nicht mehr erbracht werden kann.

Fallbeispiel

„Als Verkäuferin komme ich meinen Aufgaben nicht mehr nach. Ich verrechne mich häufig und abends stimmt die Kasse nicht." Ihr wurde gekündigt. Eine junge Patientin mit schwerer Narkolepsie musste ihre Ausbildung zur Floristin aufgeben. Zuerst versuchte sie es noch halbtags, heute wird ihr noch erhaltenes Leistungsvermögen gerade noch als ausreichend für eine Behindertenwerkstatt erachtet, obwohl sie von überdurchschnittlicher Intelligenz ist.

Schläfrigkeit stellt in bestimmten Berufen auch ein Sicherheitsrisiko dar. Wer an Narkolepsie leidet, kann nicht Pilot sein, eine Lok führen oder als Berufskraftfahrer tätig sein. Überwachungstätigkeiten scheiden ebenso aus. Tätigkeiten als Krankenschwester mit Nachtdiensten, allein auf einer Station für Patienten in Verantwortung stehend, sind nicht tragbar. Einem jungen, hochmotivierten und seinen Beruf liebenden Sportwagenverkäufer war seine Tätigkeit aufgrund der Notwendigkeit von Probefahrten und Überführungen nicht mehr möglich. Schon die Fahrt zur Arbeit kann ein Problem darstellen. Öffentliche Verkehrsmittel sind nicht überall vorhanden. Stellen Sie sich vor, Sie müssten ohne Auto zur Arbeit kommen. Für viele nicht oder nur mit sehr viel Aufwand möglich. Viele meiner Patienten schlafen auch im Bus oder Zug ein und fahren, wenn sie den Wecker nicht hören, den sie gestellt haben, über das Ziel hinaus. Erst an der Endstation werden sie dann vom Busfahrer oder Schaffner geweckt.

Freizeitaktivitäten können für Patienten mit Narkolepsie von Schläfrigkeit massiv beeinträchtigt sein. Theater, Kinobesuche oder Vorträge sind meist viel zu monoton, als dass sie – zumindest wach – daran teilnehmen könnten.

10 Narkolepsie: Lachen verboten!

> **Fallbeispiel**
>
> „Das Geld für die Kinokarte könnte ich mir sparen. Ich gehe nur meinem Partner zuliebe mit. Das meiste vom Film verschlafe ich."
>
> „In der Disco lehne ich mich manchmal mit dem Rücken an eine Wand und schlafe ein bisschen, in der Hoffnung, dass es meine Freunde nicht bemerken."
>
> „Neulich bin ich beim Essen eingeschlafen und es ist mir der Kopf in die Suppe gefallen."
>
> „Als Beifahrer im Auto erlebe ich meist wenig von der Fahrt."
>
> „Manchmal kommen die Schlafattacken so überraschend, dass ich mich nicht dagegen wehren kann: Ich sitze z. B. vor meinem PC, tippe ein paar Sätze und auf einmal schreibe ich nur noch sinnloses Zeug. Mein Bewusstsein ist schon nicht mehr im Hier und Jetzt."

Kataplexie – Lachen ist bei Narkolepsie nicht gesund!

Der Volksmund sagt: Lachen ist gesund! Wenn Patienten mit Narkolepsie lachen, kann das fatale Folgen haben: Es schwindet ihnen innerhalb von Sekunden die Muskelkraft und sie sacken bei vollem Bewusstsein in sich zusammen. Gerade so, als ob sie querschnittsgelähmt wären. Dies zur falschen Zeit oder am falschen Ort kann für den Patienten oder auch seine Mitmenschen katastrophale Folgen haben. Aufgrund dieses im Fachterminus als **Kataplexie** bezeichnetem Symptom wird die Erkrankung gelegentlich auch als „Lachschlag" bezeichnet. Neben Lachen können auch Freude, Stolz, Trauer, Ärger, Wut und andere starke Gefühle die Lähmung auslösen.

Das Symptom kann zu Beginn der Krankheit auftreten, stellt sich aber häufig erst im Verlauf von Monaten oder Jahren ein. Die Lähmungen können vollständig oder partiell sein. Bei der vollständigen Form fallen die Betroffenen von einem Moment auf den anderen komplett auf den Boden. Alles, was in ihrer Umgebung passiert, bekommen sie aufgrund des erhaltenen Bewusstseins noch weiter mit. Nur bewegen können sie sich für einige Sekunden bis Minuten nicht mehr. Bei der partiellen Form entgleitet z. B. nur eine Gesichtshälfte, der Kopf ist plötzlich schwer zu halten oder die Knie werden weich.

Die Kataplexien können in den unmöglichsten Lebenssituationen auftreten: Beim Spaziergang mit dem Hund, beim Sex, beim Essen, in einem Gespräch, in der Klasse, in der Disco, beim Fahrrad- oder Autofahren und auf der Arbeit. Bei Letzterem können sie fatal sein und eine Berufsunfähigkeit begründen. Was auf andere lustig wirken mag, ist für die Betroffenen eine Quälerei – kann sogar lebensbedrohlich sein. Sie stehen der plötzlichen Muskelerschlaffung oft hilflos gegenüber, können sie nicht verhindern, sind machtlos.

Fallbeispiel

„Immer wenn beim Angeln ein Fisch anbeißt, freue ich mich und bekomme eine Kataplexie. Bis ich mich wieder bewegen kann, ist der Fisch oft weg."

„Meine Skatbrüder bekommen immer mit, wenn ich mal ein besonders gutes Blatt habe: Entweder, weil die Karten mir vor Freude aus der Hand fallen oder ich mit dem Kopf auf die Tischplatte schlage. Ein Kartenständer bringt da auch nicht viel."

„Wenn ich durch das Programm zappe und auf einem Kanal Sport kommt, freue ich mich und die Fernbedienung fällt mir aus der Hand."

„Bei der letzten Familienfeier bin ich wegen einer Kataplexie vom Stuhl gefallen."

„Jahrelang bin ich bei meiner Tätigkeit als Lagerist nicht an den Rand der Verladerampe aus Angst, eine Kataplexie könnte mich von der Rampe stürzen lassen."

„Als Heilerziehungspflegerin kann ich keine Nachtdienste mehr machen, wenn ich allein bin: Immer wenn etwas Aufregendes, wie z. B. ein Notfall, passiert, sacke ich erst einmal in mich zusammen."

„Wenn meine Kollegen am Band etwas Spannendes erzählen, falle ich um und das Band muss gestoppt werden."

„Seit ich einmal beim Schwimmen eine Kataplexie bekam, gehe ich nicht mehr Schwimmen."

„Ich traue mich nicht mehr ans Steuer, seit ich einmal infolge einer Kataplexie die Kontrolle über das Auto verlor und mich mehrmals überschlug."

„Bei einem Vorstellungsgespräch war ich so aufgeregt, dass ich vor dem Personalleiter zusammensackte."

„Beim tollsten Orgasmus verfalle ich in die Bewegungslosigkeit, meine Frau muss mich dann immer von sich runterrollen."

„Wenn meine Freunde Witze machen, falle ich um, und sie lachen sich über mich halbtot."

„In unserer Selbsthilfegruppe wird der beste Witz durch die höchste Anzahl an umgefallenen Gruppenmitgliedern ermittelt."

Diese Aussagen habe ich zusammengetragen, um Ihnen in etwa einen Eindruck zu geben, wie stark die Patienten durch Kataplexien im Alltag belastet und eingeschränkt sein können. Manche Berufe können nicht mehr ausgeübt werden. Einfache Tätigkeiten und Hobbys sind nicht mehr ausführbar. Hänseleien im Freundeskreis, insbesondere bei Jugendlichen, sind häufig und für die Betroffenen einschneidend. Aber auch ein unkomplizierter Umgang mit den Symptomen kann möglich sein, wenn Sie sich das Verhalten der Selbsthilfegruppe oder die Aussage des Patienten zur Kataplexie beim Orgasmus vergegenwärtigen.

Was passiert bei einer Kataplexie? Von medizinischer Seite spekulieren wir, dass bei der Narkolepsie infolge der gestörten Trennung zwischen Schlafen und Wachen Elemente des REM-Schlafs in das Wachen „eindringen". In diesem Sinne stellt die Kataplexie nichts anderes als die emotional ausgelöste Atonie der Skelettmuskulatur dar, wie sie für den REM-Schlaf (▶ Kap. 2.2) normal ist.

Horrorfilme in der Nacht

Beim Einschlafen (hypnagog) oder beim Aufwachen (hypnopomp) können Patienten mit Narkolepsie stark ängstigende, für sie als real erlebte Träume und Vorstellungen, sogenannte Halluzinationen erleben.

> **Fallbeispiel**
> Da berichtet eine Patientin, dass jeden Abend ein Einbrecher über den Balkon ins Schlafzimmer einsteigt, obwohl sich das Schlafzimmer im 12. Stock befindet und gar keinen Balkon hat. Eine andere Patientin erlebt jeden Abend, wie die Mutter abends das Zimmer betritt, sich dann auf sie kniet und sie würgt.

Manchmal werden diese Halluzinationen mit psychotischen Zuständen verwechselt und dann wird zu Unrecht eine Schizophrenie diagnostiziert. Tatsächlich ähneln die Halluzinationen psychotischen Zuständen. Es gibt jedoch ein einfaches und wesentliches Unterscheidungsmerkmal: Der Patient mit Narkolepsie weiß danach, dass das Erlebte nicht real war, der Psychotiker nicht. Letzterer behauptet auch danach, dass das Erlebte real gewesen sei. Er kann sich von der Psychose nicht distanzieren.

Regungslos im Bett

Bei der Narkolepsie können weitere Beschwerden am Schlaf-wach-Übergang auftreten. Hypnopompe Lähmungen treten beim Übergang vom Schlafen zum Wachen auf. Als hypnagog werden sie bezeichnet, wenn sie beim Übergang vom Wachen zum Schlafen auftreten: Die Betroffenen sind bei vollem Bewusstsein, können sich aber für Sekunden bis wenige Minuten nicht bewegen – nicht den kleinsten Finger rühren. Im Gegensatz zur Kataplexie lässt sich der Zustand aber durch Berührung beenden.

Die Schlaflähmung ist kein spezifisches Phänomen der Narkolepsie. Auch Gesunde können im Laufe des Lebens einmal ein derartiges Ereignis erleben. Untersuchungen zufolge treten Schlaflähmungen auch bei 25 % der Normalbevölkerung zumindest einmalig im Leben auf.

Was ist die Ursache der Schlaflähmung? Man vermutet, dass der Übergang zwischen dem Schlaf und dem Wachen inkomplett erfolgt: Bei der Schlaflähmung befand sich der Patient vor dem Erwachen im REM-Schlaf (▶ Kap. 2.2), dessen natürliche motorische Lähmung dann noch in das Wachen hineinreicht.

Die Phänomene können als sehr beängstigend und belastend erlebt werden. Insbesondere bei erstmaligem Auftreten, wenn noch nicht die Erfahrung gemacht wurde, dass sich der Zustand von allein wieder auflöst. Aber auch bei überdauernden Beschwerden müssen sich die Ängste nicht auflösen:

> **Fallbeispiel**
> Eine junge und kerngesunde Krankenschwester berichtete uns, dass sie seit mehreren Jahren an Schlaflähmungen leide. Diese würden insbesondere bei Tagschlaf nach Nachtschichten auftreten. Obwohl die bisherigen Ereignisse sich stets von allein beendeten und nur von relativ kurzer Dauer gewesen seien, habe sie doch massive Ängste. Diese würden sich darum drehen, dass ein derartiges Ereignis einmal anhalten könne und sie auf Dauer gelähmt sei. Nach einer Nachtschicht traue sie sich jetzt schon gar nicht mehr ins Bett, da sie Angst vor dem Aufwachen habe.

Schlaflos in der Nacht

Die Narkolepsie stellt eine Störung der Schlaf-wach-Organisation dar. Schlafen und Wachen dissoziieren, verschwimmen miteinander. So ist das Wachen nicht stabil und der Patient kämpft unerlässlich gegen den Schlaf. Anderseits ist der Schlaf in der Nacht nicht kontinuierlich, sondern stets von Wachphasen durchsetzt. Patienten mit Narkolepsie schlafen in der Nacht selten tief, wachen permanent auf und sind am Morgen nicht oder nur kurz erholt.

10.2 Wie viele Menschen leiden an Narkolepsie?

Aufgrund der Seltenheit der Erkrankungen sind Schätzungen zur Häufigkeit schwierig. Man nimmt an, dass in Deutschland etwa 40.000 bis 80.000 Menschen an der Narkolepsie leiden. Diagnostiziert sind schätzungsweise erst 5.000.

> **Beachtenswert**
> Wenn der FC Bayern München bei einem Heimspiel die Allianz-Arena – wie gewöhnlich – ausverkauft hat, dürften zwischen 35 und 70 Zuschauer an Narkolepsie leiden.

Die Erkrankung ist fast so häufig wie die Multiple Sklerose. Nicht alle Patienten zeigen alle Symptome. Ein nicht unerheblicher Anteil ist nur permanent schläfrig und kämpft mit dem Schlaf. Die übrigen Symptome treten nicht auf oder entwickeln sich erst später. Die meisten erkranken während der zweiten Lebensdekade, zum Zeitpunkt um die Pubertät. Ein zweiter kleinerer Erkrankungsgipfel ist in der vierten Lebensdekade. Die Symptome können sich langsam, über Jahre hinweg entwickeln. Die Geschlechter sind ungefähr gleich häufig betroffen. Die Narkolepsie ist eine chronische Krankheit, eine lebenslange psychische und körperliche Folter, die nach dem gegenwärtigen Stand der Medizin nicht heilbar ist. Narkolepsie ist schmerzfrei, schränkt jedoch Betroffene in ihrer Lebensqualität beträchtlich ein.

10.3 Ursachen von Narkolepsie

Die Ursachen für diese außergewöhnliche Schlafkrankheit waren lange völlig unbekannt und sind auch heute nur teilweise geklärt. Es handelt sich vermutlich um eine Autoimmunerkrankung. Vor gut 10 Jahren berichteten Hirnforscher erstmals, dass der Hyptohalamus von Narkoleptikern – ein Gebiet im Gehirn, das unter anderem Schlafen und Wachen steuert – weniger eines bestimmten Wachhormons produziert. Wissenschaftler gehen davon aus, dass ein Immundefekt die 70.000 Zellen des Hypothalamus zerstört, die das Hormon Hypokretin produzieren. Hypokretin, mitunter auch Orexin genannt, spielt eine wesentliche Rolle für die Stabilität des Schlaf-wach-Rhythmus. Je mehr davon ausgeschüttet wird, desto stabiler wach ist der Mensch. Wissenschaftler fanden heraus, dass bestimmte Genvarianten im Erbgut von Narkoleptikern dazu führen, dass die eigenen Immunzellen des Körpers gegen jene Nervenzellen gerichtet sind, die das Wachhormon Hypokretin produzieren. Sie werden im Laufe der Jahre zerstört, der Hypokretinspiegel im Blut sinkt, die Müdigkeit übermannt die Betroffenen immer häufiger.

Die Hypothese der Beteiligung des Immunsystems wird auch durch folgenden Sachverhalt bestärkt: 98 % der von Narkolepsie Betroffenen tragen eine bestimmte vererbte Immunsystemvariante, die in der Gesamtbevölkerung nur bei jedem Fünften zu finden ist.

Trotz der genetischen Zusammenhänge müssen jedoch auch andere Faktoren eine Rolle spielen, denn selbst bei eineiigen Zwillingen erkranken nur in etwa über einem Drittel beide Geschwister. Forscher gehen davon aus, dass Umwelt- und Stressfaktoren ebenso einen Einfluss auf Entstehung und Verlauf der Erkrankung nehmen können. So scheint ein Geburtstag in der ersten Jahreshälfte das Risiko für eine Narkolepsie zu erhöhen, was sich durch eine mögliche Exposition mit Umwelteinflüssen, wie bakterielle oder virale Infekte während der Schwangerschaft, erklären ließe.

Als das Schweinegrippevirus H1N1 grassierte, machten Forscher erschreckende Beobachtungen. Die Anzahl der Narkolepsie-Fälle stieg. Im besonderen Verdacht steht der Impfstoff Pandemrix. Wissenschaftlichen Daten zufolge erkrankte etwa eines von 15.000 mit Pandemrix geimpften Kindern an Narkolepsie. Insgesamt könnte der Impfstoff einige tausend Narkolepsie-Fälle in Europa ausgelöst haben, teilte die Stanford School of Medicine mit. Allerdings fanden sich auch Daten, die darauf hindeuten, dass die Schweinegrippe selbst Narkolepsien begünstigt hat. Ein bestimmtes Virusprotein, das sowohl im Impfstoff enthalten war als auch bei der Schweinegrippe wirksam war, könnte die Ursache sein, wie Forscher vermuten. In Großbritannien fließen bereits erste Entschädigungszahlungen. Allerdings nicht vom Pharmahersteller, sondern von den Behörden, die den Impfstoff gekauft und empfohlen hatten. In Deutschland wurde die Impfung vom Robert Koch-Institut empfohlen. Es sind um die 50 Verdachtsfälle erfasst, es sollen bereits mehr als

20 Anträge auf Entschädigung bei den zuständigen Landesämtern vorliegen. Wird diesen stattgegeben, ist die Zahlung einer lebenslangen Grundrente möglich.

10.4 Zurück ins Leben: Behandlung der Narkolepsie

Heilen kann man Narkolepsie nicht. Man kann nur versuchen, die Symptome abzumildern. Die Behandlung der Narkolepsie ist nicht einfach und dem Fachmann mit Erfahrung vorbehalten. Manches Medikament wirkt nur für eine gewisse Zeit. Dann muss ein neues Mittel gefunden werden. Wirkt auch dieses nicht mehr, wieder ein anderes, oder das erste kann aufgrund der Medikamentenpause erneut wirken. Neben Medikamenten hilft ein strenger Tagesplan mit fest verankerten Kurzschlafepisoden.

> **Tipp**
> Nickerchen alle 2 bis 3 Stunden für nur 10 bis 20 Minuten kann die Tagesschläfrigkeit eindämmen und das Leben lebenswerter machen.

Eine strenge Schlafhygiene mit regelmäßigen Zubettgeh- und Aufstehzeiten kann den Nachtschlaf verbessern. Für die psychische Bewältigung der Einschränkungen im Alltag infolge der Narkolepsie ist eine Psychotherapie hilfreich. Gerade Jugendliche, die sich in der Persönlichkeitsentwicklung befinden, bedürfen der psychotherapeutischen Unterstützung.

Was einigermaßen hilft, sind Medikamente: Antidepressiva gegen die REM-Symptome Kataplexien, Schlaflähmungen und Horrorträume. Muntermacher wie Ritalin oder Modafinil werden gegen die Schlafattacken eingenommen.

Ein altes Narkosemittel, die Gammahydroxybuttersäure, heute auch als K.-o.-Tropfen auf dem Schwarzmarkt erhältlich, kann sowohl die Tagesschläfrigkeit als auch die REM-Symptome behandeln. Es muss aufgrund seiner raschen Wirkung auf der Bettkante eingenommen werden. Der Magen und die Blase sollten leer sein, da der Weckreiz für Toilettengänge und nächtliches Erbrechen durch das Mittel hochgesetzt wird. Aber eine Dosis reicht nicht: Die Patienten stellen sich einen Wecker, um ungefähr 3 Stunden nach Schlafbeginn eine zweite Dosis einzunehmen. Mütter mit kleinen Kindern, Feuerwehrleute oder andere Personen mit der Notwendigkeit, aus dem Schlaf he-raus schnell reagieren zu müssen, scheiden für diese Behandlung aus: Sie werden nicht wach, wenn es darauf ankommt. Auch Suchtpersönlichkeiten muss man dieses Medikament vorenthalten. Es darf nicht auf dem Schwarzmarkt landen.

Fallbeispiel

Die Therapie mit Gammahydroxybuttersäure ist teuer. 11 Tage Behandlung kosten knapp 500 €. Ich habe Ihnen ja bereits erzählt, dass die Gammahydroxybuttersäure auch als K.-o.-Tropfen in der Drogenszene gehandelt werden. Deswegen sind die Behörden sehr vorsichtig und aufmerksam. Einer unserer Patienten mit Narkolepsie, von Beruf Ingenieur, aufgrund seiner Narkolepsie aber frühberentet, hatte über Jahre unter Gammahydroxybuttersäure einen guten Behandlungserfolg. Als sein Hausarzt in Rente ging, konnte er keinen Arzt finden, der ihm das teure Medikament verordnen wollte. Einem Ingenieur ist nichts zu „schwör", und so bestellte er kurzerhand die Einzelsubstanzen des Medikaments im Internet und rührte sich sein Elexier selbst zusammen. Er befand die Wirkung als nicht ganz so gut wie beim Original, war aber insgesamt zufrieden. Er machte die Rechnung ohne den Wirt bzw. die Drogenfahndung, die auch das Internet überwacht und ihn schon längst im Visier hatte: Morgens früh um 6 Uhr, die Lieblingszeit des SEK (Sondereinsatzkommando der Polizei), wenn alle noch im Bett sind, klingelte es an der Haustür unseres Patienten. Das SEK stürmte seine Wohnung. Bei der Hausdurchsuchung wurde es schnell fündig. Unser Patient wurde wegen Verdacht auf Drogenherstellung und Drogenhandel festgenommen und auf das Revier abgeführt. Nachdem er aber seine Erkrankung glaubhaft belegen konnte, war er nachmittags schon wieder auf freiem Fuß!

10.5 Leben mit dem fließenden Übergang zwischen Schlafen und Wachen

Menschen mit Narkolepsie können ihren Alltag nicht planen, sind in Schule und Beruf schwer eingeschränkt, arbeitslos und oft frühberentet. Der Leidensweg der Patienten ist oft lang, nicht zuletzt, weil ihre Mitmenschen, Freunde, Eltern, Lehrer, Kollegen und Vorgesetzte zu wenig Verständnis zeigen. Ein Patient berichtet, dass er keinen Führerschein habe. Autofahren sei viel zu gefährlich. Wenn er sich fortbewegen würde, dann mit Bus oder Bahn. Viel fahre er auch mit dem Fahrrad. Wenn er müde werde, steige er ab und schlafe.

Viele Mediziner erkennen die Narkolepsie erst spät und diagnostizieren oftmals andere Leiden wie Depressionen oder Schizophrenie, bei Kindern wird sie häufig mit dem Zappelphilipp-Syndrom verwechselt. Bis die Narkolepsie richtig erkannt und behandelt wird, dauert es in Deutschland durchschnittlich noch fast immer bis zu 10 Jahre. Wir haben aber auch Patienten, die erst nach 20-jähriger Leidenszeit zu uns überwiesen werden. In dieser Zeit müssen sich die Betroffenen meist viel anhören und gefallen lassen: Weil sie ständig müde sind und wegdösen, werden sie oft als faul, lustlos und undiszipliniert beschimpft. Siehe mein vorhergehendes Fallbeispiels des 14-jährigen Schülers. Unter Behandlung wird das Leben oft lebenswerter, für eine (volle) Berufstätigkeit reicht das Leistungsvermögen aber oft nicht aus.

11 Dornröschenschlaf: das Kleine-Levin-Syndrom

Lange Schlafphasen mit einer täglichen Dauer von bis zu 22 Stunden sind eines der hauptsächlichen Symptome des äußerst seltenen Kleine-Levin-Syndroms (KLS). Die Krankheit wurde nach ihren Entdeckern, den beiden Medizinern Kleine und Levin benannt, die unabhängig voneinander die Krankheit vor mehr als 80 Jahren in unterschiedlichen Fachzeitschriften erstmals beschrieben.

> **Fallbeispiel**
> Im Jahr 2009 wandten sich die Eltern eines 18-jährigen Mädchens telefonisch an uns. Ihre Tochter, nennen wir sie einmal Sabine, habe seit knapp 2 Jahren immer wieder Phasen mit extremem Schlaf über einen Zeitraum von ungefähr 2 Wochen. In dieser Zeit schliefe sie zwischen 18 und 22 Stunden, gehe nicht zur Schule, könne sich selbst nicht versorgen, sei in den kurzen Wachphasen depressiv, aggressiv und leide unter Gedächtnisverlust.
> Ein junges Paar berichtete gemeinsam, dass er seit mehreren Jahren bis zu zehnmal pro Jahr für 1 bis 2 Wochen extrem lange schlafe. In dieser Phase sei er wie verändert: Wenn er wach sei, hätte er ein enormes Bedürfnis nach Sexualität, berichtete seine Lebensgefährtin. Sie wisse gar nicht, „auf welchen Baum sie sich flüchten solle". Es sei nicht auszuhalten mit ihm. Weiterhin habe er Heißhungerattacken. Er esse Gerichte in den unmöglichsten Geschmackskombinationen, so z. B. Sauerkraut mit Marmelade. Auch würde er Dinge verspeisen, die nicht essbar seien. Einmal habe er versucht, die Kerzen auf dem Wohnzimmertisch zu verschlingen.
> Ein 14-jähriges Mädchen wurde mir über unsere Kinderabteilung vorgestellt. Es hatte ebenfalls Phasen mit einem extremen Schlafbedürfnis. In dieser Zeit könne sie nicht in die Schule gehen, döse nur vor sich hin und sei höchstens 2 bis 3 Stunden am Tag ansprechbar. Von ihrer Persönlichkeit her verhalte sie sich wie eine 4-Jährige, so die Eltern. Sie esse ebenfalls Dinge, die man nicht essen könne. Im Rahmen der Untersuchung in unserem Schlaflabor konnten wir sie gerade noch davon abhalten, die Einmalelektroden zur Untersuchung ihrer Hirnströme aufzuessen. Während der Phase wolle ihr 16-jähriger Freund nicht mehr bei ihr übernachten. Ihr Bedürfnis nach Sexualität sei so ausgeprägt, dass er nicht zu Ruhe und Schlaf komme.

Weltweit werden nur 1.000 Fälle beschrieben. Damit dürften nur ein bis zwei Personen pro 1 Million Menschen erkranken. Allerdings ist die Dunkelziffer hoch, nur wenige Ärzte kennen das Krankheitsbild. Viele Patienten bekommen keine Diagnose und Hilfe. So war es auch bei meinem ersten Fallbeispiel. Die junge Frau wanderte über 2 Jahre von Arzt zu Arzt bzw. Klinik zu Klinik.

Keiner konnte helfen. Zuletzt wurde sogar die Diagnose einer „Konversionshysterie", also einer psychischen Störung gestellt. Dabei sind die Patienten in der Phase zwischen den Dornröschenschlafepisoden bezüglich ihrer Persönlichkeit völlig unauffällig. Allen gemeinsam ist, dass sie sich an die Zeit ihres vermehrten Schlafbedürfnisses nur schwer erinnern können. Sie erinnern sich nur schemenhaft. Ein Patient berichtete, dass eine 3-wöchige Phase sich für ihn subjektiv wie 2 Tage anfühlte. Abends sei er ins Bett gegangen und am nächsten Abend wieder aufgestanden.

Viele laufen Gefahr, sich ihre Zukunft zu verbauen. Sabine schlief kurz vor dem Abitur ein, und es gab ein großes Zittern, ob sie rechtzeitig zu den schriftlichen Prüfungen wieder wach werde. 2 Tage vorher war die Episode glücklicherweise vorüber. Heute steht sie kurz vor dem Ende ihres Studiums. Durch die vermehrten Krankschreibungen laufen andere Gefahr, ihren Arbeitsplatz zu verlieren.

Die Erkrankung dauert im Durchschnitt 8 Jahre. Wissenschaftliche Untersuchungen sind aufgrund der geringen Fallzahlen schwer durchzuführen. Männer scheinen häufiger betroffen zu sein als Frauen. Zumeist tritt die Erkrankung erstmals zwischen dem 10. und 20. Lebensjahr auf. Auslöser sind fiebrige Infektionen, Alkohol, Schlafmangel, Stressbelastungen und interessanterweise Reisen. Ein männlicher Patient im Alter von 16 Jahren hat zweimal eine Urlaubsreise der Familie in die Türkei schlafend auf der Strandliege am Meer verbracht. Morgens schleppten ihn die Eltern an den Strand und abends wieder zurück.

11.1 Ursache

Die Ursachen des hohen Schlafbedürfnisses beim Kleine-Levin-Syndrom sind weitgehend unbekannt. Das enorme Schlafbedürfnis erinnert an das Phänomen des Winterschlafs, wie wir ihn im Tierreich kennen, hat jedoch nichts damit zu tun. Aufgrund der Symptomkonstellation mit extremem Schlafbedürfnis, gesteigerter Sexualität und Heißhungerattacken wird eine Störung im Hypothalamus vermutet. Allein der Beweis konnte noch nicht erbracht werden. Für die Erkrankungen gibt es keine körperlichen Befunde. Das Blutbild, Röntgenbilder oder EEG-Untersuchungen sind alle unauffällig. Die Erkrankung wird allein nach dem Erscheinungsbild und nach Ausschluss anderer Ursachen diagnostiziert.

Während der Episode sind die Patienten in den kurzen Phasen von Wachheit oft schlaftrunken, apathisch, desorientiert und im Denken und Handeln verlangsamt. Wahrnehmungsstörungen sind nicht selten.

> **Fallbeispiel**
>
> Ein Patient berichtet, dass er Gefahrensituationen nicht einschätzen könne, der Verkehr auf der Straße sei für ihn bedrohlich, und den Fernseher oder sein Handy wolle er nicht benutzen, da ihm die Technik unverständlich sei.

Die Persönlichkeit ist während der Episode meist verändert. Emotional erscheinen manche Patienten in die Kindheit zurückversetzt. Die Mutter eines 18-jährigen Patienten schwärmte: „Der einzige Vorteil ist, dass mein Sohn wieder meine körperliche Nähe sucht und mit mir schmust, was er schon Jahre nicht mehr gemacht hat." Oft sind die Patienten depressiv und ängstlich. Alles wird als störend erlebt. Familie ebenso wie Freunde. Sie ziehen sich häufig zurück.

Die Patienten schlafen nicht wirklich tief. In Untersuchungen bei zwei Patienten konnten wir sehen, dass sie über den Tag hinwegdösen, aber nicht richtig wach und auch nicht richtig schlafend sind. Sie pendeln zwischen dem Schlafstadium Wach und dem Schlafstadium 1 (▶ Kap. 2.2).

11.2 Behandlung

Die Behandlung des Kleine-Levin-Syndroms ist schwierig. Da es so selten ist, werden von der Industrie keine Medikamente zu deren Behandlung erforscht oder hergestellt. Man greift, nach dem Prinzip „Versuch und Irrtum", auf Medikamente zurück, die sich bereits auf dem Markt befinden und für andere Erkrankungen zugelassen sind. So hat man eine Handvoll Medikamente entdeckt, die dem einen oder anderen Patienten helfen können.

Als am wirksamsten hat sich Lithium herausgestellt. Dieses wird eigentlich bei manisch-depressiven Patienten eingesetzt. Es hilft jedoch nach meiner eigenen Erfahrung mehr als der Hälfte der Patienten mit dem Kleine-Levin-Syndrom ebenso wirksam. Sabine nahm es über 3 Jahre ein, ohne eine weitere Episode zu bekommen. Wenige Monate nach dem Absetzen – sie meinte es nicht mehr zu benötigen – kam eine erneute Episode mit bleierner Schläfrigkeit.

Antriebssteigernde Medikamente, die auch bei der Behandlung der Narkolepsie Anwendung finden, helfen gelegentlich, wenn die Patienten bereits in der Phase sind. Modafinil und Methylphenidat sind dabei die Mittel der ersten Wahl.

Glücklicherweise verschwindet das Kleine-Levin-Syndrom von allein. In aller Regel ist es spätestens nach 15 bis 20 Jahren soweit abgeklungen, dass die Betroffenen im Alltag wieder voll funktionieren. Manche haben auch Glück und sind schon nach weniger als 10 Jahren von der Qual befreit.

12 Wie unser Gesundheitssystem die Chronifizierung von Schlafstörungen fördert

Abertausende Deutsche finden keinen Schlaf aufgrund von Fehlern und Lücken in unserem Gesundheitssystem. Es fehlt an der Verbreitung wirksamer Behandlungsmethoden. Wartezeiten für Schlafzentren sind mit bis zu 1 Jahr viel zu lang. Für sinnvolle Behandlungskonzepte wird von Krankenkassen die Kostenübernahme verweigert. Therapeuten haben oft nicht das nötige Fachwissen, um Menschen mit Schlafstörungen außer mit Schlafmitteln behandeln zu können. Aus diesem Grund sind ungefähr 1,1 Millionen Menschen schlafmittelabhängig. Andere sterben früher, da ihre Schlafstörung nicht erkannt wird und Kenntnisse über die Risiken und Nebenwirkungen ihrer Erkrankung nicht weitverbreitet sind.

Die Fehler im System sind mannigfaltiger Natur: Lange hat die Medizin den Schlaf verschlafen. Für sie existierte der Mensch nur wach. Der Schlaf wurde als passiver Prozess verstanden, während dem auf gesundheitlicher Ebene nichts Bedeutsames passiert – so die Grundhaltung. Erst seit wenigen Jahrzehnten findet ein Umdenken statt. Noch heute sagt man manchen ärztlichen und therapeutischen Berufsgruppen nach, dass sie den Schlaf ignorieren.

- Viele Mediziner kennen noch immer nicht die Zusammenhänge zwischen Herzinsuffizienz und gestörter Atmung im Schlaf und wie letztere die Entstehung von Herzinfarkten fördert. Sie wissen nicht, wie das Risiko für Schlaganfälle während des Schlafs durch eine frühzeitige Behandlung von krankhaftem Schnarchen reduziert werden kann (▶ Kap. 7.2, 7.3). Viele Menschen müssten nicht so früh sterben, wenn diese Zusammenhänge in der täglichen medizinischen Praxis berücksichtigt würden (▶ Kap. 7.3). Der Umgang mit Therapiegeräten zur Behandlung der Schlafapnoe ist Pflegekräften und Ärzten im Krankenhaus häufig nicht vertraut. In der Folge darf der Patient sein für ihn wichtiges Therapiegerät im Krankenhaus nicht (!) benutzen. Damit ist das infolge Schlafapnoe erhöhte Risiko für Bluthochdruck, Herzinfarkt und Schlaganfall für den Patienten im Krankenhaus höher als zu Hause.
- Auch viele Schlafmittelabhängigkeiten beginnen im Krankenhaus (S. 158): Die Verordnung von Schlafmitteln ist dort oft nicht, so wie es sein sollte, in ärztlicher Hand. Viele Pflegekräfte dürfen selbst entscheiden, ob ein Patient ein Schlafmittel erhält oder nicht. Bei längeren Aufenthalten

im Krankenhaus und kontinuierlicher Gabe von Schlafmitteln wird er an Schlafmittel gewöhnt. Es entsteht eine Schlafmittelabhängigkeit. Wieder zu Hause kann er aufgrund der Gewöhnung an das Schlafmittel nicht mehr ohne schlafen. Er ist abhängig. Diese Abhängigkeit wird aber häufig nicht erkannt. Die Mittel werden weiter verschrieben und das Unglück nimmt seinen Lauf.

Was wäre notwendig, um die Bevölkerung in Deutschland wirksam bei Schlafstörungen zu behandeln und Gesundheitsrisiken aufgrund von Fehl- oder Falschbehandlungen zu vermeiden?
- Wichtig wäre, dass die Schlafmedizin flächendeckend Einzug in die Ausbildung von medizinischen Berufen hält. Ärzte, Psychologen und Pflegekräfte müssen eine umfassende Ausbildung in Schlafmedizin erhalten. Viele Ärzte und Therapeuten haben im Rahmen ihrer Ausbildung nichts oder nur sehr wenig über das unbekannte Drittel unseres Lebens erfahren. An den wenigsten Universitäten und medizinischen Hochschulen unseres Landes gibt es ein qualifiziertes Ausbildungsangebot für Schlafmedizin. In der psychologischen und psychotherapeutischen Ausbildung wird das Thema Schlafstörungen ebenfalls vernachlässigt. Dabei gehen die meisten psychischen Störungen mit Schlafstörungen einher. Die Schlafmedizin stellt ein komplexes Fachgebiet dar. Prüflinge, die den Qualifikationsnachweis Somnologie unserer Fachgesellschaft, der Deutschen Gesellschaft für Schlafforschung und Schlafmedizin, erwerben, berichten von einem Lernaufwand, der der Facharztprüfung vergleichbar wäre. Das macht deutlich: Qualifizierte Kenntnisse in der Behandlung der verschiedenen Schlafstörungen bekommt man nicht mal so nebenbei, innerhalb von 8 Ausbildungsstunden, zwei oder drei Vorlesungseinheiten oder im Rahmen eines Wochenendworkshops.
- Bei der Ursachenabklärung von Schlafstörungen herrscht ein monokausales Denken vor: Es wird nach einer Ursache gesucht. Ist ein Auslöser gefunden, denkt man, den Kern des Problems erkannt zu haben. Tatsächlich sind aber Schlafstörungen multifaktoriell bedingt; erst das Zusammenwirken verschiedener Faktoren führt zur Ausbildung der Schlafstörung (S. 130).
- Bei der Diagnose und Behandlung von Schlafstörungen werden die psychischen Ursachen und aufrechterhaltenden Faktoren in aller Regel vernachlässigt. In der Folge ist eine erfolgreiche Behandlung, auch bei ursprünglich organisch verursachten Schlafstörungen, nicht möglich (S. 130). Es kommt zur Chronifizierung und häufig zur Dauerbehandlung mit Schlafmitteln. Deshalb sind über eine Million Bundesbürger von Schlafmitteln abhängig (S. 158).
- Der Griff zum Rezeptblock ist oft zu schnell. Schlafmittel stellen nur eine symptomatische Behandlung dar. Sie haben keine heilende Wirkung (S. 158).

- Zu lange verordnet, führen Schlafmittel zu Gewöhnung und Abhängigkeit (▶ Kap. 6.3). Ärzte und Therapeuten sollten eine umfassende Diagnostik vor die Behandlung stellen. Selbstwirksame verhaltensmedizinische und verhaltenstherapeutische Techniken (S. 147, 154) sollten bereits vom Hausarzt vermittelt werden. Um den psychischen Faktoren, die wesentlich zur Chronifizierung von Schlafstörungen beitragen, beizukommen, muss man zum Äußersten greifen: Mit dem Patienten sprechen!
- Die sprechende Medizin wird in unserem Gesundheitssystem wenig honoriert. „Sprechende Mediziner" und Psychotherapeuten verdienen im Vergleich zu ihren eher apparativ orientierten Kollegen weniger. Psychotherapie wird von den Kassen stark begrenzt. Wartezeiten auf einen Psychotherapieplatz von 6 Monaten und mehr sind keine Seltenheit.
- Es muss eine schlafmedizinische Versorgungsstruktur in unserem Gesundheitssystem etabliert werden. Die hausärztliche Schlafmedizin sollte über schlafmedizinische Fachweiterbildungen und Abrechnungsmöglichkeiten gestärkt werden, Fachärzte entsprechend ihrer Basisqualifikationen mit schlafmedizinischer Spezialisierung ausbilden. Der Facharzt für Innere Medizin und Pneumologe sollte die schlafbezogenen Atmungsstörungen (▶ Kap. 7) beherrschen, der Neurologe die neurologischen Schlafstörungen (▶ Kap. 6, 8, 9), der Psychiater und Psychologe die psychisch bedingten Schlafstörungen (▶ Kap. 6). In spezialisierten Schlafzentren findet dann die spezifische schlafmedizinische Behandlung mittels Schlafuntersuchungen statt.
- Die Wartezeiten in Schlaflaboratorien sollten durch Kapazitätserweiterungen minimiert werden. Diese liegen derzeit vereinzelt bei mehr als einem Jahr. Durch adäquate und barrierefreie schlafmedizinische Behandlungskonzepte werden Schlafmittelabhängigkeiten reduziert.
- Aus Furcht vor einer Kostenlawine werden durch Krankenkassen Schlafstörungen bagatellisiert und sinnvolle sowie notwendige Behandlungsstrukturen verhindert.

13 Wenn nichts mehr hilft, wer hilft?

Der erste Ansprechpartner bei Problemen mit dem Schlaf sollte stets der Hausarzt sein. Er macht die ersten notwendigen Untersuchungen und überweist ggf. zu einem Facharzt oder auch direkt in ein Schlafzentrum. Bitte achten Sie darauf, dass Sie nicht nur einfach ein Rezept ausgestellt bekommen. Bei Schlafmittelrezepten sollten Sie gemeinsam mit Ihrem Arzt darauf achten, dass Sie diese nicht zu lange einnehmen.

Die Deutsche Gesellschaft für Schlafforschung und Schlafmedizin (DGSM) bietet auf ihrer Internetseite ein Verzeichnis von zertifizierten Schlafzentren. Jedes dieser Schlafzentren wurde auf seine schlafmedizinischen Qualifikationen vor Ort überprüft. Die einzelnen Labore können besondere Spezialisierungen und Schwerpunkte haben, die speziell zu Ihrem Krankheitsbild passen – oder auch nicht. Versuchen Sie, diese Schwerpunkte vor einer Untersuchung im Schlaflabor zu erfragen. Melden Sie sich bei Schlafzentren an, die den Schwerpunkt zu Ihrem Krankheits- oder Beschwerdebild haben. Grundsätzlich ist in diesen Schlafzentren der größte schlafmedizinische Sachverstand zu erwarten. Insofern bei Ihrem Krankheitsbild möglich, sollten Sie dort Hilfe bekommen.

Auf den Internetseiten der DGSM findet sich auch ein Verzeichnis von Schlafzentren, die Behandlungsangebote bei Ein- und Durchschlafstörungen anbieten. Beachten Sie, dass reine medikamentöse Ansätze in aller Regel keine überdauernden Erfolge mit sich bringen. Das jeweilige Schlafzentrum sollte auch verhaltenstherapeutische Behandlungen durchführen können. Dies wird auf der Seite nicht differenziert. Rufen Sie vorher an und erfragen die notwendige verhaltenstherapeutischen Qualifikationen. Bitte beachten Sie dabei, dass eine Beratung in Schlafhygiene noch keine Verhaltenstherapie darstellt.

Nicht zu unterschätzen ist die Hilfe von Patient zu Patient. Es gibt zahlreiche Selbsthilfegruppen, die über ein breites Wissen zum jeweiligen Krankheitsbild verfügen. In diesen Gruppen sind darüber hinaus oft aufgrund der gemeinsamen Leidensgeschichte ein großes Verständnis und auch eine breite Unterstützung zu erwarten. Selbsthilfegruppen haben oft ein hohes Spezialwissen zu Behandlungsmethoden und spezialisierten Ärzten und Kliniken. Nutzen Sie dies. Manchmal genügt ein Anruf beim Leiter der Gruppe.

Das Internet bietet eine breite Informationsbasis. Nutzen Sie diese kritisch und mit Bedacht. Sie sollten nur denjenigen Informationen vertrauen, die medizinisch und wissenschaftlich abgesichert sind. Oft kann man die Seriosität der Aussagen an den Institutionen und Personen erkennen, die diese veröffentlichen. Um große Vorsicht möchte ich bei Chats zu einzelnen Krankheitsbildern bitten. Oft tummeln sich dort Betroffene mit untypischen und nicht repräsentativen Behandlungs- und Krankheitsverläufen. Schließen Sie nicht von deren Erfahrungen auf sich selbst.

Wer angibt, Wundermittel zu besitzen, muss auch den Nobelpreis für Medizin vorweisen können! Kann er das nicht, seien Sie bitte kritisch. Wundermittel zur Behandlung von Schlafstörungen gibt es bislang nicht. Wenn diese im Internet oder sonst wo dargestellt und angeboten werden, prüfen Sie die Aussagen sorgfältig. Bevor Sie etwas kaufen, sprechen Sie mit Freunden darüber, noch besser mit dem Arzt Ihres Vertrauens. Fragen Sie stets nach wissenschaftlichen Wirksamkeitsbelegen. Wird lediglich mit den Aussagen einzelner Betroffenen geworben, hinterfragen Sie das Angebot und lassen im Zweifelsfall die Finger davon! Leider wollen viele nur Ihr Geld.

Anhang

Literatur

Aaronson JA, van Bennekom CA, Hofman WF, van Bezeij T, van den Aardweg JG, Groet E, Kylstra WA, Schmand B (2015). Obstructive sleep apnea is related to impaired cognitive and functional status after stroke. Sleep; 38: 1431–7.

Anderer P, Gruber G, Parapatics S, Woertz M, Miazhynskaia T, Klösch G, Saletu B, Zeitlhofer J, Barbanoj MJ, Danker-Hopfe H, Himanen SL, Kemp B, Penzel T, Grozinger M, Kunz D, Rappelsberger P, Schlogl A, Dorffner G (2005). An E-Haelth solution for automatic sleep classification according to Rechtschaffen and Kales: Validation study of the Somnolyzer 24×7 utilizing the Siesta Database. Neuropsychobiology; 51: 115–33.

Arnaldi D, Famà F, De Carli F, Morbelli S, Ferrara M, Picco A, Accardo J, Primavera A, Sambuceti G, Nobili F (2015). The role of the serotonergic system in REM sleep behavior disorder. Sleep; 38: 1505–9.

Baglioni C, Battagliese G, Feige B, Spiegelhalder K, Nissen C, Voderholzer U, Lombardo C, Riemann D (2011). Insomnia as a predictor of depression: A meta-analytic evaluation of longitudinal epidemiological studies. J Affect Disord; 13: 1–3, 10–9.

Basner M, Formberstein KM, Razavi FM, Banks S, William JH, Rosa RR, Dinges DF (2007). American time use survey: Sleep time and its relationship to waking activities. Sleep; 30: 1085–1095.

Berufsverband der deutschen Piloten (2011). Risiko Übermüdung. http://www.vcockpit.de/presse/pressemitteilungen/c/29/yahr/2011.html (Zugriff am 17.10.2015).

Billioti de Gage S, Bégaud B, Bazin F, Verdoux H, Dartigues JF, Pérès K, Kurth T, Pariente A (2012). Benzodiazepine use and risk of dementia: Prospective population based study. BMJ; 345:e6231.

Borge S, Omvik S, Pallesen S, Bjorvatn B, Havik O, Kvale G, Hostmark G, Nordhus I (2006). Cognitive behavioral therapy vs Zopiclone for treatment of chronic primary insomnia in older adults: A randomized controlled trial. JAMA; 295: 2851–8. doi:10.1001/jama.295.24.2851.

Bundesanstalt für Arbeitsschutz und Arbeitsmedizin (2012). Volkswirtschaftliche Kosten durch Arbeitsunfähigkeit. www.baua.de/de/Informationen-fuer-die-Praxis/Statistiken/Arbeitsunfaehigkeit/Kosten.html (Zugriff am 17.10.2015).

Burke TM, Markwald RR, Chinoy ED, Snider JA, Bessman SC, Jung CM, Wright Jr KP (2013). Combination of light and melatonin time cues for phase advancing the human circadian clock. Sleep; 36: 1617–24.

De Zambotti M, Baker FC, Colrain IM (2015). Validation of sleep-tracking technology compared with polysomnography in adolescents. Sleep; 38: 1461–8.

Camacho M, Riaz M, Capasso R, Ruoff CM, Guilleminault C, Kushida CA, Certal V (2015). The effect of nasal surgery on continuous positive airway pressure device use and therapeutic treatment pressures: A systematic review and meta-analysis. Sleep; 38: 279–86.

Cajochen C, Frey S, Anders D, Späti J, Bues M, Pross A, Mager R, Wirz-Justice A, Stefani O (2011). Evening exposure to a light emitting diodes (LED)-backlit computer screen affects circadian physiology and cognitive performance. J Appl Physiol; 11: 1432–8.

Cajochen C, Altanay-Ekici S, Munch M, Frey S, Knoblauch V, Wirz-Justice A. (2013). Evidence that the lunar cycle influences human sleep. Curr Biol; 23: 1485–8.

Capital Wirtschaftsmagazin (2011). Deutschlands Top-Entscheider leiden unter Schlafmangel. Ausgabe 8, 21.

Clinical Practice Review Committee, American Academy of Sleep Medicine: Amy LM, Rosen C, Kristo D, Kohrman M, Gooneratne N, Aguillard RN, Fayle R, Troell R, Townsend D, Claman D, Hoban T, Mahowald M, (2005). Oral Nonprescription Treatment for Insomnia: An Evaluation of Products With Limited Evidence: J Clin Sleep Med; 1: 173–87.

Cordi M, Ackermann S, Bes FW, Hartmann F, Konrad BN, Genzel L, Pawlowski M, Steiger A, Schulz H, Rasch B, Dresler M (2014). Lunar cycle effects on sleep and the file drawer problem. Curr Biol; 24: 549–50.

Daneault V, Hébert M, Albouy G, Doyon J, Dumont M, Carrier J, Vandewalle G (2014). Aging reduces the stimulating effect of blue light on cognitive brain functions. Sleep; 37: 85–96.

Danker-Hopfe H, Schäfer M, Dorn H, Anderer P, Saletu B, Gruber G, Zeitlhofer J, Kunz D, Barbanoj MJ, Himanen SL, Kemp B Penzel T, Röschke J, Dorffner G (2005). Percentile reference charts for selected sleep parameters for 20 to 80 year-old healthy subjects from the SIESTA database. Somnology; 9: 3–14.

Danker-Hopfe H, Anderer P, Zeitlhofer J, Boeck M, Dorn H, Gruber G, Heller E, Loretz E, Moser D, Parapatics S, Saletu B, Schmidt A, Dorffner G (2009). Interrater reliability for sleep scoring according to the Rechtschaffen & Kales and the new AASM standard. J Sleep Res; 18: 74–84.

Danker-Hopfe H, Dorn H, Sauter C (2010). Do mobile phone base stations affect sleep of residents? Results from an experimental double-blind sham-controlled field study. Am J Hum Biol; 22: 613–8.

Danker-Hopfe H, Dorn H, Bahr A, Anderer P, Sauter C (2011). Effects of electromagnetic fields emitted by mobile phones (GSM 900 and WCDMA/UMTS) on the macrostructure of sleep. J Sleep Res; 20: 73–81. doi: 10.1111/j.1365–2869.2010.00850.x.

Dauchy RT, Xiang S, Mao L, Brimer S, Wren M, Yuan L, Anbalagan M, Hauch A, Frasch T, Rowan BG, Blask DE, Hill SM (2014). Circadian and melatonin disruption by exposure to light at night drives intrinsic resistance to tamoxifen therapy in breast cancer. Cancer Res; 74: 4099–110.

Davies SK, Ang JE, Revell VL, Holmes B, Mann A, Robertson FP, Cui N, Middleton B, Ackermann K, Kayser M, Thumser AE, Raynaud FI, Skene DJ (2014). Effect of sleep deprivation on the human metabolome. Proceedings of the national academy of scienes (PNAS); 111: 10761–6.

EFSA NDA Panel (EFSA Panel on Dietetic Products, Nutrition and Allergies) 2015. Scientific Opinion on the safety of caffeine. EFSA Journal; 13: 4102.

Ellis JG, Cushing T, Germain A (2015). Treating acute insomnia: A randomized controlled trial of a "single-shot" of cognitive behavioral therapy for insomnia. Sleep; 38: 971–78.

Falbe J, Davison KK, Franckle RL, Ganter C, Gortmarker SL (2014). Sleep duration, restfulness, and screens in the sleep environment. Pediatrics. Doi:10.1542/peds.2306.

Falkenstetter T, Frauscher B, Anderer P, Bolitschek J, Fugger B, Holzinger B, Kerbl R, Klösch G, Lehofer M, Mallin W, Moser D, Pavelka R, Popovic R, Saletu A, Saletu B, Zeitlhofer J, Högl B (2010). Erhöhte Tagesschläfrigkeit in Österreich, Prävalenz und Risikofaktoren. Somnologie; 14: 15–22.

Ferri R, Rundo F, Zucconi M, Manconi M, Bruni O, Ferini-Strambi L, Fulda S (2015). An evidence-based analysis of the association between periodic leg movements during sleep and arousals in restless legs syndrome. Sleep; 38: 919–24.

Fisher HL, Lereya ST, Thompson A, Lewis G, Zammit S, Wolke D (2014). Childhood parasomnias and psychotic experiences at age 12 years in a United Kingdom birth cohort. Sleep; 37: 475–82.

Foster RG, Roenneberg T (2008). Human responses to the geophysical daily, annual and lunar cycles. Curr Biol; 18: 784–94.

Frauscher B, Gabelia D, Mitterling T, Biermayr M, Bregler D, Ehrmann L, Ulmer H, Högl B (2014). Motor events during healthy sleep: A quantitative polysomnographic study. Sleep; 37: 763–73.

Gleichmann PR (1980). Einige soziale Wandlungen des Schlafens. Zeitschrift für Soziologie; 9: 236–50.

Haack M, Sanchez E, Mullington JM (2007). Elevated inflammatory markers in response to prolonged sleep restriction are associated with increased pain experience in healthy volunteers. Sleep; 30: 1145–52.

Hening W, Walters AS, Allen RP, Montplaisir J, Myers A, Ferini-Strambi L (2004). Impact, diagnosis and treatment of restless legs syndrome (RLS) in a primary care population: The REST (RLS epidemiology, symptoms, and treatment) primary care study. Sleep Med; 5: 237–46.

Hobson JA (2005). Sleep is of the brain, by the brain and for the brain. Nature; 437, 7063: 1254–6.

Howell MJ, Arneson PA, Schenck CH (2011). A novel therapy for REM sleep behavior disorder (RBD). J Clin Sleep Med; 7: 639–44.

Iranzo A, Tolosa E, Gelpi E, Molinuevo JL, Valldeoriola F, Serradell M, Sanchez-Valle R, Vilaseca I, Lomeña F, Vilas D, Lladó A, Gaig C, Santamaria J. Neurodegenerative disease status and post-mortem pathology in idiopathic rapid-eye-movement sleep behaviour disorder: An observational cohort study. Lancet Neurol; 12: 443–53.

Janhsen K, Roser P, Hoffmann K (2015). The problems of long-term treatment with benzodiazepines and related substances – prescribing practice, epidemiology and the treatment of withdrawal. Dtsch Arztebl Int; 112: 1–7. doi: 10.3238/arztebl.2015.0001.

Joosten SA, Edwards BA, Wellman A, Turton A, Skuza EM, Berger PJ, Hamilton GS (2015). The effect of body position on physiological factors that contribute to obstructive sleep apnea. Sleep; 38: 1469–78.

Juda M, Vetter C, Roenneberg T (2013). Chronotype modulates sleep duration, sleep quality, and social jet lag in shift-workers. J Biol Rhythms; 28: 141–51.

Jurvelin H, Takala T, Nissilä J, Timonen M, Rüger M, Jokelainen J, Räsänen P (2014). Transcranial bright light treatment via the ear canals in seasonal affective disorder. A randomized, double-blind dose-response study. BMC Psychiatry; 14: 288.

Karimi M, Hedner J, Häbel H, Nerman O, Grote L (2015). Sleep apnea related risk of motor vehicle accidents is reduced by continuous positive airway pressure: Swedish traffic accident registry data. Sleep; 38: 341–9.

Khalil A, Wright MA, Walker MC, Eriksson SH (2013). Loss of rapid eye movement sleep atonia in patients with REM sleep behavioral disorder, narcolepsy, and isolated loss of REM atonia. J Clin Sleep Med; 9: 1039–48.

Kushida CA, Nichols DA, Holmes TH, Miller R, Griffin K, Cardell CY, Hyde PR, Cohen E, Manber R, Walsh JK. SMART DOCS (2015). A new patient-centered outcomes and coordinated-care management approach for the future practice of sleep medicine. Sleep; 38: 315–26.

Lack L, Wright H, Kemp K, Gibbon S (2005). The treatment of early-morning awakening insomnia with 2 evenings of bright light. Sleep; 28: 5.

Li SX, Yu MWM, Lam SP, Zhang J, Li AM, Lai KYC, Wing YK (2011). Frequent nightmares in children: Familial aggregation and associations with parent-reported behavioral and mood problems. Sleep; 34: 487–93.

Lind MJ, Aggen SH, Kirkpatrick RM, Kendler KS, Amstadter AB (2015). A longitudinal twin study of insomnia symptoms in adults. Sleep; 38: 1423–30.

Longstreth W (2007). The epidemiology of narcolepsy. Sleep; 30: 13–26.

Maestripieri D (2014). Night owl women are similar to men in their relationship orientation, risk-taking propensities, and cortisol levels: Implications for the adaptive significance and evolution of eveningness. Evol Psychol; 12: 130.

Marin JM, Carrizo SJ, Vicente E, Agusti AG (2005). Long-term cardiovascular outcomes in men with obstructive sleep apnoea-hypopnoea with or without treatment with continuous positive airway pressure: An observational study. Lancet; 19–25; 365: 1046–53.

Mariotti P, Quaranta D, Di Giacopo R, Bentivoglio AR, Mazza M, Martini A, Canestri J, Della Marca G (2015). Rapid eye movement sleep behavior disorder: A window on the emotional world of Parkinson disease. Sleep; 38: 287–94.

Marquié JC, Tucker P, Folkard S, Gentil C, Ansiau D (2014). Chronic effects of shift work on cognition: Findings from the VISAT longitudinal study. Occup Environ Med; doi: 10.1136/oemed-2013-101993.

Marti S, Sampol G, Muñoz X, Torres F, Roca A, Lloberes P, Sagalés T, Quesada P, Morell F (2002). Mortality in severe sleep apnoea/hypopnoea syndrome patients: Impact of treatment. Eur Respir J; 20: 1511–8.

Maestripieri D (2014). Night owl women are similar to men in their relationship orientation, risk-taking propensities, and cortisol levels: Implications for the adaptive significance and evolution of eveningness. Evol Psychol; 12: 130–47.

McCarter SJ, St. Louis EK, Duwell EJ, Timm PC, Sandness DJ, Boeve BF, Silber MH (2014). Diagnostic thresholds for quantitative REM sleep phasic burst duration, phasic and tonic muscle activity, and REM atonia index in REM sleep behavior disorder with and without comorbid obstructive sleep apnea. Sleep; 37: 1649–62.

Moser D, Anderer P, Gruber G, Parapatics S, Loretz E, Boeck M, Kloesch G, Heller E, Schmidt A, Danker-Hopfe H, Saletu B, Zeitlhofer J, Dorffner G (2009). Sleep classification according to AASM and Rechtschaffen & Kales: Effects on sleep scoring parameters. Sleep; 32: 139–49.

Nachreiner F, Wirtz A, Browatzki D, Dittmar O, Schomann C (2010). Lebensarbeitszeit, Schichtdienst und Gesundheit. In: H. Groß, H. Seifert (Hrsg), Zeitkonflikte: Renaissance der Arbeitszeitpolitik, Forschung aus der Hans-Böckler-Stiftung, Band 115. Berlin: Edition Sigma; 115–35.

Nadorff MR, Nazem S, Fiske A (2011). Insomnia symptoms, nightmares, and suicidal ideation in a college student sample. Sleep; 34: 93–8.

Ohayon, M (2002). Prevalence of narcolepsy symptomatology and diagnosis in the European general population. Neurology; 58: 1826–33.

Ohayon M (2005). How age influences the expression of narcolepsy. J Psychosom Res; 59: 399–405.

Ohayon M, Carskadon MA, Guilleminault C, Vitiello MV (2004). Meta-analysis of quantitative sleep parameters from childhood to old age in healthy individuals: Developing normative sleep values across the human lifespan. Sleep; 27: 1255–73.

Pellegrino R, Kavakli IH, Goel N, Cardinale CJ, Dinges DF, Kuna ST, Maislin G, Van Dongen HP, Tufik S, Hogenesch JB, Hakonarson H, Pack AI (2014). A novel BHLHE41 variant is associated with short sleep and resistance to sleep deprivation in humans. Sleep; 37: 1327–36.

Peppard PE, Young T, Palta M, Skatrud J (2000). Prospective study of the association between sleep-disordered breathing and hypertension. N Engl J Med; 342: 1378–84.

Pillai V, Roth T, Drake CL (2015). The nature of stable insomnia phenotypes. Sleep; 38: 127–38.

Rahman SA, Flynn-Evans EE, Aeschbach D, Brainard GC, Czeisler CA, Lockley SW (2014). Diurnal spectral sensitivity of the acute alerting effects of light. Sleep; 37: 271–281.

Rechtschaffen A, Bergmann B (2002). Sleep deprivation in the rat: An update of the 1989 paper. Sleep; 25: 18–24.

Robert G, Zadra A (2014). Thematic and content analysis of idiopathic nightmares and bad dreams. Sleep; 37: 409–17.

Rodenbeck A, Binder R, Geisler P, Danker-Hopfe H, Lund R, Raschke F, Weeß HG, Schulz H (2006). A review of sleep EEG patterns. Part I: A compilation of amended rules for their visual recognition according to Rechtschaffen and Kales. Somnologie; 10: 159–175.

Roenneberg T (2013). The human sleep project. Nature; 498: 427–8.

Sandman N, Valli K, Kronholm E, Revonsuo A, Laatikainen T, Paunio T (2015). Nightmares: Risk factors among the Finnish general adult population. Sleep, 38: 507–14.

Sauter C, Popp R, Danker-Hopfe H, Büttner A, Wilhelm B, Binder R, Böhnuing W, Weeß, HG (2007). Normative values of the German Epworth Sleepiness Scale. Results from a multicenter study. Somnologie; 11: 272–8.

Schenck CH, Bundlie SR, Ettinger MG, Mahowald MW (1986). Chronic behavioral disorders of human REM sleep: A new category of parasomnia. Sleep; 9: 293–308.

Schlack R, Hapke U, Maske U, Busch S, Cohrs S (2013). Häufigkeit und Verteilung von Schlafproblemen und Insomnie in der deutschen Erwachsenenbevölkerung. Ergebnisse der Studie zur Gesundheit Erwachsener in Deutschland (DEGS1). Bundesgesundheitsbl 2013, 56: 740–8, Springer.

Schredl M (2013). Nightmares as a paradigm for studying the effects of stressors. Sleep; 36: 969–70.

Spilsbury JC, Storfer-Isser A, Rosen CL, Redline S (2015). Remission and incidence of obstructive sleep apnea from middle childhood to late adolescence. Sleep; 38: 23–9.

Standards of Practice Committee of the American Academy of Sleep Medicine: M Timothy, Kramer M, Alessi C, Friedman L, Boehlecke B, Brown T, Coleman J, Kapur V, Lee-Chiong T, Owens J, Pancer J, Swick T (2006). Practice parameters for the psychological and behavioral treatment of insomnia: An update. An American Academy of sleep medicine report. Sleep; 29: 11.

Standards of Practice Committee of the American Academy of Sleep Medicine: Aurora RN, Zak RS, Maganti RK, Auerbach SH, Casey KR, Chowdhuri S, Karippot A, Ramar K, Kristo DA, Morgenthaler TI (2010). Best practice guide for the treatment of REM sleep behavior disorder (RBD). J Clin Sleep Med; 6: 1.

Steinberg R, Weeß H-G, Landwehr R (2010). Schlafmedizin – Grundlagen und Praxis 2. Auflage. Bremen: Uni-Med Verlag.

Strine TW, Chapman DP (2004). Associations of frequent sleep insufficiency with health-related quality of life and health behaviors. Sleep Med; 2005: 6–23 (National Health nutrition survey aus dem Jahr 2004).

Stuck B, Maurer J, Schredl M, Weeß H.-G (2013). Praxis der Schlafmedizin, 2. Auflage. Heidelberg: Springer.

Taylor DJ, Mallory LJ, Lichstein KL, Durrence HH, Riedel BW, Bush AJ (2007). Comorbidity of chronic insomnia with medical problems. Sleep; 30: 213–8.

Timonen M (2012). Can transcranial brain-targeted bright light treatment via ear canals be effective in relieving symptoms in seasonal affective disorder? A pilot study. Med Hypotheses; 78: 511–5.

Turanyi CS, Ronai KZ, Zoller R, Veber O, Czira ME (2014). Association between lunar phase and sleep characteristics. Sleep Med; 15: 1411–6.

Van Cauter E (2011). Sleep Disturbance and insulin resistance. Diabet Med; 28: 1455–62.

Van der Vinne V, Zerbini G, Siersema A, Pieper A, Merrow M, Hut RA, Kantermann T (2015). Timing of examination affects scholl performance differently in early and late chronotypes. J Biol Rhythm; 30: 53–60.

Veasey S, Guilleminault C, Kingman, Strohl P, Sanders MH, Ballard RD, Magalang UJ (2012). Medical therapy for obstructive sleep apnea: A review by the Medical Therapy for Obstructive Sleep Apnea Task Force of the Standards of Practice Committee of the American Academy of Sleep Medicine; 29: 1036–46.

Vereinigung Cockpit 2013, Pressemitteilungen, Übermüdung im Cockpit – Realität heute, auch in portugiesischen Flugzeugen. http://www.vcockpit.de/presse/presse-mitteilungen/detailansicht/news/uebermuedung-im-cockpit-realitaet-heute-auch-in-portugiesischen-flugzeugen.html (Zugriff am 27.10.2015).

Vyas MV, Garg AX, Iansavichus AV, Costella J, Donner A, Laugsand LE, Janszky I, Mrkobrada M, Parraga G (2012). Shift work and vascular events: Systematic review and meta-analysis. BMJ, 345, e4800.

Watson NF, Badr MS, Belenky G, Bliwise DL, Buxton OM, Buysse D, Dinges DF, Gangwisch J, Grandner MA, Kushida C, Malhotra RK, Martin JL, Patel SR, Quan SF, Tasali E (2015). Recommended amount of sleep for a healthy adult: A joint consensus statement of the American Academy of Sleep Medicine and Sleep Research Society. Sleep; 38: 843–4.

Westphal C (1877). Eigenthümliche mit Einschlafen verbundene Anfälle. Arch Psychiatr; 7: 631–5.
Weeß H-G (2009). Psychische Störungen bei Hypersomnien. Psychiatrie und Psychotherapie. up2date; 3: 429–47.
Weeß H-G (2009). Immer, wenn sie lacht; OSAS oder Narkolepsie?. In: Kotterba S: Fallberichte Narkolepsie. Lengerich: Papst Science Publishers: 28–36.
Weeß H-G (2009). Phänomenologie, Funktion und Physiologie des Schlafes. Die schlafmedizinische Untersuchung im Schlaflabor. In: Broda M, Stein B, Weeß H-G. Schlaf und Traum. Stuttgart: Thieme; 99–100; 150–6.
Weeß H-G (2012). Schlafstörungen. In: Senf W, Broda M (Hrsg). Praxis der Psychotherapie. 5. Auflage. Stuttgart: Thieme.
Weeß H-G (2015). Update Schlafmedizin, 3. Auflage. Unimed Verlag.
White C, Hill EA, Morrison I, Riha RL (2012). Diagnostic delay in REM sleep behavior disorder (RBD). J Clin Sleep Med; 8: 133–6.
Yang G, Wan Lai CS, Cichon J, Ma L, Gan WB (2014). Sleep promotes branch-specific formation of dendritic spines after learning. Science; 344: 1173–8.
Youngstedt SD, Kripke DF (2004). Long sleep and mortality: Rationale for sleep restriction. Sleep Med Rev; 8: 159–74.

Wichtige Anschriften bei Schlafstörungen

Interdisziplinäres Schlafzentrum am Pfalzklinikum, Weinstraße 100, 76889 Klingenmünster, Tel: 06349 900–2180, E-Mail: Schlafzentrum@pfalzklinikum.de, www.pfalzklinikum.de:
- Überregionale, 2-tägige verhaltenstherapeutische Kurzzeitinterventionen bei Schlafstörungen
- Stationäre Behandlungsangebote
- Spezialsprechstunde für Ein- und Durchschlafstörungen
- Schlafmedizinische Fortbildungen

Deutsche Gesellschaft für Schlafforschung und Schlafmedizin, Schimmelpfengstraße 2, 34613 Schwalmstadt-Treysa. E-Mail: dgsm-geschaeftsstelle@t-online.de; www.dgsm.de

Carmen Strölin, Praxis für Beratung und Psychotherapie, Schwerpunkt Schlafstörungen, Adolfstraße 20, 70806 Kornwestheim. E-Mail: Stroelin@gmx.net

Heidemarie Löw, Psychotherapeutin mit Schwerpunkt Schlafstörungen, Gerhard-Domagk-Str. 6, 67071 Ludwigshafen

Wichtige Anschriften für Fortbildungen in Schlafmedizin

Akademie für Schlafmedizin (AfS), Helmbachstraße 130, 76829 Landau, E-Mail: ak.schlafmedizin.de; Internet: www.ak-schlafmedizin.de

Interdisziplinäres Schlafzentrum am Pfalzklinikum, Symposium: Update Schlafmedizin

Deutsche Gesellschaft für Schlafforschung und Schlafmedizin, Schimmelpfengstraße 2, Schwalmstadt-Treysa. E-Mail: dgsm-geschaeftstelle@t-online.de; www.dgsm.de

ESRS Europäische Schlafgesellschaft, ESRS Office, Andreasstr. 4, 93053 Regensburg, maria.wiechmann@esrs.eu

Wichtige Internetadressen

www.drweess.de	Informationen zu Vorträgen, Patientenveranstaltungen, Präventionsseminare in Betrieben, Publikationen und Veranstaltungen von mir. Hinweise zu weiterführender schlafmedizinischer Literatur. Links zu wichtigen schlafmedizinischen Themen und Institutionen.
www.dgsm.de	Homepage der Deutschen Gesellschaft für Schlafforschung und Schlafmedizin: Wichtige Informationen zu Schlafstörungen und deren Behandlungsmöglichkeiten. Liste von Schlaflaboratorien und Fachärzten
www.esrs.eu	European Sleep Research Society (ESRS)
www.ak-schlafmedizin.de	Schlafmedizinische Fortbildungsveranstaltungen und Vorträge von mir und meinen Kollegen
www.pfalzklinikum.de http://www.pfalzklinikum.de/ angebote/im-krankenhaus/ schlafzentrum/	Internetseite Schlafzentrum des Pfalzklinikums Überregionale Behandlungsangebote für Ein- und Durchschlafstörungen
www.schlafgestoert.de	Patienteninformationen zu Schlafstörungen
www.dgsz	Homepage der Deutschen Gesellschaft Zahnärztliche Schlafmedizin. Liste Zahnärzte, die bei Schnarchen helfen können
www.schlafgestoert.de	Patienteninformationen zu Schlafstörungen
www.bsd-selbsthilfe.de	Bundesverband Schlafapnoe und Schlafstörungen Deutschland e.V.
www.ein-und-durchschlaf stoerungen.de	Selbsthilfegruppe Ein- und Durchschlafstörungen
www.avsd.eu	Allgemeiner Verband chronische Schlafstörungen Deutschland e.V. (AVSD)
www.dng-ev.org	Deutsche Narkolepsiegesellschaft e.V.
www.restless-legs.org	Deutsche Restless Legs Vereinigung RLS e.V.
http://www.dgsm.de/patienten informationen_ratgeber.php	Patientenratgeber der Deutschen Gesellschaft für Schlafforschung und Schlafmedizin (DGSM)
http://klsfoundation.org/	Homepage der Kleine-Levin Foundation. Wichtige Informationen zum Krankheitsbild und desen Behandlung

Sachverzeichnis

A

Albträume 108, 205–210
– Alkoholkonsum 128–129
– bei Kindern 207
– Imagery Rehearsal Therapy (IRT) 209–210
Alkoholkonsum/Alkoholismus 123–124, 128–129, 146
– Schnarchen 175, 177, 179
Alzheimer-Erkrankung, REM-Schlaf-Verhaltensstörung 202–204
Amphetamine, Leistungssteigerung 99–100
Angsterkrankungen/-störungen 1, 8, 41, 88, 113, 128–129, 209, 211–212
Antidemenzmittel, Leistungssteigerung 100
Antidepressiva 41, 49, 99, 164, 195, 202, 208–209, 222
– Narkolepsie 222
– Syndrom der unruhigen Beine 195
Antihistaminika 165–167
– Schläfrigkeit am Steuer 86–87
Arbeitswelt 64–79
Arousalreaktionen s. Weckreaktionen
Atemstillstand, Schnarchen/Schlafapnoe, obstruktive 10–11, 180–184, 188–189
Atmungsstörungen, schlafbezogene 229
– s.a. Schnarchen bzw. Schlafapnoe, obstruktive
– Behandlung 183–189
ausgeschlafene Gesellschaft 101–105

B

Baldrian 167, 173
Barbiturate, Traumschlaf, Hemmung 8
Benzodiazepine 8, 99, 159–162
– Abhängigkeit 159–160
– Demenz 162–163
– Lebenserwartung 162–163
– REM-Schlaf-Verhaltensstörung 205
– Schläfrigkeit am Steuer 86
– Tiefschlafunterdrückung 160–161
Bettzeiten, zu lange 119
Bettzeitenreduzierung (Schlafrestriktion) 150, 154
– bei Kindern 157

Biorhythmus, innerer 94
- s.a. innere Uhr
- Arbeitsplätze ohne natürliches Licht 78
- Mittagstief 42
- Zeitumstellung 61

Blaulichtanteil, hoher, von Bildschirmen 81–82
- Melatoninhemmung 39, 81

Bluthochdruck 16
- Schlafapnoe, obstruktive 180–181

Burnout 127

C

Chlordiazepoxid s. Librium®
Chronobiologie, persönliche 58–60, 102
Chronotyp, Analyse 118
Coffein 124–125
C-reaktives Protein (CRP-Werte) 39

D

Demenz 10, 58, 128
- Benzodiazepine 162–163
- REM-Schlaf-Verhaltensstörung 202–204

Depressionen 1, 16, 41, 113, 126–128
- Albträume 207
- Ein- und Durchschlafstörungen 41
- Erwachen, frühmorgendliches 127
- Johanniskraut 167
- Leistungsfähigkeit 128
- REM-Schlaf 127
- Schichtarbeit 68
- Schlafentzug 9, 40
- Suizidrisiko 127

Diabetes mellitus 16, 58
Diazepam s. Valium®
Donepezil 98, 100
Dopaminagonisten
- Albträume 208–209
- REM-Schlaf-Verhaltensstörung 205
- Syndrom der unruhigen Beine 10, 196
- Traumerinnerungen 48–49

Dornröschenschlaf (Kleine-Levin-Syndrom) 224–226

E

Ein- und Durchschlafstörungen 4, 21, 107, 109–174
- Albträume 207
- Aussagen betroffener Patienten 110–111
- Chronifizierung 112
- Entspannung(sübungen) 134, 151–152, 154
- Fragebogen zur Beurteilung 138–140
- Gedankenstopp-Technik 154
- Geschlechtsunterschiede 51–52, 112
- Grübeln, nächtliches 112
- Hausmittel 170–171
- idiopathische 117
- bei Kindern 156–158
- kognitive Verhaltenstherapie 117, 147–155
- Lichttherapie 168–170
- nichtmedikamentöse Therapie 11
- psychische Störungen 41, 110
- Risikogruppen 112–114
- Schichtarbeit 113
- Schlafvermögen/-zeit 114–116
- stationäre Behandlung 155
- Stimuluskontrolle 149, 154
- Teufelskreis 136–137
- Therapie 141–174
- Tiefschlaf, fehlender 115
- Ursachen 116–140
- als Volkskrankheit 111–116

Einschlaf-/Zubettgeh-Ritual 125–126, 149, 154
Einschlafen, EEG 21–22
Elektroenzephalografie (EEG), Schlafstadien, Gehirnaktivität 8, 20–23
Elektrosmog 110, 144–145, 172–173
Entspannung(sübungen)
- Ein- und Durchschlafstörungen 134, 151–152, 154
- Pavor nocturnus 212
- Schlafwandeln 202

Epilepsie, nächtliche 213
Essstörungen 49, 128–129

F

Fernsehschlaf 121–122, 146, 151
Frühberentungen 1, 42, 73, 103–104, 216
Frühjahrsmüdigkeit 143–144

G

Gedächtnisbildung
- Medienkonsum 80
- REM-Schlaf 24–25

Gedankenkreisen/-karussell, nächtliches/Grübeleien 131–132, 140, 151–153
- Stopp-Technik 154

Gehirnaktivität 36
Gewaltschläfer, nächtliche 203–205
Gewichtszunahme s. Übergewicht
Ghrelin 38

H

Hausmittel 170–171
Hell-Dunkel-Rhythmus 17, 28, 31, 55, 76, 168
- Zeitumstellung/Sommerzeit 61

Herz-Kreislauf-Erkrankungen 1, 38–39, 43, 58, 67–68, 113–114, 180
- Schichtarbeit 67
- Schnarcher 10

Hirndoping 98–100
Hörkissen - binaurale Beats 173–174
Hopfen 167, 173
Hypnogramm
- Ein- und Durchschlafstörungen 116
- Schlafstadien 20
- Schnarchen, krankhaftes 182
- Syndrom der unruhigen Beine 192–194

Hypokretin (Orexin), Narkolepsie 221

I

Imagery Rehearsal Therapy (IRT), Albträume 209–210
Immunabwehr, geschwächte 9, 16
innere Uhr 54–57
- Arbeitswelt, falscher Takt 59
- Arbeitszeiten 56
- Chronobiologie, persönliche 58–60
- in unserer Gesellschaft 57–63
- Lerchen und Eulen 56–58
- Pubertät 58–59
- Zeitumstellung/Sommerzeit 61–62
- Zeitzonenwechsel/Jetlag 62–63

Insomnie s. Ein- und Durchschlafstörungen

J

Jetlag 62–63
– Melatonin 168
– sozialer 58, 102
Johanniskraut 167

K

Kataplexie (Muskelspannungsverlust), Narkolepsie 214–220
K-Komplexe, EEG 23
Kleine-Levin-Syndrom (Dornröschenschlaf) 224–226
körperliche und sportliche Aktivitäten, Zeitabstand 122–123
kognitive Verhaltenstherapie 147–154
Krebserkrankungen 38, 130
– Schichtarbeit 67–68
– schlafmittelinduzierte 163
– Wasseradern 145
Kurzzeit-/Arbeitsgedächtnis 36

L

Leptin 38–39
Lewy-Körperchen-Demenz, REM-Schlaf-Verhaltensstörung 205
Librium® (Chlordiazepoxid) 8, 159–160
Lichttherapie 168–170
Lichtwecker 174

M

Mahlzeiten, schwere/späte 125
Medienkonsum, Einfluss auf Schlaf/Schulleistung bei Kindern und Jugendlichen 79–80
Melatonin 28, 31, 39, 74, 110, 170, 174
– Ausschüttung bei Dunkelheit 142–144
– Hemmung durch hohen Blaulichtanteil von Bildschirmen 39, 81–82
– Jetlag 168
– in Lebensmitteln 170
– REM-Schlaf-Verhaltensstörung 205
– Schichtarbeit 77
– Therapie bei Schlafstörungen 168, 174, 202
Melisse 167, 174
metabolisches Syndrom, Schlafapnoe, obstruktive 180

Methylphenidat (Ritalin®)
- Kleine-Levin-Syndrom 226
- Narkolepsie 222
- Tagesschläfrigkeit 98

Mittagsschlaf 6, 9, 42–43, 146

Modafinil
- Kleine-Levin-Syndrom 226
- Leistungssteigerung 100
- Narkolepsie 222
- Tagesschläfrigkeit 98

Müdigkeitssyndrome, chronische 108
- s.a. Schläfrigkeit

N

Nachtschlaf
- genügender 19, 80, 87, 142
- Narkolepsie 222

Narkolepsie 214–223
- Autounfälle 215
- Diagnose 223
- Gammahydroxybuttersäure (K.-o.-Tropfen) 222–223
- Häufigkeit 220
- Horrorfilme in der Nacht 219
- Lähmungen durch Lachen 217–218
- Methylphenidat (Ritalin®) 222
- Modafinil 223
- reglos im Bett 219–220
- Schläfrigkeit, permanente 87, 214–216
- schlaflos in der Nacht 229
- Schweinegrippevirus H1N1 221
- Symptome 214–220
- Ursachen 221–222

nCPAP (nasal continuous positive airway pressure), Schnarchen/Schlafapnoe, obstruktive 11, 184–187

Neuroenhancement/Neuroenhancer 98–100

Non-REM-Schlaf 27, 45–46

Nucleus suprachiasmaticus (SCN), innere Uhr 28, 31, 55, 132

O

Östrogenspiegel 52–53
Orexin (Hypokretin), Narkolepsie 221

Sachverzeichnis

P

Parkinson-Syndrom 10
– REM-Schlaf-Verhaltensstörung 205
Passionsblume 167
Pavor nocturnus 197, 210–213
Persönlichkeitsstörungen 128–129
Progressive Muskelrelaxation nach Jacobson 151
psychische Störungen 1, 40–42, 110, 113, 126–129, 229
Psychopharmaka
– Ein- und Durchschlafstörungen 147
– Schläfrigkeit am Steuer 86–87

R

REM-Schlaf 20, 24–25, 41
– Träume 44–45
REM-Schlaf-Verhaltensstörung 202–205
Restless-legs-Syndrom s. Syndrom der unruhigen Beine
β-Rezeptoren-Blocker 99, 208–209
Rhonchopathie s. Schnarchen

S

Schichtarbeit 2, 17, 39, 57, 66–78, 102–104, 133
– Arbeitsbedingungen, optimale 75–78
– Chronotypus 103–105
– Ein- und Durchschlafstörungen 113
– Gedächtniseinschränkungen 68–69
– Gesundheitsstörungen 67–68, 103
– Grübeleien, nächtliche 74
– in Krankenhäusern 70–71
– im öffentlichen Dienst 70
– Piloten 90–93
– Polizisten 71–73, 104
– Risikofaktoren 114
– Schläfrigkeit am Steuer 85
– Schlafschulungsprogramm 75, 78, 158
Schilddrüsenerkrankungen/-fehlfunktionen 113, 131
Schizophrenie 128–129, 219, 223
Schläfrigkeit
– im Cockpit 90–93, 104–105
– am Steuer 82–89, 104, 146

Schlaf 12–53
- und Arbeitswelt 64–79
- Architektur 19–20, 28
- Bedeutung 1
- chronobiologisch begründete Zeiten 102
- Dunkelheit 142–143
- erholsamer, Regeln 117–126
- Funktion 1
- Gehirnreifung 102
- Geschichte 3–11
- Geschlechtsunterschiede 49
- und Gesellschaft 54–63
- gesunder 63, 102, 150–154
- und Gesundheit 37–43
- Hellhörigkeit 30
- Hören/Hörsinn 29–30
- Lebenserwartung 51
- vor Mitternacht 145
- Muskelspannung 10, 23
- und Partnerschaft 49–53
- Pubertät 103
- Qualität 17
- Riechen/olfaktorisches System 31–32
- Sehen 31
- und Sinnessysteme 28–32
- Sinnhaftigkeit 32–35
- Stimmungseinfluss 40–42
- am Tag 121
- Wahrnehmung 23
Schlafapnoe 107
- obstruktive 179–189
- – Behandlung 183–189
- – chirurgische Therapie 188
- – Propofol-Narkose 188
- – Risiko 183
- – Symptome 182
- – Ventilationstherapie, nächtliche 184–187
- – Zungenschrittmacher (Upper Airway Stimulation) 188–189
- Schläfrigkeit am Steuer 87
- zentrale 189
Schlafbedarf/-bedürfnis 12–13
- genetische Aspekte 16–17
- Geschlechtsunterschiede 17
Schlafdauer 6–7, 15–19
- bei verschiedenen Tieren 12–13

Sachverzeichnis

schlafen lernen 147–149
- bei Kindern 156–157
- bei Schichtarbeitern 158

Schlafentzug 8–10, 12, 35
- Depression 9, 40
- Gedächtnis-/Konzentrationsstörungen 34–35
- Leistungs-/Reaktionsvermögen 32–34
- psychische Veränderungen 35

Schlaferwartungsängste 77–78, 136, 148, 150–151
Schlafes Bruder 3
Schlafgewohnheiten 7, 12
- Geschlechtsunterschiede 51–54

Schlafhilfen, käufliche 172–174
Schlafhygiene 118, 139, 141, 148, 154
- bei Kindern 157
- fehlende 133–134
- Narkolepsie 222

Schlaflager 5
schlaflose Gesellschaft, Kosten 94–97
Schlafmangel 1, 9, 17–18
- Blutzuckerspiegel/Insulinausschüttung 38
- C-reaktives Protein (CRP-Werte) 39
- Flugzeugunfälle/Pilotenfehler 90–94
- gesundheitliche Störungen 37–43, 74–76
- Immunsystem 39
- karrierebedingter 65
- K-Komplexe, EEG 23
- Leistungsvermögen 34–35
- Leptin/Übergewicht 38–39
- Lernerfolg 36–37
- Verkehrsunfälle 83–89

Schlafmenge 13–17
Schlafmittel 158–168
- Abhängigkeit 8, 11, 159, 162–164, 227–229
- Krebs-/Sterberisiko 163
- medikamentöse Alternativen 164
- Nutzen und Risiken 158–162
- rezeptfreie, frei verkäufliche 164–168
- Schnarchen 177
- sekundäre 141
- Z-Substanzen 162

Schlafmythen korrigieren 142–146
Schlafphasen
- Lebensalter-/Geschlechtsabhängigkeit 60
- Wecker 174

Schlafspindeln, EEG 22–23

Schlafstadien 12, 20–21
- Gehirnaktivität, EEG 8, 20–23
- Hypnogramm 20
- Lebensalter/-spanne 26–28
- Säugling 27

Schlafstörungen 1, 4, 10
- akute 132–138
- Blaulichtanteil, hoher, von Bildschirmen 39, 81–82
- Chronifizierung 132–138, 227–229
- chronische, Entstehung 130–138
- Diagnose 228
- eines Partners 51
- elterliche 28
- Fehlverhaltensweisen 117
- körperliche Erkrankungen 129–130
- kognitive Verhaltenstherapie 140, 147–154
- Lichtquellen 31
- medikamentös induzierte 129–130
- Menstruationszyklus 53
- psychische Störungen 126–129, 229
- Schichtarbeit 69–70, 73–75, 104
- Schwangerschaft 53
- Selbsthilfe 107–108
- temporäre 117
- Therapie 141–174
- Umgebungsgeräusche 29–30, 143
- Ursachenabklärung 228
- Verkehrsunfälle 87
- Wechseljahre 53

Schlaftagebuch 150
Schlaftiefenkurve 8
Schlafverhalten 3–4
Schlafvermögen 150
- fehlendes 136

Schlaf-wach-Rhythmus 18
- Narkolepsie 214

Schlafwandeln (Somnambulismus) 10, 108, 197–202
- autosuggestive Verfahren 202

Schlafzeiten
- Chronobiologie, persönliche 58–60
- in der Pubertät 58–59

Schlafzentren, zertifizierte 115, 173, 179–180, 215, 227, 229–231
Schlafzimmer 4
- Atmosphäre 119–120
- Entspannung 124
- Temperatur 120–121

Schlafzyklus 25

Schlaganfall 1, 16
- Schichtarbeit 67
- Schnarcher 10

Schlummertrunk 145–146

Schnarchen 10, 175–189
- Atemstillstand 180, 183
- Geschlechtsunterschiede 51
- gutartiges 175–179
- krankhaftes 10, 179–189
- nCPAP (nasal continuous positive airway pressure) 11, 184–187
- Schläfrigkeit am Steuer 87
- Schlafprofil 182
- unterkiefervorlagernde Schienen 178–179

Schnarchladen im Internet 178

Sekundenschlaf 104, 146
- Schlafapnoe, obstruktive 180
- am Steuer 55, 71, 84–85, 104, 146, 180, 182

Serotonin 40–41, 168

Somnambulismus s. Schlafwandeln

Stereoagnosie 34

Stimmung 8

Stimmungsaufheller 97–99

24-Stunden-Non-Stop-Gesellschaft 66–67, 95–99

Suchterkrankungen 128

Syndrom der unruhigen Beine (Restless-legs-Syndrom) 10–11, 107, 190–196
- Behandlung 195–196
- Dopaminagonisten 10, 196
- Hypnogramm 192–193
- Missempfindungen an Armen und Beinen 191
- Schwangerschaft 53

T

Thermoregulation 9

Tiefschlaf 17, 20, 150
- Alkoholkonsum 128–129
- EEG 24
- Geschlechtsunterschiede 52
- körperliche Erholung 8
- Schlafapnoe, obstruktive 180
- Unterdrückung durch Benzodiazepine 160–161

Träume 44–49
- Geschlechtsunterschiede 46–47

Traumerinnerungsfähigkeit 45–49
- State-Faktoren 48–49
- Trait-Faktoren 47–48

Traumschlaf
- Hemmung durch Barbiturate 8
- Schlafapnoe, obstruktive 180
- Skelettmuskulatur, Lähmung 10
Tryptophan 41, 170–171

U

Übergewicht
- Schichtarbeit 78
- Schlafapnoe, obstruktive 180
- Schlafmangel 38
- Schnarchen 175, 177, 179
Übermüdung s. Schläfrigkeit
unausgeschlafene Gesellschaft 64–100

V

Valium® (Diazepam) 8, 160–161
Ventilationstherapie, nächtliche, Schlafapnoe, obstruktive 11, 184–187
vernetzte Gesellschaft 79–82
Vollmond 144

W

Wachsein 17, 27, 97, 119, 132–133, 150
- Serotonin 40–41
Wachwerden, nächtliches 142
Wasseradern 110, 145, 172
Weckreaktionen (Arousal) 115–116, 192
- atmungsbedingte 180
- Schlafwandeln 198
- Syndrom der unruhigen Beine 192
Wünschelrutengänger 110, 145, 173

Z

Zeitumstellung/Sommerzeit, ungesunde 61–62
- Schläfrigkeit am Steuer 87
Z-Substanzen 162
Zubettgeh- und Aufstehzeiten, regelmäßige 118–119
Zungenschrittmacher (Upper Airway Stimulation), Schlafapnoe, obstruktive 188–189

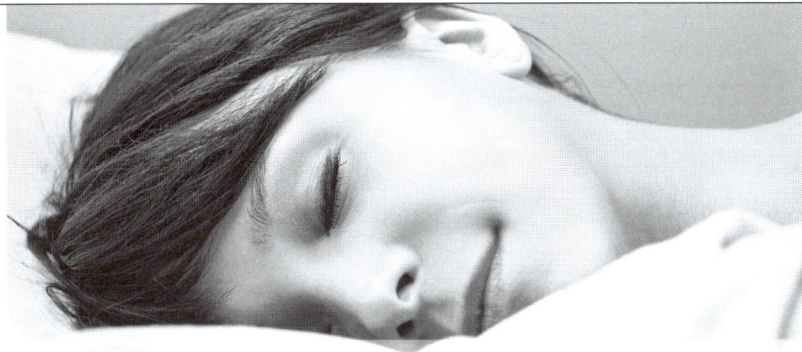

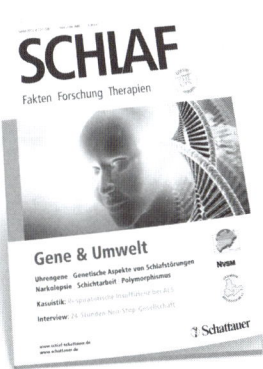

SCHLAF

Fakten | Forschung | Therapien

 NvSM

- Nordrhein-Westfälische Gesellschaft für Schlafmedizin e.V.
- Norddeutsche Vereinigung für Schlafmedizin e.V.

SCHLAF

2016 | 5. Jahrgang (4 Hefte jährlich)
ISSN 2194-7880
Verfügbar: Abstracts, Volltext, Online-Archiv

Abonnement-Preise 2016, Print + Online*
Institute: € 162,–
Privatabonnenten: € 100,–
Studierende: € 50,–
Einzelheft: € 36,–

Bestellen Sie jetzt:
Schattauer GmbH
Aboservice
Heuriedweg 19a
88131 Lindau
Deutschland
Tel.:   01805 012562
Fax: 01805 012565
E-Mail: aboservice@schattauer.de

www.schlaf-schattauer.de

Schlafstörungen nehmen epidemieartig zu und sind als Ursache und Folge vieler weiterer Erkrankungen sowohl gesundheitspolitisch als auch volkswirtschaftlich bedeutsam. Da im Versorgungsbereich und bei den Zuweisern häufig ein Bedarf an präzisen Kenntnissen zur Diagnostik und Therapie von Schlafstörungen besteht, beschreitet die Zeitschrift **SCHLAF** neue Wege in der Kommunikation des Themas Schlaf.

Vorrangiges Ziel der Zeitschrift ist es, evidenzbasierte Medizin zum Thema Schlafstörungen aus der aktuellen wissenschaftlichen Erkenntnis in die Praxis insbesondere des niedergelassenen Arztes zu vermitteln. Vor allem Primärärzte sollen die Möglichkeit erhalten, sich auf dem komplexen Gebiet der Diagnostik und Therapie von Schlafstörungen anhand leicht lesbar aufbereiteter Artikel fachlich fundiert weiterzubilden.

* Unsere Abonnements sind Medien-Abonnements (Print + Digital), die Preise sind unverbindlich empfohlene Preise. Innerhalb Deutschlands inkl. der gesetzlich gültigen MwSt., im Ausland zzgl. der gesetzlich gültigen MwSt. | Deutschland und Europa inkl. Versandkosten | Versandkosten „Übersee" auf Anfrage

Irrtum und Preisänderungen vorbehalten

Schattauer   www.schattauer.de

UNTERHALTSAM
+ ANSPRUCHSVOLL

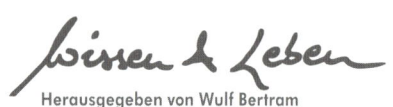

Herausgegeben von Wulf Bertram

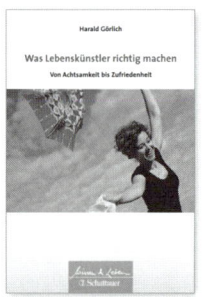

Harald Görlich

Was Lebenskünstler richtig machen
von Achtsamkeit bis Zufriedenheit

Lebenskünstler nutzen die „Ressource Ich", um vital, ausgeglichen und rundum zufrieden zu bleiben. Dieses Buch regt an, die eigenen Glücksquellen zu finden und zu nutzen. Lesen Sie, wie Sie den Lebenskünstler in sich erwecken – konkret, alltagsauglich und realistisch!

2016. Ca. 344 Seiten, kart.
€ 24,99 (D) / € 25,70 (A) | ISBN 978-3-7945-3213-1

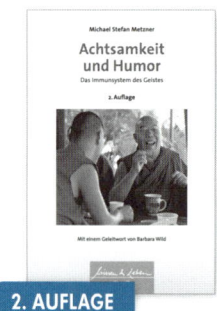

2. AUFLAGE

Michael Stefan Metzner

Achtsamkeit und Humor
Das Immunsystem des Geistes

Der Autor zeigt ganz konkret auf, wie wir Achtsamkeit und Humor pflegen können: von traditionellen Achtsamkeitsübungen über achtsames Essen bis hin zu solchen Übungen, die man zu zweit oder in einer (Therapie-)Gruppe durchführen kann. In der 2. Auflage des erfolgreichen Buches werden diese praktischen Aspekte stärker betont, es sind weitere Übungsanleitungen hinzugekommen und die Yogaübungen sind zum besseren Verständnis bebildert.

Geleitwort von Barbara Wild | 2., erw. Aufl. 2016. 208 Seiten, 25 Abb., kart.
€ 19,99 (D) / € 20,60 (A) | ISBN 978-3-7945-3164-6

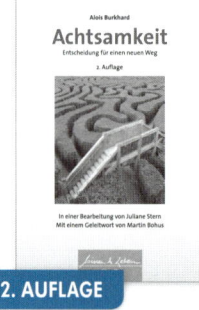

2. AUFLAGE

Alois Burkhard

Audio-Download

Achtsamkeit – Entscheidung für einen neuen Weg

Das Buch bietet eine Vielfalt an Anleitungen, die sich als tägliche Übungen und Meditationen bewährt haben. Sie fördern eine annehmende Haltung und schärfen unsere Aufmerksamkeit für den Augenblick. In der 2. Auflage des erfolgreichen Buches werden insbesondere Aspekte der wohlwollenden Selbstfürsorge mit einbezogen.

Bearbeitung von Juliane Stern | Geleitwort von Martin Bohus
2., überarb. Aufl. 2015. 228 Seiten, 12 Abb., kart., inkl. 7 Audio-Dateien zum Download
€ 19,99 (D) / € 20,60 (A) | ISBN 978-3-7945-3119-6

Schattauer   www.schattauer.de

Literatur zum Kinderschlaf

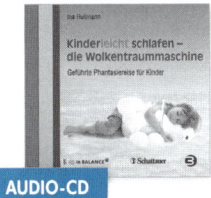

Ina Hullmann
Kinderleicht schlafen – die Wolkentraummaschine
Geführte Phantasiereise für Kinder

Diese Meditation versetzt Ihr Kind in die Lage, selbstständig und innerhalb kurzer Zeit zur Ruhe zu kommen und sanft einzuschlafen. Untermalt von wunderschöner Entspannungsmusik wird die Phantasiereise mit der Wolkentraummaschine die Aufmerksamkeit Ihres Kindes fesseln. Eingebettete hypnotherapeutische Formeln wirken direkt im Unterbewusstsein und aktivieren tiefgreifende Entspannungsreaktionen, auch ohne bewusstes Zuhören. Je öfter Ihr Kind die Meditation hört, desto intensiver ist die Wirkung. Ganz nebenbei fördert die Geschichte im Wolkentraumland drei wichtige mentale Fähigkeiten: die Atementspannung, den mentalen Perspektivwechsel und das Loslassen von Sorgen und Problemen.

Eine Meditation für Kinder ab fünf Jahren und ihre Eltern, konzipiert auf der Grundlage neuester wissenschaftlicher Erkenntnisse der Hirnforschung.

2013. Audio-CD in Jewelbox mit 4-seitigem Booklet, 39 Min. Spielzeit.
€ 14,99 (D/A) | ISBN 978-3-7945-5197-2

Hörprobe:

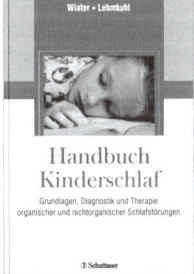

Alfred Wiater, Gerd Lehmkuhl (Hrsg.)
Handbuch Kinderschlaf
Grundlagen, Diagnostik und Therapie organischer und nichtorganischer Schlafstörungen

Die Kinderschlafmedizin beschäftigt sich mit der breiten Palette der Schlafstörungen im Kindes- und Jugendalter. Ihre zahlreichen Schnittstellen beispielsweise zur Neuropädiatrie, Pneumologie oder Kinderkardiologie erfordern fächerübergreifendes Arbeiten. Weil der Kinderschlaf erheblich vom Erwachsenenschlaf differiert, gibt es andere Einteilungen und Normwerte. Auch die Diagnostik z.B. in Schlaflaboren muss speziell darauf ausgerichtet sein, um organische Ursachen gegenüber nicht organisch bedingten Störungen abklären zu können.

Das renommierte Autorenteam präsentiert alle Aspekte dieser vielfältigen Erkrankungen und Störungen leitlinienbasiert und kompakt und schafft damit ein fundiertes Referenzwerk für jeden, der mit Schlafstörungen von Kindern und Jugendlichen konfrontiert wird.

2011. 342 Seiten, 49 Abb., 49 Tab., geb.
€ 49,99 (D) / € 51,40 (A) | ISBN 978-3-7945-2764-9

Schattauer   www.schattauer.de

Guter Rat bei Schattauer

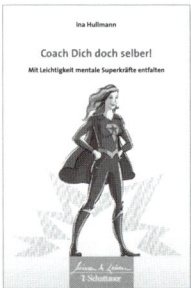

Ina Hullmann
Coach Dich doch selber!
Mit Leichtigkeit mentale Superkräfte entfalten

Diplom-Psychologin Ina Hullmann zeigt mit ihrem fünfstufigen Programm zum Selbstcoaching, wie Sie Krisen meistern und gestärkt aus ihnen hervorgehen. In zahlreichen Übungen leitet sie dazu an, hinderliche Denkmuster zu durchbrechen, die Fähigkeit zum Perspektivwechsel zu erweitern und brachliegendes eigenes Potenzial zu entfalten.

Wissen & Leben | Herausgegeben von Wulf Bertram
Geleitwort von Gunther Schmidt | 2016. 208 Seiten, 14 Abb., 4 Tab., kart.
€ 19,99 (D) / € 20,60 (A) | ISBN 978-3-7945-3211-7

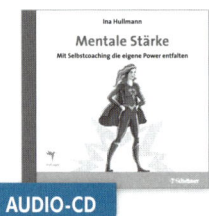

Ina Hullmann
Mentale Stärke
Mit Selbstcoaching die eigene Power entfalten

Aktivieren Sie die in Ihnen schlummernden Ressourcen und entdecken Sie, wie Sie mit hocheffektiven Selbstcoaching-Strategien widerstandsfähiger, selbstbewusster und zielgerichteter werden können!

Wer noch tiefer einsteigen möchte, findet in Ina Hullmanns Buch „Coach Dich doch selber!", dem Reiseführer zu Ihren ganz persönlichen mentalen Superkräften, die ideale Ergänzung.

2016. Audio-CD, 60 Minuten, Jewelbox mit 4-seitigem Booklet
€ 19,99 (D/A) | ISBN 978-3-7945-5213-9

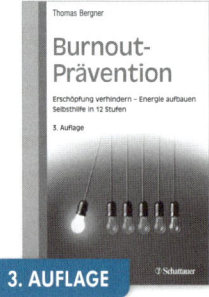

Thomas Bergner
Burnout-Prävention
Erschöpfung verhindern – Energie aufbauen
Selbsthilfe in 12 Stufen

Der etablierte Ratgeber erscheint nun in der 3., überarbeiteten und erweiterten Auflage, ergänzt um das aktuelle Thema „Embodiment" und mit wertvollen Informationen zum achtsamen Umgang mit sich selbst. Mittels der genau beschriebenen Symptome kann das eigene Burnout-Profil erkannt werden. Eine wertvolle Hilfe zur Selbsthilfe für alle, die Wege aus dem Burnout suchen oder gar nicht erst hineingeraten wollen.

3., überarb. Aufl. 2016. 308 Seiten, mit 90 Übungen, 28 Tests sowie 20 Abb., 29 Tab., kart.
€ 29,99 (D) / € 30,90 (A) | ISBN 978-3-7945-3088-5

Schattauer www.schattauer.de